一百天學 開中藥方

楊進
黃煌 編著
朱麗江

商務印書館

本書經上海科學技術出版社有限公司授權出版

© 上海科學技術出版社　　2015

一百天學開中藥方

作　　者：楊　進　黃　煌　朱麗江　等

責任編輯：甘麗華

封面設計：張　毅

出　　版：商務印書館 (香港) 有限公司

香港筲箕灣耀興道 3 號東滙廣場 8 樓

http://www.commercialpress.com.hk

發　　行：香港聯合書刊物流有限公司

香港新界大埔汀麗路 36 號中華商務印刷大廈 3 字樓

印　　刷：美雅印刷製本有限公司

九龍官塘榮業街 6 號海濱工業大廈 4 樓 A

版　　次：2018 年 3 月第 1 版第 1 次印刷

© 2018 商務印書館 (香港) 有限公司

ISBN 978 962 07 3445 8

Published in Hong Kong

編寫意圖

本書以中醫辨證論治的思想方法為主線，從介紹常見而基本的病證類型和相應的有效中藥方入手，由淺入深、循序漸進地使讀者懂得中醫的理論和開中藥方的方法。

中藥方是中醫學兩千多年以來治病的主要手段，方與證相對應則是辨證論治最具體、最客觀、最穩定、最能重複取效的方式，掌握了"方證相應"，就可算作懂了中醫學的大部分。

本書即以此為中心，逐步地介紹中醫基本理論知識、辨證方法、組方原則，將以往學習中醫所不可少的中醫生理、病理、診法、辨證、中藥、方劑、治法等基礎課程和內科、溫病學等臨床課程的主要內容融合在一起，作為初學中醫者的一條入門途徑。讀者經過較短時間的自學，得以了解和初步掌握中醫學的基本理論和開中藥方以治療常見病的技術，不僅可以為自己或親友解除病痛，還可以弘揚中華文化，使中國的傳統醫學造福於全人類，這是編者最大的心願。

內容安排

本書共安排 100 天，大致 14 週學完，其中每週學 5 天，休息 2 天，另外 2 天作為機動時間。具體安排是：先用一週學習中醫中藥最基本的特點和理論，然後用十三週的時間學習常見病證類型及其相應的中藥方 60 餘首和 120 首附方。其中最後一週多的時間學習一些常見疾病（或症狀）的常用方，並結合複習已學過的中藥方。在學習方、證的同時，逐步深化中醫學的有關理論知識並了解常用中藥的作用。

學完本書後，雖不能説已"掌握"了中醫學，但已能了解中醫理論的大略和開中藥方的初步方法，並能用以治療一些常見病，辨證論治的思想方法也漸漸印於讀者的大腦之中，達到初步入門的要求，為今後進一步學習中醫學打下基礎。

學習要求

為了使讀者能通過本書的學習初步學會開中藥方，希望切實地做到以下幾點。

一、因本書的內容是前後銜接、不斷擴充、逐步深化的，所以必須按書中編排順序逐週逐天地學，不可隨意打亂。

二、每天的學習內容要學懂、記熟，既不要貪圖速功而致囫圇吞棗，也切忌三天打魚，兩天曬網。從編排內容來看，每天學習的時間為 1~2 小時，另外可抽時間經常複習和背誦中藥方的歌訣。

三、學習中要注意抓住幾個環節；熟悉每一病證類型的主要表現特點；牢記各方的藥物組成（可借助背誦各方的組成歌訣）及其功用、適應病證；認真完成每天的練習題，消化所學內容，自我檢測每天學習內容的掌握情況。對於練習題中的案例題，附有"案例答案"以供參考。同時要注意的是：不具有醫師資格的讀者在遇到病情較重的患者時，應及時請醫師或送去醫院診治，以免耽誤病情。至於書中的"治療參考"和"附方"，是對所學內容的深化，除了練習題要求掌握的內容外，可根據讀者的具體情況自行安排為一般了解和熟悉掌握等不同要求。

目 錄

第一週

一、中醫與中藥

　　中醫學是中國的傳統醫學，它是中華民族在數千年的文明史中與疾病做鬥爭的極為豐富的經驗總結，具有與西方醫學迥然不同的理論體系和治療方法。中醫治病的手段甚多，中藥是其主要手段之一。中藥與化學藥品、抗生素、生物製品等現代藥物不同，主要是採用植物、動物、礦物等天然產物。中藥可以用單味藥，但更多的是把若干味中藥組合起來使用，稱為中藥方，又稱方劑。

神奇的中藥方

【甚麼是好藥】

　　中藥從外表來看，是那樣平常，這些樹皮、草根、莖葉、種子、花朵、動物屍體、石塊、砂粒等，既沒有經過現代化大工廠複雜工藝的加工，又沒有色彩絢麗的包裝，卻被用來治病。中醫診病，則主要憑三個指頭診脈，看看舌苔等，即所謂"望、聞、問、切"，沒有精密的儀器設備。難怪許多人要懷疑，中醫所開的這些中藥能治好病嗎？

殊不知，藥物治病的功效與其外表以及是否經過了複雜的加工提煉等條件並無直接的關係，至於中醫診病，其目的並不是去診斷現代醫學中所説的某種疾病，確定其病名，而是按照中醫學的傳統理論，去探求人體所處的某種狀態，並按此狀態確定最適宜的中藥方。明白了這個道理，就不會用西方醫學的眼光來衡量中醫和中藥。甚麼是好藥？能治好病的藥就是好藥；同樣，甚麼是高明的醫生？能解除病人病痛的醫生就是高明的醫生。對此，恐怕是不會有人表示異議的。

南京某大工廠有一位廠長，患慢性腹瀉兩年餘，有人勸他吃中藥，可他對那些樹皮、草根實在看不上眼，找遍了南京的有名西醫，最後住進了當地最高級豪華的病房，接受了全面細緻的儀器和化驗檢查，用了許多昂貴的西藥，但是病情並不見好轉。入院治了四個月，結果是失望地出了院。後來，抱着試試看的心態找筆者門診，服了兩週中藥後，腹瀉竟出乎意料地完全好了。這位廠長到處宣傳中醫中藥的奇妙，當然，他再也不會懷疑中藥能不能治好病了。

這樣的例子不勝枚舉。對中國的多數老百姓來説，有病找中醫，吃幾副中藥，乃是一件習以為常的事，然而，對於從來沒有接觸過中醫中藥的人來説，用中藥方能治好病，確實是一件神奇的事情。

【中藥治病的三大優點】

用中藥方治病為甚麼受到許多人歡迎呢？這是因為中藥治病有它獨特的優點。

1. 治療效果可靠　多數中藥方的運用已有長達百年，甚至千年以上的歷史。歷代的醫生在使用這些中藥方的過程中，對於某中藥方最適宜於治何種病，如何掌握劑量和藥物的加減，服藥後有哪些反應等，都已經積累了極其豐富的經驗。同時，在千百年的醫療實踐中，對數以十萬計的中藥方進行了刪選，保留了療效確切的中藥方，逐步淘汰了部分療效較差或副作用較大的中藥方。這樣，現在所常用的中藥方可以説是經過了千錘百鍊、屢試不爽的，只要用得對症，沒有不見效的。事實證明，中藥方不僅能治好常見病、慢性病，也可以治好疑難病、急性病。

2. 使用比較安全　中藥方所用的藥物，多數是毒性很小或無毒性的天然藥物，性質較平和，只要按規定使用，一般不必擔心會出現各種副作用。特別是許多中藥方可以長期使用，很少有蓄積作用，多數也不至於發生耐藥性之類的問題。這一長處是化學藥物所遠不能及的，因而，在當前"藥源性疾病"（因服藥而引起的病）日益增長的情勢下，許多醫學界人士正在把注意力轉移到天然藥物方面。此外，中藥方多數是口服，雖然有些藥要煎煮，感到麻煩，但可省卻注射等更大的麻煩，也避免了因注射造成的痛苦和被感染的危險。使用中藥安全，這是從總體來説的，中藥裏也有少數藥有毒甚至有劇毒，這些藥物的使用必須有嚴格的要求，由有經驗的醫生來施用。然而，在本書中所介紹的中藥方裏，基本上沒有採用這些藥物，即使個別藥物有一定毒性，也都交待了使用時的注意事項，所以在運用方面是很安全的。

3. 重視全身調整　中醫學具有整體觀念和辨證施治這兩大特點，具體表現在治療疾病時不是僅僅針對某一症狀、某一局部病變用藥，而是注重從全身狀態來進行調整，即不是"頭痛醫頭，腳痛醫腳"。往往有的病人因某種病痛服中藥，結果不僅治好了這種病痛，而且連其他病痛也隨之而癒了。例如有一病人患頑固性頭痛四五年，經 CT 檢查，發現有腦血管瘤，即勸他手術治療，該病人因懼怕手術而來服中藥，經投用補益肝腎、活血化瘀的藥方後，不到半個月，頭痛即告癒，又繼續治療 2 個月，再經 CT 檢查，見腦血管瘤明顯縮小。病人還十分高興地告訴筆者，他陽痿已 3 年餘，隨着頭痛消失，陽痿也好了。這實際上就是全身調整的後果。由於中藥方治病有許多長處，所以在世界上，中藥方的研究和運用也越來越廣泛，引起醫學界和眾多人的興趣與重視。

中藥治病的道理

【中藥可補人體之不足】

飲水可以解渴，進食可以充飢，這是不言而喻的。人體所需要的各種營養物質，包括了各種維生素、微量元素、礦物質在內，都必須靠飲食來補充。同樣，在諸多的中藥裏，就含有人體必需的各種營養物質，服用中藥可以補充人體所需，這與一般飲食是同一道理，因而有"藥食同源"之說。然而，現代藥理研究表明，中藥裏含有的營養物質比普通飲食要廣泛得多、豐富得多，而且也並非僅是補充糖類、蛋白質、脂肪、維生素之類，其中還有許多成分對人體有特殊的補養強壯作用，這是一般的飲食物所不能替代的。

【中藥可調整人體之失常】

中藥中含有不計其數的各類生物鹼、苷類、揮發油、鞣質、有機酸、油脂、樹脂、植物色素和無機成分等，這些成分能對人體的某些臟器組織及其功能活動進行特定的調節，或能殺死、抑制各種致病性的病原體，從而發揮出治療疾病的作用。

由此看來，中藥能治病並沒有甚麼不可思議之處。我們日常使用的西藥，就有不少是用中藥製造的，如麻黃鹼、小檗鹼等就是從中藥裏提煉出來的。

【中藥治病的理論】

用中藥治病的中醫，在用藥的理論上，與西醫就大不一樣了，這是因為中、西兩個醫學體系完全不同的緣故。中醫學認為，人體一旦生病後，從整體上來看，是處於一種正常平衡狀態被打亂的局面，其中有的出現了某種不足，有的出現了某種過剩，有的發生了某種紊亂，有的發生了某種病理產物等，這就是病理狀態。而對於人體來說，往往又表現為寒熱偏頗、升降反常等。同時，中醫學又認為中藥的性質有寒涼、溫熱、升浮、沉降等不同，其中有的可補，有的可瀉，利用這些藥物所具有的性質，就可以來糾正人體的反常狀態，這就是中藥治病的道理。如對一位發高熱、煩躁不安、口渴的病人，判斷病的性質屬熱，就用寒涼性質的中藥去治療；又如對一位受寒涼後全身怕涼，四肢不溫，腹痛，瀉清水的病人，因其病的性質屬寒，就用熱性的中藥去治療；對嘔吐、呃逆、氣喘等病證，因其屬氣反常上逆，就用沉降性質的中藥去治療；對胃下垂、子宮下垂、久瀉、脫肛等病證，因其屬氣反常下陷，就用升浮性質的中藥去治療。

由此看來，中醫治病主要不是針對體內缺乏了甚麼營養物質，或必須明確了體內器官組織的病理、生化、免疫等各方面的變化，或要查清是何種病原體後才能用藥，而着重利用藥性來對人體"糾偏補弊"，把藥物的性質與人體的狀態、疾病的性質統一起來，這就是中醫用中藥治病在理論上的主要特點，也就是通常所説的"辨證論治"。這樣也不難理解，為甚麼中醫治病並不一定要先做出明確的病名診斷，為甚麼有些病人雖然沒有確診為何種病，但是中醫卻把他們治好了。

當然，中醫的這套理論是通過了數千年的無數醫療實踐，才摸索總結
出來的。

【每日練習】

1. 中藥方治病有甚麼優點？
2. 中藥為甚麼能治病？

週 2

中藥方的常識

【藥物的配伍】

中藥方是由若干味中藥按一定的理論有目的地組合而成的，這種組合叫"配伍"。

由於中藥的性質功用各不相同，即使治療同一病證的中藥，其作用也各有所長，各有所短，因而通過適當的配伍，可以發揮或增強其長處，彌補或抵消其不足，減輕或避免其副作用，從而起到相輔相成的作用。有的中藥如單獨運用並不適用於治療某種病證，但通過配伍，也許就可以在治療某種病證時發揮重要的作用。因而通過配伍組成的中藥方通常要比單味藥的效果好得多。

中藥方的組合，主要是根據對病情本質的分析，確立治療大法，然後選擇藥物。在中醫學裏對中藥方的配伍原則有"君臣佐使"之說。所謂君藥，是針對病證的主要方面起治療作用的主要藥物；臣藥是配合君藥治療，或針對病證的兼見症狀起治療作用的藥物；佐藥是用來增強君、臣藥的治療效果，或消除君、臣藥毒性和副作用的藥物；使藥主要是調和全方諸藥作用的藥物。但就每一個具體的中藥方來說，除必須有君藥外，其他的配伍不必齊備，而且也不必過分拘泥於君臣佐使的程式，勉強區分哪些藥是君臣佐使藥。在組合中藥方時，只要確定病證的主要性質和表現，按此選用主藥，同時再選用若干藥物來配合主藥，增強主藥的治療作用，或減輕主藥的毒性和副作用，或治療病證的其他病理變化和次要症狀，這樣也就是體現了"君臣佐使"的配伍精神。

【藥方的變化】

中藥方一般都有固定的藥物組成和劑量，多數還冠以方名，這類藥方稱為"成方"。歷代留下的成方不下十餘萬張，其中漢唐時代所定的藥方又稱為"經方"，明清以後所定的藥方則稱為"時方"。成方雖多，在實際運用時，完全照搬成方而用的並不多見，往往還要根據病情的表現、病人的體質、四時氣候、地理環境等因素進行靈活的變化加減。這種變化主要有三個方面。

1. **對藥味進行加減**　即根據需要在原成方中加入若干藥物，或減去若干藥物。實際上，多數成方也是由某些成方通過藥味加減而來的。

2. **對藥味的劑量進行調整**　即對有的藥物要增強其治療作用，可以加大其用量，而有的藥物要減輕其某方面的作用，或要避免其毒性和副作用，則可以減少其用量。

3. **對藥方的劑型進行更換**　中藥方的常用劑型有湯（煎劑）、丸、散、膏等。一般來説，湯劑作用較快、較大，適用於較急、較重的病證，而且便於臨用時靈活加減；丸劑則吸收較慢，藥力較持久，適用於慢性、虛弱性的病證，而且便於攜帶和服用，也可用於某些急危病證的搶救；散劑中有的可直接用開水沖服，有的可在臨用時加水煎汁服，兼有湯、丸劑的一些優點，用藥也較為節省；膏劑多用於久病體虛者作調補用，服用也較方便。因而根據病情，同一中藥方有時可作湯劑，有時可加工成丸、散劑，有些補益方可從湯劑改為丸、膏劑。

【中藥的煎法】

中藥方在使用時，要講究煎煮方法。煎煮中藥的用具以帶蓋的陶瓷藥罐或砂鍋為好，一般不宜用鐵、鋁等金屬製品。在煎煮前，應先把中藥放入容器裏，加冷水浸過藥物 3 厘米左右，浸 1 小時後，待中藥充分濕透，然後上火煎煮，沸後可改用小火，以免藥液溢出或藥液熬乾。在煎藥時不宜頻頻打開藥罐蓋子，以免氣味散失過多。

在煎藥時應注意掌握好火候。用急火、大火煎稱為 "武火"，用慢火、小火煎稱為 "文火"。煎藥時一般先武後文，即煮沸後改用文火，第一煎在沸後再煎 20~30 分鐘，第二煎在沸後再煎 15~20 分鐘，適用於一般藥方；也有在煮沸後繼續用武火煎 3~5 分鐘者，適用於氣味芳香的藥物和發汗解除在表病邪的方劑；還有在煮沸後改用文火再煎，第一煎在沸後再煎 45~60 分鐘，第二煎在沸後再煎 30 分鐘，適用於各種滋補方或某些有毒藥物（如附子、烏頭等）、介石藥物（如磁石、生石膏、鱉甲、龜甲等）。

在煎藥時，有些藥物有特殊的煎煮要求。其中主要如下。

1. **先煎**　介殼、礦石之類藥物因質地堅實，應先打碎後，煎煮 20~30 分鐘，然後再加入其他藥同煎。有些藥物如附子、川烏、草烏等因有一定毒性，須久煎以減其毒性，故先煎 1~4 小時後再加入其他藥同煎。

2. **後下**　凡氣味芳香的藥物，如薄荷、砂仁、白豆蔻等，宜在藥將要煎好時再加入，略煎幾分鐘即可。

3. **包煎**　對某些易使藥液渾濁，或對咽喉、胃有不良刺激的藥物，如滑石、車前子、旋覆花、赤石脂等，另用紗布或絹布包好後入煎。

4. **另煎**　某些貴重藥物，如人參、羚羊角、犀角（水牛角）等，為充分利用其有效成分，可單獨煎煮 2 小時，取其汁另外服用。

5. **溶化或烊化**　某些易溶於水的藥物，如芒硝、蜂蜜等，可溶入已煎好的藥液裏；或有些膠質性黏的藥物，如阿膠、鹿角膠，可單獨加水少許加溫使烊化，再兌入煎好的藥液裏和勻服，這可以避免和其他藥物同煎時粘於鍋上煮焦，影響藥效。

6. **沖服**　某些芳香、貴重的藥物和配合使用的散劑、丹劑、自然汁等，如牛黃、麝香、沉香末、三七粉、紫雪丹、生藕汁、生薑汁等，需沖入煎好的藥液裏服。

7. **煎湯代水**　某些體積大、分量重的藥物，如蘆根、竹茹、灶心土、糯稻根等，可先煎取藥液，去渣澄清後，以藥汁代水煎其他藥。

【中藥的服法】

中藥的服用要注意服藥時間和方法。

服中藥一般以早晚空腹時服為宜，即早飯前 1 小時和晚飯後 3 小時左右。但對胃腸有刺激性的藥物及消導之劑，或病人感到服藥後胃中不適的，可在飯後服。有的藥方可不定時服，即煎湯代茶頻服。有的藥方有特殊的服藥時間要求，如治瘧疾的藥方宜在發作前 2 小時服，雞鳴散則要在天明前空腹冷服。

在服藥方法上，1 劑中藥一般煎 2 次，即頭煎和二煎，一天內早晚分服。一些治療慢性病的中藥方也可煎 3 次，早晚各服 1 次，這樣 2 劑藥可以服 3 天，能充分利用藥效。某些急性病可將頭煎、二煎合併一次頓服，或 1 天服 2 劑，即 1 天服 4 次，以增強或保持較有力的藥效。也有的中藥方可煎一次後分多次服下，服完再煎第 2 次。

中藥湯劑一般宜溫服，但治療熱性病證可冷服。有的病人服藥易嘔吐，可先用鮮生薑片擦舌，或在藥液裏加入少量薑汁再服。

【運用中藥方的注意點】

在運用中藥方時還應注意以下幾個問題：一是必須切實了解病人的體質和病情，認清病證的本質，以做到"方證相符"。二是應熟悉所用中藥的藥性、功效、主治和常用劑量，掌握藥物的配伍方法和方藥的變化規律。三是在使用性質峻烈或有毒藥物時，應謹慎從事，一般可先用小劑量，逐漸加量，直至有效為止，但決不可超過規定劑量，以免造成中毒和副作用。

學開中藥方難不難

由於中醫理論獨特而古奧，使其蒙上了一層神秘的色彩，加上中醫書籍浩如煙海，令人無從下手，所以不少對中醫學有興趣者，不敢輕易下決心學習中醫。中醫學是一門涉及面廣、知識基礎要求較高的學科，以現代醫學來說，不經過醫學院多年的正規學習，是不太可能掌握的。中醫學要能精通它，當然也不是一件容易的事，但要做到初步入門卻也並非困難。學習中醫學理論不需要設備齊全的實驗室，可以通過總結了解前代醫家經驗的中醫書籍來獲得中醫學的理論和藥物知識，在此基礎上，就可以在治病開方的實踐中再積累自己的知識。在歷史和現實中，通過自學而成為名醫的真是數不勝數。

本書所要求的學會開中藥方，是通過掌握中醫診病治病的理論，從學會"辨證"入手，了解針對"證"的常用中藥方的作用和用法，從而可以對常見的病證開出較為正確、有效的中藥方。從這個角度來看，在百日之內學會開中藥方也並非難事。當然，要精通中醫學的全部理論，運用辨證論治的方法，掌握並熟練治病的常用方藥，那還必須閱讀大量的中醫書籍，並需經過長期的臨床實踐方可做到。

【每日練習】

1. 甚麼是"君臣佐使"？
2. 煎中藥要注意哪些事項？
3. 服中藥要注意哪些事項？

二、如何開出一張對證之方

如前所述，衡量一位醫生是否高明，不是看他年齡、資歷、儀表、言談，而是看他用藥是否有效。作為中醫，則集中反映在他所開的中藥方是否"對證"，所以下面着重討論如何能使中藥方"對證"的問題。

甚麼是"對證"

"江湖醫生""野郎中"之流也能開出中藥方，但能否做到"對證"，那就很難説了，雖然不能説一個病人也治不好，畢竟多數的療效是不可靠的。"對證"是開中藥方的關鍵，就是指中藥方的性質、功效與病證的性質，即人體所處的病理狀態是相吻合的。所謂"對證"，並不是"對症"。"症"者，指症狀而言，是疾病的某種個別的具體表現，如發熱、頭痛、咳嗽、嘔吐等；"證"卻是人體的整體狀態，是概括了病變本質屬性在內的診斷結論。由此看來，要開出對證之方，不是僅針對某種具體症狀的"對症下藥"，而是必須首先學會"辨證"，僅記得幾張藥方的組成是遠遠不夠的。為此，必須了解中醫最基本的理論，否則就無法分析病情，更談不上進行辨證了。

掌握一些基本理論

中醫的理論體系內容極為豐富，下面着重介紹對於分析人體病理狀態和掌握中藥方功效作用必不可少的一些理論知識。

【陰陽氣血津液】

在中醫學裏，陰陽的概念廣泛用於生理、病理、辨證、治療等許多方面。從生理來説，一般以陰作為物質，以陽作為功能，兩者既互相對立，又互相依賴。如體內各臟器的生理活動，必須有營養物質來維持，而營養物質的製造，又必須依靠各臟器的功能。從病理來説，陰陽雙方互相影響，若一方過盛或過衰，就成為病理狀態。如陰寒之邪可以損傷人的陽氣；陽氣過盛則發熱，又會消耗人的陰液；如陰液衰少又會導致陽熱偏亢，而陽氣不足就會引起陰寒的徵象。從辨證和治療來説，任何病證都可歸納為"陰證"和"陽證"，而藥物的作用從根本上説，就是調整陰陽的不平衡。

氣是指人體的各種功能活動，如各內臟的氣，但有時也指某些營養物質，如營氣等。從氣的來源看，有先天之氣，主要藏於腎，稱為"真氣""原氣"；有後天之氣，來源於飲食，主要由脾胃產生，稱為"宗氣"。血是指血管內的血液，產生於脾胃，並在肝、腎的參與下形成，由心肺輸送到全身，以營養人體。

津液是人身各臟器、組織中的正常液體，其中較清稀的為津，較稠濁的為液，可以潤澤身體內外、四肢、孔竅。津液在血管裏，即是血液的組成部分，排出體外即是汗或尿。津液也是來源於脾胃所消化吸收的飲食物，與血的來源是相同的。

【臟腑經絡】

　　臟腑，即五臟六腑，是中醫學生理觀的基本核心，其特點是把人體的各種主要功能活動和有關組織，都按五臟六腑來歸納、分類。這些臟腑的名稱在字面上與現代醫學相同，但其實質所指的內容卻有較大的區別，下面做一簡介。

　　1.五臟　指心、肝、脾、肺、腎。心主要負責血液循環，主一身的血脈，並總司人的神志、思維活動，心的外圍有心包，可代行心的職能；肝主要負責體內各種功能活動的疏通、調節，又可幫助消化，調節情志，並可貯藏血液，濡養一身之筋；脾主要負責消化飲食、運輸營養，並可協助控制血液的運行；肺主要負責呼吸和主持體內之氣，並幫助脾轉輸飲食中的營養物質和促使水濕的運送；腎主要負責生殖和發育，腎中之精可以充養骨、髓、腦，協助血液化生，又是人體泌尿系統的主管臟器。

　　2.六腑　指膽、胃、小腸、大腸、膀胱、三焦。膽可協助肝幫助脾胃消化，並可調節神志；胃可協助脾消化飲食；小腸、大腸可協助脾胃進一步消化飲食，分別形成小便與大便；膀胱則貯藏小便並主排尿；三焦為體內水穀和氣運行的重要通道，在胸腔、腹腔中貫穿上下。除此以外，還有腦、女子胞（子宮）等。

　　臟與臟、臟與腑之間又有着密切的聯繫，從而構成了一個有機的整體。

　　3.經絡　是指發源於臟腑而遍行於全身的一種網絡系統，實質上可以看作是人體神經、血管、淋巴等多種系統功能的綜合。經絡可運行氣血，聯絡各臟腑，溝通全身上下內外，其中有主幹與分枝的不同。主幹經絡有正經十二條，這十二條正經均與臟腑相聯繫，稱為手太陰肺經、手厥陰心包經、手少陰心經、足太陰脾經、足厥陰肝經、足少陰腎經、手陽明大腸經、手少陽三焦經、手太陽小腸經、足陽明胃經、足少陽膽經、足太陽膀胱經。另有奇經八脈，即督、任、衝、帶、陰蹻、陽蹻、陰維、陽維。主幹經脈之間又有無數的分支，如別絡、浮絡、孫絡等。

臟腑經絡與氣血津液等學說共同構成了中醫生理學。

【六淫七情】

六淫七情是中醫病因學的主要內容。

1. 六淫 是存在於自然界中能致人生病的六大類因素。當然，外界的致病因素不計其數，其中有各種病原微生物（細菌、病毒、立克次體、原蟲等）、物理因素（寒、熱、光、電、磁等）、化學因素（有機或無機化學物質）等。然而，不論何種致病因素，在侵襲人體後，所表現的症狀卻有某些共性可尋，古代醫家就按此共性把外來的病因歸納為六大類型，即風、寒、暑、濕、燥、火，稱為六淫。凡是具有升發、向上向外、行走不定特點，或引起肢體動搖、震顫的致病因素，概稱為風邪；凡是具有凝閉不通特點，或造成肢體發冷、畏寒、收縮牽引的致病因素，概稱為寒邪；凡是能致人高熱、大汗、耗傷元氣而又在夏季發病的致病因素，概稱為暑邪；凡是具有重濁、黏滯難解特點，或造成肢體腫脹、滲液的致病因素，概稱為濕邪；凡具有乾澀性質，易耗傷人體津液的致病因素，概稱為燥邪；凡具有火熱性質，能上炎傷津，致人發熱、口渴、口苦、小便短赤、心煩、舌紅的，或致人體局部出現紅腫、出血、發斑的致病因素，概稱為火邪。六淫又稱外感病邪，或簡稱為外邪，其引起的疾病則稱為外感病。

2. 七情 是指能引起人體發病的各種精神致病因素，即喜、怒、憂、思、悲、恐、驚等。實際概括了各種長期的精神刺激和突然而劇烈的精神創傷。七情可直接影響有關臟腑而發病，特別易造成心、肝、脾、胃的病變。

引起人體發病的原因還有飲食不當，包括飢飽失常、不潔、偏嗜等，以及勞逸失常等，它們與七情等病因所引起的疾病稱為內傷雜病，簡稱內傷病。此外，致病的原因還有跌打損傷、蟲獸咬傷等，稱為外傷。

【四診八綱】

四診八綱是中醫學診察疾病和分析病情的基本理論和方法。

1. 四診　即望、聞、問、切，這是中醫調查病人疾病表現的主要方法。望診，是對人體的精神、氣色、形態、舌象及各種分泌物、排泄物等外在情況的觀察；聞診，是對病人語言、氣息、呃逆等聲音和病人口氣、分泌物與排泄物氣味的辨別；問診，是詢問病人或家屬有關疾病發生的原因、病變過程、既往病史、家屬病史、生活習慣、飲食愛好以及病人的主要病痛情況，如惡寒（怕冷）、發熱、頭痛或頭暈、出汗、身體疼痛、睡眠、飲食、口渴、大小便、月經、帶下等；切診，是對病人的脈及其他有關部位進行觸、摸、按壓。其中尤以望舌象與切脈是中醫診病的特點。

2. 八綱　即陰、陽、表、裏、寒、熱、虛、實，是對人體病變部位，性質和邪正雙方力量對比的最基本概括，也是把四診所收集到的病情資料進行分析、綜合所得到的診斷結論，又稱為八綱辨證。所謂表、裏，是指病位的淺深。一般在初病時，病位在人體淺表，常見表證；表證不解或病時較久，體內的臟腑、氣血就會出現明顯的病變，稱為裏證。所謂寒、熱，是指病證的性質。如人體表現為功能活動過分亢進而有發熱、口渴、面目紅赤等症狀者，多屬熱證；如表現為功能活動衰退而有肢體清冷、口淡不渴、大便稀溏等症狀者，多屬寒證。所謂虛、實，是反映了人體內正氣與病邪的盛衰情況。如人體正氣明顯不足，包括陰虛、陽虛、氣虛、血虛及各臟腑功能的衰弱，都屬於虛證；如病邪過盛，包括火熱亢盛、痰飲、水濕、瘀血、食滯、積糞等停留於體內者，多屬於實證。由此六綱又可組合出許多病證類型，如表裏同病、半表半裏、表寒、裏寒、表熱、裏熱、表寒裏熱、表熱裏寒、上熱下寒、上寒下熱、真寒假熱、真熱假寒、虛實錯雜、真虛假實、真實假虛、虛寒、虛熱、實熱、實寒等。而所謂陰、陽，則是對其他六綱的概括，即表、熱、實證屬陽證，裏、寒、虛證屬陰證。但是在習慣上，如提陽證一般是指實熱證，陰證則多指虛寒證。

【六經、衛氣營血、三焦】

六經、衛氣營血、三焦是主要用於外感病辨證的綱領，也就是對外感病發展過程中出現的千變萬化症狀，按其內在規律進行的分析、歸類方法。

1. **六經**　指太陽、陽明、少陽、太陰、少陰、厥陰，這是六類臟腑、經絡的名稱，用以概括外感病的發展規律和各種證候類型。太陽病證主要是指風寒外邪侵犯人體後出現的一種表證，以發熱、惡寒、脈浮等為特徵；陽明病證是指病邪已入裏，邪正劇烈相爭，此時屬邪勢強盛而正氣也全力以赴抵禦抗爭的病變高峰階段，以熱勢熾烈而津液耗傷為特徵；少陽病證是指邪正相爭於表裏之間，引起膽火內盛、胃氣上逆的病證，以寒熱往來、口苦、咽乾、脈弦為特徵；太陰病證是由脾陽不足、寒濕內阻所致，以腹滿吐瀉、舌淡苔白、脈遲或緩為特徵；少陰病證是指病的後期，心腎陽氣已衰，功能漸趨衰竭的病證，以手足發冷、神萎形寒、小便清長、舌淡、脈沉微等為特徵；厥陰病證也多見於病之後期，此時正氣衰竭而病邪未盡，每表現為寒熱並見、虛實錯雜，以口渴、氣上衝心、心中疼熱、肢冷腹瀉、嘔吐等為特徵。

2. **衛氣營血**　指外感熱性病發展的四個主要階段。病邪初犯於體表時，出現發熱、惡寒、頭身疼痛等表證，稱為衛分證；如在表之邪進一步深入臟腑，引起邪正劇烈相爭，熱勢亢盛，各臟腑的氣機功能障礙，出現熱勢亢盛、口渴、苔黃、脈洪數有力等裏熱證，則為氣分證；如病情繼續發展，影響到營陰和心，出現神志異常、體表肌膚隱隱有斑疹，則為營分證；營分證的病變進一步加重，斑疹大片發生，口、鼻等處或大小便出血，則為血分證。

3. **三焦**　指把人體的臟腑分為上、中、下三個部分，並非為六腑之一的三焦。上焦病證包括肺和心包（心）的病變，中焦病證包括脾、胃、大腸等的病變，下焦病證則包括肝、腎的病變。

【四氣五味】

四氣五味是論述中藥性質的主要理論。

1. **四氣**　指中藥所具有的寒、熱、溫、涼四種性質。其中溫熱屬陽，熱甚於溫；寒涼屬陰，寒甚於涼。以藥性的偏熱或偏寒來糾正人體發病後的寒熱偏頗狀態，這是中醫學用藥治病的重要理論。實際上，藥性的寒、熱、溫、涼，正是通過這些藥物作用於人體後，對人體寒熱偏頗狀態所發生的影響而推斷出來的。如凡是能糾正人體陽熱亢盛，或加重人體陽氣衰微的藥物，其性質屬寒涼；凡是能解除人體的寒涼徵象，或能振奮人體陽氣的藥物，其性質則屬溫熱。

2. **五味**　指中藥所具有的辛、甘、酸、苦、鹹五種藥味。其中辛味藥發散、宣通的作用較強，適用於各種毛竅閉塞、氣血運行不暢的病證；苦味藥有性燥袪除濕邪、降火或降氣的作用，適用於濕邪內停、火熱上炎或氣向上逆的病證；甘味藥有補益人體、緩解拘急等作用，適用於各種虛衰和拘急疼痛的病證；酸味藥有收澀的作用，適用於津氣外洩、盜汗自汗、久咳、久瀉、遺精、遺尿等病證；鹹味藥有軟化堅塊的作用，因而適用於各種腫瘤積塊、大便秘結等病證。除上述五味外，還有淡味和澀味。淡味主要有通下小便的作用，澀味則有收斂的作用。五味是用來說明藥物作用的，指出了味與功效是有一定內在聯繫的；然而要知道，中藥的功效並不完全是從其味推斷而來的，更主要的是在用於人體後，從其所起的治療作用總結而來的，因此，某些藥物的功效與其藥味也有不相吻合的。

四氣與五味結合起來，就可以較全面地反映中藥的性質及其功效。如黃連性寒味苦，其性寒能清熱，苦能燥濕、降火，因而黃連有清熱、燥濕、降火的作用；麻黃性溫味辛，其溫能去寒，辛能發散、宣通，因而麻黃有發散風寒、宣通肺氣的作用。

【升降浮沉】

升降浮沉是用以說明中藥作用各種趨勢的理論。不論何種病變，其病位有上、下、表、裏之別；病勢有上逆、下陷之分。藥物的作用就要針對病情，使上逆者能下行，下陷者能上升。藥物的升，指藥物有升提、向上的作用，治療胃下垂、子宮脫垂、久瀉脫肛等病證；降，指藥物有下降、降逆的作用，治療各種臟腑之氣上逆之證，如氣喘、嘔吐、呃逆等；浮，指藥物有上行、發散的作用，治療病邪在表、在上的病證；沉，指藥物有下行、通利大小便的作用，治療病邪在裏、在下的病證，如便秘、小便不利、水腫等。

藥物的升降浮沉性質與藥物的性味、質地有一定的關係。性質升浮的藥物，多數味辛、甘，性溫熱，或為花、葉及質輕者；沉降的藥物，多數味苦、酸、鹹，性寒涼，或為種子、礦物、貝殼者。同時，藥物的升降浮沉性質還受炮製的影響。如以鹽製則性下行，以薑製則性發散，以醋製則性收斂，以酒製則性上浮等。

【每日練習】

1. 甚麼是氣血津液？它們是怎樣產生的？
2. 五臟六腑的主要功能是甚麼？
3. 甚麼是六淫？六淫各有哪些致病特點？
4. 甚麼是外感病？內傷病？
5. 八綱的含義是甚麼？
6. 六經、衛氣營血、三焦理論的內容各有哪些？
7. 藥物的四氣五味、升降浮沉與所治的病證有甚麼關係？

週 4

中醫所認識的 "證"

前面已經提到中醫使用中藥治病的主要特點是 "辨證論治"，開方用藥的前提是要識別和確立 "證"，並已涉及了一些證的名稱，如表寒證、裏熱證之類。那麼到底甚麼是 "證" 呢？它與中藥方的作用有甚麼內在關係呢？

【甚麼是證】

簡單地說，"證" 就是人在生病後整體所表現的一種狀態，它包括了在病變過程中所產生的某些特定病理變化及其相應的臨床症狀表現，實質上也是對病變本質屬性的診斷結論。證是由邪正雙方交爭的狀況所形成的，所以處於動態的變化之中，而在某一階段又可表現為相對穩定的狀態。證的範圍有大有小，分類可粗可細。如熱證、寒證、虛證、實證等，都屬於大範圍的粗線條分類，其中各包含了許多較具體的證。如在熱證中又可進一步分為表熱證、裏熱證、虛熱證等；在裏熱證中還可細分為氣分熱盛證、血熱證、心熱證、肝熱證、脾熱證、肺熱證、腎熱證、膽熱證、胃熱證、小腸熱證、大腸熱證、膀胱熱證、三焦熱證等。這些證往往還可以再分為若干更具體的證。如胃熱證中有無形熱盛（陽明經證）和有形熱結（陽明腑證）之分等。由此可看，中醫學對證的分類是相當精細的，這也反映了對疾病本質認識的深入程度。

【辨證和證型】

辨證的過程，就是把證的分類一步步地從籠統、粗線條趨於具體、明確，直至最後得出一個最為具體、明確的證名，這一個證也就是通常所說的“證型”。證型的確立，實際上也就完成了對疾病進行診察、分析，並探求出其本質的任務。而“證型”一旦被確立，其治療的原則和方法也自然就被確定了，當然就可以選定相應的中藥方了。例如，通過對某一病人病情的診察和分析，已確定為“胃熱亢盛證”，那其治法必然是清洩胃熱，所用的中藥方無疑是以白虎湯為主。這樣就可以看出，確定“證型”是開中藥方的前提，要學會開中藥方，最關鍵的是掌握確立“證型”的方法，也就是弄清楚了人體患病後所表現出來的最基本、最具體的病理狀態，然後在熟悉相應治療大法和中藥方功效的基礎上，正確選用最能糾正這種病理狀態的中藥方。如果該藥方的作用與該“證型”的表現尚有不完全吻合之處，那就可以通過藥物和用量的加減等變化予以調整，從而開出一張對證之方。這就是在辨證的基礎上論治，做到了這一點，就可以說學習中醫學已經入門了。

【病與證型】

中醫學的證型十分複雜，在臨床上，各科的每個病都可以分為若干個證型，少則三五個，多則十餘個，要很快掌握各個病的所有證型是比較困難的。然而，在無數的證型中也有許多是較為基本的或常見的證型，這些證型可出現在多種疾病中，換句話說，就是有許多疾病可出現某些同樣的證型，即其臨床表現與治法選方是大致相同的，所以本書就主要介紹這些基本的常見證型及其相應的中藥方，這些證型有較大的通用性，只要能確實掌握住，就可以廣泛地運用於內、外、婦、兒各科的各種疾病，並為以後進一步學習臨床各科打下堅實的基礎。

【如何辨證】

辨證是對通過四診而收集到的臨床資料進行分析、綜合並進而揭示其本質的過程。其原則是要盡可能詳細地佔有一切關於疾病的資料，包括病人的症狀表現、演變和治療過程、發病原因、體質狀況、生活環境、習慣嗜好、季節氣候等。同時，應從外在表現去探求其本質，排除各種假象表現，如病人發熱、口渴、類似熱證，但如渴而不想飲水，或喜飲熱水，小便清長，則提示屬真寒假熱之證。辨證中還要注意從整體狀態的角度做全面分析，抓住主要方面，特別是對證型的確定，應着重以主症為主要依據。還有，要從發展的、動態的角度，注意病情的演變情況。因為證只反映疾病某一階段的特點，並不是一成不變的，特別是外感熱病，病情變化更是迅速多端，甚至在一天之內可出現數證。此外，要注意從病情的變化來衡量醫生對疾病的診斷和治療的正確或錯誤，從中吸取經驗教訓，這也是醫生提高診療水平的重要途徑。

【每日練習】

1. 甚麼是"證""症狀""證型"？
2. 辨證、確定證型有何意義？
3. 在辨證時要注意哪些問題？

週 5

開中藥方的技巧

要開出一張對證的中藥方，除了要首先確定正確的證型外，在開方時還需要掌握一些技巧。

【以法帶方】

證型種類極多，而每一證型又往往可以選用好幾個方劑，這就給學習造成了麻煩。比較好的解決方法是把證型和方劑進行分類歸納，這樣就容易掌握得多。中醫學把方劑的作用歸納成八類，就是所謂的"八法"。"八法"是指汗、吐、下、消、和、清、溫、補八種主要的治療方法。汗法是通過疏散肌表而出汗，治療各種表證；吐法是通過催吐來驅逐停留於咽喉、胃部的痰涎、宿食或毒物；下法是通過通下大便來攻逐腸胃中的宿食、燥屎、結痰、停水、瘀血等病邪；和法是通過調和表裏寒熱來治療半表半裏證；溫法是通過各種溫熱藥物來溫補陽氣、袪除寒邪、溫通經絡；清法是通過各種寒涼清熱藥物來清除火熱之邪，平抑亢盛的陽氣；消法是通過消食、導滯、化痰、行水、理氣、活血、散結等藥物來消除由食、滯、痰、水、氣、血等積聚而成的病證；補法是通過滋養、補益的藥物來治療人體陰陽、氣血、津液、臟腑等虧虛的病證。在以上八法的每一法內，又可分為許多更具體的治法。如清法中有清氣法、涼血法、清心開竅法、清熱息風法等；而清氣法更可分為辛寒清氣法、苦寒清氣法等。這些治法與各證型都是相配的，各法都有若干方劑可供選用。在臨床運用時，法是依證型而定，這是不可改變的，但該法究竟選甚麼方，方中用哪幾樣藥，各藥的用量是多少，都有相當大的靈活性，只要不違背法就行了。這就是"以法帶方"。

此外，八法在具體運用時，各法又往往可以相互配合。如補法可與汗、下、消、清等法並用，下法可與溫、清、消等法並用，溫法有時與清法並用，治療寒熱錯雜之證。本書所介紹的各個中藥方都可按八法加以歸納，這樣在學習和運用時就可以做到提綱挈領，較容易掌握。

【主症主藥】

每一證型的確立，都有一系列的症狀表現；每一中藥方又由好幾味，甚至十幾味藥物組成，要在短時間裏全部記住熟悉是有一定的困難的。因而對初學者來說，本書中一方面對主要方劑附有方劑歌訣，以幫助記憶，另一方面強調了主症主藥。一個證型的症狀雖然不少，但其中總有少數幾個關鍵性的、有特徵性的症狀，這就是該證型的主症。例如表證中表寒實證的主症是惡寒重、發熱輕、無汗、口不渴；半表半裏證中邪在少陽證的主症是寒熱往來、口苦、脅痛等；肺熱壅盛證的主症是發熱、咳喘、痰黃稠等。掌握了主證，就較容易確定證型，而不必把該證型的全部症狀記下來。同樣的，一個中藥方中也有幾味起主要作用的藥物，即是該方的主藥。例如桂枝湯中主藥為桂枝、芍藥；白虎湯中主藥為石膏、知母；小柴胡湯中主藥為柴胡、黃芩等。掌握主藥，不僅便於記憶中藥方，特別對於藥味較多的方子顯得更為方便，而且在運用中藥方時，能夠遵循組方原則，在主藥的基礎上，進行靈活加減。

掌握主症主藥，實質上就是抓住了證型確立和中藥方組成的重點，據此可以舉一反三，逐步達到運用自如的程度。

【選藥原則】

在確定了證型和方劑後，接着就是開藥方，即選用哪些藥物？初學開藥方往往有兩個弊端：一是只會套用成方，不知隨症加減；二是開方無法度，只會胡亂拼湊藥物。當然，成方原封不動地套用並非絕對不可以，有時對典型的病證投以成方，還會收到特別好的療效。但在多數情況下，病證的表現總有一些特殊之處，需要對成方進行適當的藥物與用量的調整，使中藥方能更貼切病情。至於開方無法度，則很難有奏效者，這是開方者對病證的性質心中無數所造成的。拼湊的藥方，有的只是根據病人的某個症狀，用幾味"對症治療"的藥物；有的處方全無配伍規律，沒有治療的中心；還有的處方一開就是二三十味藥，連治感冒之類尋常小疾也是如此，這不僅浪費了藥材和金錢，而且眾多的藥物盲目地放在一起用，往往反而造成治療作用的互相牽制和抵消。也有的醫生為了想提高療效，就盲目增加藥物用量。實際上，療效與用量之間並無必然的關係，能否取效，關鍵在於"對證"，往往很輕的藥量可以治療很重的病證，所謂"四兩撥千斤"，就是因為藥物對證的緣故。當然，過於膽小而不敢用足分量，也會影響療效。

總的來説，冀圖靠多開幾味藥或加重用量來提高中藥方的效果，而不在辨證上下工夫，這實在是學習中醫之大忌。在開方用藥時，藥物宜簡不宜繁，治療重點宜精不宜雜，在明確主症以確定證型的前提下，突出主藥以組方，這是選用藥物的原則。作為一個醫生，在病人複雜多端的病情面前，一定要抓住主要的病理變化，做到有計劃、有步驟地實施治療，使每一次用藥都能解決一些問題，減輕某一方面的病痛，想要以一張處方完全解決複雜病證的所有問題，事實上是不可能的。主觀願望是甚麼都想治，其後果卻是甚麼都治不好，不論醫生或病人，都應知道這個道理。當然，對較簡單的、典型的病證，即使是初學開中藥方的人，只要辨證準確，也完全能收到"一劑而癒"的效果。

中藥方的格式

傳統的中藥方都是附在醫案之內。醫案，又稱脈案、方案，記載有病人的病因、症狀、病理分析、診斷結論、治法、藥方和某些注意事項等。現代由於診病的有關情況另有病歷本記載，所以在處方上就只記有藥物的名稱、劑量、炮製要求、劑數以及必要交待的煎服方法等，同時還要寫明病人的姓名、性別、年齡、處方日期。在書寫藥物名稱時，應盡可能將藥名排列整齊，不可凌亂，在藥名後附用量，現在應該採用克（g）來表示，並可附有必要的炮製要求。處方書寫字跡應端正清楚，這不僅表示開方者態度之慎重，而且也便於藥房配藥，避免錯配、漏配。

中藥方的書寫形式有橫式與豎式之別，兩者內容大致相同，但豎式處方傳統風味較重，故其中數字和用量每用中文。現將常見的處方格式舉例於下，以供初學開方者參考。

橫式處方格式：

張××　男　35歲

川桂枝 3g　　杭白芍 12g　　炙甘草 4g

生牡蠣_{打碎，先煎}15g　　生龍骨_{打碎，先煎}12g

潞黨參 6g　　黑附片 5g　　紅棗_{五枚}　　生薑_{2片}

3劑（醫生簽名蓋章）

××年×月×日

豎式處方格式：

陳××　女　四十五歲

黨參_{九克}　炮乾薑_{三克}

炙甘草_{三克}　焦白朮_{九克}

砂仁_{打、後下三克}　木香_{三克}

粳米_{炒黃九克}　大棗_{擘三枚}

（五劑）
（醫生簽名蓋章）

××年×月×日

【每日練習】

1. 甚麼是"八法"？"以法帶方"是甚麼意思？

2. 選藥組方應注意哪些問題？

3. 一張完整的中藥方要包括哪些內容？

第二週

三、表證開甚麼方

甚麼是表證

所謂表證,是外界致病因子(外邪)侵犯人體後所出現的以外表症狀為主要表現的病證。表證一般都見於外感疾病的初起階段,病變的部位及症狀主要在體表,內在臟器的病變尚未發生或十分輕微。表證是種全身性證候,與體表的局部病變,如瘡癤、皮癬之類有別。

【表證的特徵】

表證的症狀表現較多,其中有一些表證的特殊症狀,主要有:發熱,惡寒怕冷或惡風,頭痛鼻塞,身體酸痛,舌苔變化不大,多呈薄白苔,其中以發熱惡寒為主症。此外,也可參考其發病較快、在病之初期,除了可見咳嗽或嘔吐之外,很少有內臟病變的表現。

【表證與感冒】

對表證做出診斷並不困難,我們幾乎每個人都有過患表證的體驗,最常見的就是感冒或流行性感冒,這些病的症狀基本上就是表證的表現。然而，表證與感冒又不是完全等同的，因為表證不僅可見於感冒，還可以見於許多急性傳染病、感染性疾病的初期，如麻疹、流行性腦脊髓膜炎、白喉、肺炎、風濕熱、急性腎炎、急性泌尿道感染等，在起病之初往往都可以出現表證。另一方面來說，感冒，特別是流行性感冒，有的可出現較嚴重的嘔吐、腹瀉，少數人還可併發肺炎，這就不屬於單純的表證了。由此看來，雖然診斷表證較為容易，但要確定引起表證的究竟是甚麼病，這就不那麼容易了，即使經驗十分豐富的醫生，有時也會把一些急性傳染病、感染性疾病初起出現的表證誤診為感冒。因此，當我們遇到表證病人時，切不可因其症狀較輕而掉以輕心，更不可隨便下一個感冒的診斷結論，而應認真地檢查身體各處有無其他病痛，必要時須化驗血象、大小便等，或做 X 線胸透等檢查，以期明確究竟是甚麼病。

表證種類及治法

【表證的種類】

能出現表證的疾病很多，每種疾病的表證又可以有所不同，這與發病季節氣候、病人的體質狀況等條件都有密切的關係。表證的分類方法有多種，因而有許多名稱。如按侵犯人體的外邪六淫性質來分，有表寒證、表熱證、表濕證、表燥證等；如按外邪侵犯人體後，體表行使防禦功能的衛陽之氣是否充實，毛竅是否密閉來分，有表實證、表虛證等，其中表實證衛陽之氣充盛而毛竅固密，身無汗而脈有力，表虛證則衛外陽氣不足而毛竅疏鬆，多自汗出而脈緩無力。如將以上兩種分類方法結合起來，就有表寒實證、表寒虛證、風熱表證、寒濕表證、風濕表證、涼燥表證、溫燥表證等多種表證名稱。

除了要明確表證的分類外，還應知道，單純屬於表證的患者固然不少，但是也有許多是表證與裏證並見的，即除了有表證症狀外，又有內在臟腑的顯著病變，這類病證稱為表裏同病。

【表證的治法】

治療表證的原則是"解表"。解表的意思是解散在肌表的外邪，強調對在表之邪要用發散的方法。具體來說，解表的作用有很多方面，如其中一個重要作用就是發汗。通過發汗，一方面可以調整人體發熱中樞功能，擴張皮膚血管，加強皮膚和黏膜的血液循環，促進汗腺的排泄，加快散熱，從而可以降低體溫；另一方面可以增強體內的免疫功能，抑制或殺死病原體，排泄毒素，從而使疾病在表證階段即可痊癒。由此可見，解表雖然有發汗退熱作用，但其作用機制是多方面的，不能與西藥的發汗解熱藥等同起來。

由於表證種類甚多，解表一法在具體運用時，當視不同的表證而有所區別，如有辛溫解表、解肌發表、辛涼解表、散寒化濕解表、潤燥解表等多種方法。至於對表裏同病之證，則有先解表後治裏、先救裏後治表、表裏同治等法。

表寒實證 —— 麻黃湯

表寒實證是指感受了外界風寒之邪，引起毛竅閉塞，肌表鬱閉的一種證候。本證多見於感冒或流行性感冒、大葉性肺炎、風濕病等病初起，尤易發生於平素身體較壯實者。

【診斷】

本證的主要症狀為：惡寒，發熱，無汗，頭痛，身疼，脈浮緊有力。其他見症可有：腰痛，全身骨節疼痛，氣急而微喘，咳嗽，胸部悶滿，鼻塞，噴嚏，流清涕，口不渴，舌質不紅，苔薄白等。

　　本證之惡寒為必有的表現，而且比較顯著，病人往往穿厚衣或蓋厚被，欲近火爐以取暖，身上可起雞皮疙瘩，甚至戰慄不已。至於其發熱，則多在惡寒之後，而且熱勢多不高，一般不超過 38.5℃，尤其是病人雖發熱，但自覺以怕冷為主，每不覺身熱。本證無汗亦是必有之症，是體表毛竅閉塞的重要標誌，若身有汗，則本證之診斷多難以成立。至於頭、身、腰、骨節疼痛，一般表現為酸楚、緊張、轉側不適，很少有劇痛而難以忍受者。口不渴、舌不紅，說明不屬熱證，津液未傷，是與表熱證區別的重要依據。舌苔薄白而無膩濁之象，則可與濕邪在表而引起的發熱、惡寒、頭身疼痛相鑒別。表寒實證雖為體表病變，但中醫學認為 "肺合皮毛"，在表之邪很容易影響到肺，而外來之邪往往就是通過呼吸道進入支氣管和肺，因此同時經常出現咳嗽，甚至胸部悶滿喘急等症狀。但這些症狀一般並不嚴重，而且也非必有之症，所以仍診斷為表寒實證。

【治法 / 處方】

　　發汗解表 (麻黃湯)。

　　麻黃 9 克　桂枝 6 克　杏仁 9 克　炙甘草 3 克

　　歌訣：麻黃湯中用桂枝，杏仁甘草四般施；

　　　　　　發熱惡寒頭項痛，無汗咳喘皆可治。

　　用法：先用水 1800 毫升煎麻黃，煎至減少了 400 毫升時，去除浮於液面之上的沫，再放入其餘三味藥，煮取 500 毫升藥液，濾去渣滓，乘溫服 160 毫升。服後覆蓋被子，以全身都微微汗出為佳。如汗出後熱退，病痛大減，就不可再服；如服後未有汗出，可酌情再次溫服。

麻黃湯中用麻黃開洩體表毛竅，發汗散寒，為本方主藥。桂枝可溫通陽氣，既可增強麻黃的發汗作用，又能緩解身體的酸痛。杏仁一般用北杏，可宣降肺氣，麻黃可宣肺平喘，兩者配伍擅長於治咳喘胸滿。方中甘草可調和諸藥，既能防止麻、桂過度發散，又能減輕麻、桂辛燥之性。全方藥味雖少而效力甚宏，為辛溫解表之代表方。

據現代藥理研究，麻黃湯有較強的發汗退熱作用。麻黃、桂枝、甘草對流感病毒等有抑制作用。麻黃還可解除支氣管痙攣而使呼吸道通暢，桂枝能提高疼痛閾而止痛，加之可舒張血管，故可緩解頭身疼痛。杏仁可抑制呼吸中樞，有鎮咳作用。

【治療參考】

麻黃湯多用於平素身體壯實，在患感冒後，起病急驟，惡寒顯著，甚至寒戰，頭身疼痛而無汗，或雖用西藥發汗解熱藥而汗出不透，接着又惡寒無汗，口不渴，伴咳嗽、喉癢、氣息粗急的病人。此外，本方也可治療肺炎初起、支氣管炎、支氣管哮喘、風濕病出現風寒表實證者，還有用本方治療急性鼻炎、過敏性鼻炎表現為鼻塞，流清涕，噴嚏連連，惡寒，頭痛，口不渴者。還可用本方試治小兒夜尿症、癲癇、眼結膜炎、腎炎初起面目身體浮腫等病證。

在臨床運用本方時，如表證輕微，而以咳喘為主，可去桂枝，即為三拗湯 ❶。如惡寒發熱，出冷汗，哮喘痰湧，聲音不出而抬肩張口，難以平臥者，可加生薑、半夏；如咳嗽頻作，咳吐白痰，胸部滿悶不適者，可加厚朴；如屬風寒客表所致的筋骨肌肉疼痛之證，可加威靈仙、豨薟草、秦艽等。治療表寒實證還有其他的一些辛溫解表方劑可以使用。如對一般的表寒實證，特別是某些急性傳染病、感染性疾病

（如肺炎、細菌性痢疾等）初起雖表現為表寒實證，但不敢貿然投用麻黃湯時，可用荊防敗毒散 ❷ 。如屬表寒實證中的輕者，可用加味香蘇散 ❸ ，此方對婦女經期感冒屬風寒表實證者尤其適宜。一般的輕證風寒表實證也可用蔥豉湯 ❹ 。此外，對輕證風寒表實證也可用市售中成藥，如午時茶 ❺ 等。

【注意事項】

　　本方雖應取汗而奏效，但不可發汗過多，若致大汗淋漓，勢必損傷人體陽氣。在發汗後，要及時用乾毛巾拭乾，避免再受風寒。服藥期間禁食生冷、油膩等物。對本證發熱者，不宜做冷敷以降熱。麻黃湯發汗力較強，因而有表證而自汗出者，體虛而有表證者，患外傷瘡瘍又有表證者，曾有過吐血、衄血、便血或容易出血之人而有表證者，均不宜投用，否則可導致大汗耗傷陰液和陽氣，助長邪熱或引起再次出血，造成不良後果。

【附方】

　　❶ 三拗湯：麻黃（不去節）、杏仁（不去皮尖）、甘草（不炙）各等分。為粗末，每服 15 克，水 400 毫升，薑 5 片，同煎至 250 毫升，去渣服。服後以被覆蓋，取微汗。功用：宣肺解表。主治：感冒風邪，鼻塞身重，語音不出，或頭痛目眩，四肢拘倦，咳嗽痰多，胸滿氣短。

　　❷ 荊防敗毒散：羌活、獨活、柴胡、前胡、枳殼、茯苓、荊芥、防風、桔梗、川芎各 5 克，甘草 2 克。水煎服。功用：發汗解表，解毒止痛。主治：痢疾、瘡腫初起，惡寒發熱，無汗不渴，苔薄白者。

　　❸ 加味香蘇散：紫蘇葉 5 克，陳皮、香附各 4 克，炙甘草 2 克，

荆芥、秦艽、防風、蔓荆子各 3 克，川芎 1.5 克，生薑三片。水煎服，覆被微取汗。功用：發汗解表。主治：四時感冒，頭痛項強，鼻塞流涕，身體疼痛，發熱惡寒或惡風，無汗，苔薄白，脈浮。

❹ 蔥豉湯：蔥白 3 枚，豆豉 6 克。以水 600 毫升，煮取 200 毫升，一次溫服取汗。功用：通陽發汗。主治：外感風寒初起，惡寒發熱，無汗，頭痛鼻塞。

❺ 午時茶：藿香、防風、白芷、柴胡、羌活、前胡、陳皮、蒼朮、枳實、川芎、連翹、山楂、神曲、乾薑、甘草各 30 克，製厚朴、紫蘇、桔梗各 45 克，紅茶 300 克。製成散劑，每袋 13.5 克；製成塊劑，每包兩塊。每用一袋或兩塊，用開水泡或水煎服。功用：發散風寒，和胃消食。主治：感冒風寒，內阻食積，惡寒發熱，嘔吐洩瀉等證。

【每日練習】

1. 如何診斷表寒實證？
2. 麻黃湯中有哪幾味藥？可用於何種病證？
3. 案例　陳某，男，31 歲

夜間在風雪中趕路三十餘里，次日身惡寒，頭痛，無汗，時時泛噁心，苔薄白，舌質正常，脈浮緊。請開中藥方。（答案：生麻黃 8 克 桂枝 10 克　蘇葉 10 克　杏仁 10 克　炙甘草 3 克　水煎服）

週 2

表寒虛證 —— 桂枝湯

表寒虛證是指感受了外界風寒之邪，引起人體原來較弱的衛氣振奮抗邪，同時致使毛竅開洩，營衛之氣不和的一種病證。本證多見於感冒、流行性感冒、各種長期發熱、風濕病以及某些內傷雜病中，尤其常見於素體陰血不足，衛陽較弱，易自汗者。本證稱為表寒虛證是與表寒實證相對而言的，因本證感受風寒外邪後，毛竅不能固閉，汗液外洩，衛表的正常功能相對來說較弱（虛），但這不意味人的整體都處於虛弱狀態。當然，如毛竅開洩，汗出太過，營衛不和日久，也會導致衛表甚至全身的虛弱。

【診斷】

本症的主要症狀為：發熱，惡風，自汗出，脈浮和緩。其他見症可有：頭痛，鼻寒，噴嚏，流清涕，口不渴，舌質不紅，苔薄白，乾嘔等。

本證的發熱一般較低，這與自汗出，散發了體內部分熱量有關。在發熱的同時必伴有惡風。惡風與惡寒僅是程度上有所不同，指病人對風特別敏感，有風即有寒冷感，無風則無寒冷感。惡寒則無風也有寒冷感。自汗出是本證的特徵之一，指未經發汗或沒有原因的自然汗出，且多與惡風並見，往往在汗出後惡風更為明顯。本證的頭痛可以表現為頭部、頸項部的強直疼痛，但也可以表現為後頭或前額疼痛，其疼痛程度一般尚輕。口不渴、苔薄白、舌不紅，是沒有熱盛陰傷的有力佐證。至於鼻塞、噴嚏、流清涕，既可見於各種風寒感冒或流感中，也可見於某些鼻炎。

本證與表寒實證的症狀主要區別在身之有汗與無汗，脈之浮緩與浮緊。就麻黃湯與桂枝湯的適應證來說，還可參考有無咳嗽、喘急、胸滿等症狀。

【治法／處方】

祛風散寒，調和營衛（桂枝湯）。

桂枝 9 克　芍藥 9 克　炙甘草 6 克　生薑 9 克　大棗 7 枚

歌訣：桂枝湯治表虛風，芍藥甘草薑棗同；

解肌發表調營衛，表虛自汗正宜用。

用法：以上五味藥製成粗末，用水 1400 毫升，微火煮取 600 毫升，去藥渣。待藥液溫涼適度時先服 200 毫升。服後過一會兒再喝些熱稀粥，以幫助藥液發揮解散肌表之邪的作用。同時，應蓋被約一個時辰（2 小時），以遍體微微出汗為佳，但不可使汗出過多，如大汗淋漓則會損傷人體的陽氣、陰液，病邪反而不能外解。服一次藥後，如果汗出而病癒，剩餘的藥液就不要再服了。但如服藥後沒有出汗，就應當按前面的方法，再溫服 200 毫升藥液。如服後仍無汗，可將剩下的 200 毫升藥液再按前法服下，間隔時間可縮短些，直到病癒為止。

【解說】

桂枝湯中用桂枝發散表邪，溫通陽氣，疏暢血液運行，所以既可和衛陽，又可調營陰，為治療表寒虛症的主藥。方中芍藥用白芍，能養營調血，收斂陰液，並可制約桂枝的發散之性。與桂枝配合，一散一收，一開一合，發汗而不傷陰，斂陰而不留邪，構成了調和營衛之氣的最佳配伍。生薑具辛溫之性，既可佐桂枝發散在表的風寒之邪，又可溫胃止嘔。甘草則一方面安中益氣，調和諸藥，另一方面又可助桂枝溫陽，助芍藥和陰，緩急止痛。大棗能益脾胃，和營血，配合芍藥也有酸甘斂陰緩急之效。全方立足於調和人體營衛之氣，營衛得和，自能袪除在外表之風寒病邪。

據現代藥理研究，桂枝湯有解熱、鎮痛、抗炎、鎮靜等作用，桂枝能提高疼痛閾，解除血管痙攣、舒張內臟平滑肌，有良好的止痛作用，而芍藥對內臟平滑肌也有解痙鎮痛作用，兩者配合止痛效果較好。桂枝、芍藥都能擴張血管，加快血液流動，即類似溫通陽氣、調和血液的作用。甘草、生薑、大棗又有強壯、營養、抗過敏、促進血液循環等作用。因而全方能發汗解熱，抑制多種病原體，改善血液運行，增強體質，解痙、止痛。

【治療參考】

桂枝湯是中醫的常用方，不僅用於外感病表證，還常用於多種內傷雜病。現代臨床與實驗研究證明，本方具有雙向調節的特點，如對發熱者有較好的退熱作用，但用於體溫過低的虛寒病證又有促進體溫上升而恢復正常的作用；既可通過發汗來治療表證，又可用於治療自汗出而不止者；既可用於脾胃虛寒、水濕內停所致的大便稀溏、小便短少、甚至肢體浮腫者，用後可通利小便，但又可用於某些小便頻數與夜尿、遺尿等病證。當然，要充分發揮該方的雙向調節作用，或用於外感、內傷不同病證時，還必須適當地調節方中諸藥的用量，並對藥物組成進行恰當的加減變化。

本方的適應病證甚多，可以本方為基礎，靈活加減。一般在治療感冒、流感等病而出現表寒虛證時，可用原方；病人體質較差，或汗出較多，可加黃芪；有明顯的項背強直拘急者，可加入葛根，即桂枝加葛根湯 ❶；兼見咳嗽、氣急者，可加入厚朴、杏仁，即桂枝加厚朴杏子湯 ❷；兼有腹脹滿疼痛而拒按者，可加入大黃，即桂枝加大黃湯 ❸。如病人有表寒虛證表現，又見畏寒惡風較甚，四肢發冷，甚至手足拘攣，脈沉細者，為兼有陽氣虛衰，可加用附子，即桂枝加附子湯 ❹。小兒肺炎熱勢已退，但仍有低熱，汗出不已，乾咳惡風，或婦女產後汗出淋漓者，均可用本方加入龍骨、牡蠣，即桂枝加龍骨牡蠣湯 ❺，該方還可治療遺精、夢交、陽痿、脫髮、失眠、健忘、癲癇、眩暈等多種病證。桂枝湯是一張治療自汗證的主要方劑，尤其適用於伴有惡風，沒有口渴、尿黃等內熱徵象者。如用後止汗效果不理想，可加入黃芪、糯稻根等，以加強固表止汗作用。桂枝湯也常用於低熱之證，特別是對自主神經功能紊亂而致低熱纏綿、時作時止、納食不佳、時惡風汗出者，效果更好，用時可酌情加入黃芪、當歸、五味子等。此外，本方加龍骨、牡蠣、浮小麥、磁石等可治心悸動不安、陣發性心動過速；加入葛根、附子等可治腦血管意外後頸項強直、自汗惡風者；本方加當歸、狗脊、威靈仙等可治療氣血運行不暢所致的關節炎。本方重用芍藥，即為桂枝加芍藥湯，可治痙攣性便秘和多種腹瀉、痢疾而腹痛者。

在臨床上還利用桂枝湯能調和肌表營衛之氣、疏通皮膚氣血的作用，治療多種皮膚病，特別是表現為形寒畏風、自汗、苔薄白而冬季發作的蕁麻疹、皮膚瘙癢症、冬季皮炎、凍瘡等，可酌情加入當歸、川芎等活血養血藥，此外對寒冷類型的多形紅斑、濕疹等也有一定的療效。由於本方有抗過敏作用，所以用以治療過敏性鼻炎，症見鼻腔內作癢、鼻塞不通、噴嚏、流清涕、頭昏脹，可加入蟬蛻、葶藶子研末，用桂枝湯藥液沖服。

【注意事項】

桂枝湯雖然發汗力較緩和，適應範圍很廣，但畢竟是辛溫之劑，因而對於熱邪在表或有裏熱者，均應忌用。本方對內有濕熱，特別是平素嗜好飲酒的病人，也要謹慎使用，因方中辛甘藥物會助熱滋濕，甚至服後即引起嘔吐。用本方治療表證一般最多用二三劑，如仍不能治癒，就要做進一步檢查，是否辨證不夠準確和全面。本方是通過解肌發汗來祛除表邪，但應以取微汗為度，不可令汗出過多，否則反而會加重營衛之氣的失調。在出汗後應立即用毛巾拭乾身體，不可再吹風受涼。在服藥期間要禁食生冷、油膩、不易消化、辛辣、氣味臭惡之物及煙酒。

【附方】

❶ 桂枝加葛根湯：即桂枝湯加葛根 12 克。水煎，溫服，蓋被使微微汗出。功用：解肌舒筋。主治：外感風寒出現表寒虛證而見項背強直拘急者。

❷ 桂枝加厚朴杏子湯：即桂枝湯加炙厚朴 6 克，杏仁 9 克。水煎，溫服，蓋被使微微汗出。功用：解肌發表，止咳平喘。主治：原有咳喘宿疾，又感風寒，呈表寒虛證者。

❸ 桂枝加大黃湯：即桂枝湯加大黃 6 克，芍藥 9 克。水煎，溫服。功用：解肌發表，瀉裏和中。主治：感受風寒而呈表寒虛證，兼腹滿而痛，大便不暢者。

❹ 桂枝加附子湯：即桂枝湯加附子 9 克。水煎，溫服。功用：扶陽固表，調和營衛。主治：汗出不止，惡風，或伴發熱，四腳微拘急，屈伸不利，小便不暢，脈沉細者。

❺ 桂枝加龍骨牡蠣湯：即桂枝湯加龍骨、牡蠣各 12 克。水煎，溫服。功用：調和營衛，滋陰和陽，鎮靜固攝。主治：慢性虛弱病證，心悸，易驚，汗多，遺精，夢交，遺尿，或病後、產後汗出不止而惡風者。

【每日練習】

1. 表寒虛證的臨床表現有甚麼特點？與表寒實證有甚麼區別？

2. 桂枝湯由哪些藥物組成？用於自汗病證時可加甚麼藥？

3. 案例　沈某，男，54 歲

　　平素易感冒，3 天前又因脫衣受寒而發熱、惡寒、頭痛，自服復方阿司匹林，汗出太多，其後仍有低熱，全身酸痛無力，動則汗出，汗出則惡風，頭部疼痛，飲食不香，心易悸動，脈緩少力，舌淡紅，苔薄白而潤。請開中藥方。（答案：桂枝 9 克　白芍 10 克　生黃芪 12 克　炙甘草 3 克　生薑 9 克　大棗 5 枚　水煎服）

週 3

表熱證 ── 銀翹散

表熱證是指外界熱性病邪侵襲人體後,在肌表皮毛所產生的病證。本證可見於外感熱性病初起,有夾風、夾燥之不同,具體可分為風熱表證、燥熱表證,今天主要學習風熱表證的診治。該證多見於感冒、流行性感冒,還常見於多種急性傳染病、感染性疾病初起發熱階段。

【診斷】

本證主要症狀為:發熱,微惡風寒,苔薄白,舌邊尖紅。其他見症有:頭痛,無汗或少汗,咳嗽,鼻流黃濁樣涕,咳吐黃痰,咽喉紅腫疼痛,口微渴,小便稍黃,脈浮數等。

因本證屬病邪犯表,所以發熱惡寒為必有之症。但由於外邪性質為熱,所以發熱較顯著,病人自覺烘熱,體溫較高,有時可超過39℃。惡寒一般較輕微。如肌表毛竅閉塞且無汗者,惡寒可稍重。熱性病邪易耗傷津液,故可有口微渴、舌邊尖紅、小便稍黃等表現;熬煉津液而可見鼻涕黃濁、痰黃稠。出現咽喉紅腫疼痛,也有助於本證的診斷。由於肺與皮毛有相合的關係,而且中醫學認為外界熱性病邪往往先侵犯於肺，所以表熱證中每因肺氣失於宣暢而咳嗽。

如上述見症中又有口渴較明顯，口唇、鼻、咽喉等處乾燥，舌上少津等症狀，且發病於秋季者，多屬燥熱表證，其咳勢多較劇，痰少難咳，每為乾咳陣作。

表熱證與表寒證的區別主要視其發熱、惡寒之側重、汗之有無以及有無口渴、尿黃、舌邊尖紅、脈數之熱象。

表熱證與裏熱證的主要區別是有無惡寒和明顯的熱盛陰傷表現：有惡寒而無明顯熱盛陰傷表現者屬表；無惡寒而有壯熱、口大渴、小便短赤、舌紅赤苔黃等熱盛陰傷表現者屬裏。但也有表裏俱熱之證，為裏熱證同時還有惡風寒等表證症狀。

某些急性傳染病，如流行性乙型腦炎等，由於病情發展快，故在疾病初起時表熱證為時較短暫，或不典型，在診斷時應加以注意。

【治法／處方】

疏散表熱，清熱解毒（銀翹散）。

金銀花 10 克　連翹 12 克　淡豆豉 9 克　牛蒡子 9 克　竹葉 9 克　荊芥 5 克　桔梗 5 克　薄荷（後下）5 克　甘草 5 克　蘆根 30 克

歌訣：銀翹散主上焦痾，竹葉荊牛豉薄荷；

　　　甘桔蘆根涼解法，風熱表證用時多。

用法：以上藥物製成散劑，每次用 9 克，先取鮮蘆根煎湯，以其湯加藥煮沸，香氣大出即濾渣熱服。如病情重者，日服三次，夜服一次；較輕者，日服二次，夜服一次。現代多按前列劑量作湯劑煎服，也先用鮮蘆根煎湯代水，藥液香氣大出即可去渣服，不可過煮。服後病不解者，可每天服兩劑。如身無汗而惡寒重者，可在服藥後蓋被，多飲些熱開水，使全身微微汗出，如身已有汗，就不必再發汗。

【解説】

　　銀翹散中金銀花、連翹都可以清解熱毒，且具透發之性，為治療表熱證的主藥。荊芥、薄荷、淡豆豉、牛蒡子都有辛散之性，可助金銀花、連翹驅散外邪。其中荊芥、豆豉雖然性味辛溫，但溫而不燥烈，且與其他寒涼藥配伍後，溫性被制，而取其疏洩肌表、宣通毛竅的作用。牛蒡子、桔梗、甘草合用，能清利咽喉、宣肺化痰。竹葉、蘆根性甘涼，有清熱、生津、止渴之功。甘草則調和諸藥。全方性涼而辛散，可疏散肌表風熱、宣肺利咽。

　　據現代藥理研究，本方對多種病毒有滅活作用，並有一定抗菌效果，還能增強人體的免疫功能。方中金銀花、連翹、牛蒡子對多種致病菌有抑制作用。荊芥可興奮汗腺而發汗解熱。桔梗在口服後能使支氣管中稠痰變稀而易於咳出。甘草通過其抗炎、抗過敏作用，能保護發炎的咽喉和氣管黏膜，減少刺激而鎮咳。因而銀翹散較適用於上呼吸道感染或呼吸道傳染病的初期。

【治療參考】

　　本方在臨床上常用於感冒、流行性感冒、急性支氣管炎、肺炎初起、麻疹初起、猩紅熱、咽喉炎、腮腺炎等多種呼吸道疾病。此外，對流行性乙型腦炎、傷寒、鈎端螺旋體病、急性子宮內膜炎、藥物性皮炎、各種瘡瘍初起等疾病出現表熱證者，都可以酌情使用。

　　在具體運用時，可做適當加減變化。在冬季發病，病人惡寒較重、無汗，為肌表閉塞較甚，方中薄荷、淡豆豉、荊芥等辛散藥可加重用量，或酌加蔥白、蘇葉、防風等。在夏季發病或病人汗較多者，可去荊芥。伴有胸脘痞悶，舌苔白而膩，或泛噁欲嘔者，多兼有濕邪，可加入藿香、佩蘭、大豆卷等。口渴較甚，可加天花粉；咽喉疼痛較重，甚至頸項都有腫痛者，可加馬勃、玄參、僵蠶、射干、板藍根等。如鼻中出血，可去荊芥、豆豉，加白茅根、茜草根、側柏葉、梔子炭等。熱勢較重，可酌加黃芩、蒲公英、鴨跖草等。

為便於服用，銀翹散已製成成藥。如銀翹解毒片，每次服 4 片，每天 2 次；銀翹解毒丸，其中蜜丸每粒重 15 克，每服 1~2 粒，每天 2 次，水丸如梧桐子大，每服 9 克，每天 2 次；銀翹散泡劑，每次 1 袋，開水泡服，每天 2 次。據研究，其中以袋裝泡劑的作用為最佳。此外，風熱在表的感冒還可用感冒退熱沖劑 ❶。風熱表證咳嗽較甚者，可在銀翹散中加杏仁、枇杷葉、前胡、紫菀等；咳甚而表證較輕者，可用桑菊飲 ❷，該方解表清熱作用較弱，但止咳化痰作用較強。表熱證有明顯燥象，或屬燥熱表證者，可用桑杏湯 ❸ 辛涼潤燥解表。

【注意事項】

使用銀翹散時，要根據肌表的毛竅開閉狀態而決定是否發汗。如惡寒較重而無汗者，應配伍辛溫發散之品，不可全部用寒涼之品，否則在表之邪難解。如屬表寒之證，本方更屬忌用之例。

此外，有許多急性傳染病在初起階段，可表現為表熱證，此時治療當投銀翹散之類，病情每可在表證階段得癒，但應密切觀察，以防病邪內傳而很快轉為其他病證，如已出現傳變，要及時改換治法。

【附方】

❶ 感冒退熱沖劑：大青葉、板藍根各 30 克，草河車、連翹各 15 克，製成沖劑。18 克為 1 袋，每次服 1 袋，每天服 3 次。體溫超過 38℃者，可每次服 2 袋，日服 4 次。功用：清熱解毒。主治：感冒或流感發熱，微惡寒，咽喉疼痛。

❷ 桑菊飲：桑葉 7.5 克，菊花 3 克，杏仁 6 克，連翹 5 克，薄荷 2.5 克，桔梗 6 克，生甘草 2.5 克，蘆根 6 克。水煎服。功用：疏風清熱，宣肺止咳。主治：風熱犯表，咳嗽，身熱不甚，口微渴，舌尖紅，苔薄白，脈浮數。

❸ 桑杏湯：桑葉 6 克，杏仁 9 克，沙參 12 克，浙貝母 6 克，香豉 6 克，栀子皮 6 克，梨皮 6 克。水煎服。功用：清宣涼潤解表。主治：燥熱犯表，身熱，微惡風寒，頭痛，口渴，乾咳無痰，或痰少而黏，苔白少津，舌邊尖紅，脈浮數。

【每日練習】

1. 如何診斷表熱證？表熱證的治療原則是甚麼？
2. 銀翹散由哪些藥物組成？可用於治療何種病證？
3. 案例　沈某，女，31 歲

因勞累後出汗，脫去棉衣不慎受涼，次日即發熱，微微怕風覺冷，頭痛，咽中疼痛，稍有咳嗽，身無汗。查體溫 39.1℃，舌苔薄白，舌尖較紅，脈浮數。請開中藥方。（答案：金銀花 10 克　連翹 10 克　牛蒡子 10 克　桔梗 6 克　竹葉 10 克　淡豆豉 10 克　薄荷^{後下}6 克　荊芥 6 克　蘆根 20 克　玄參 10 克　大青葉 15 克　生甘草 3 克　水煎服）

週 4

表濕證 —— 藿香正氣散

表濕證是指外界濕邪鬱於肌表，阻遏人體衛外陽氣所引起的一種病證。濕邪犯表常兼有風寒、風熱等性質。而病證的表現除了有表證外，又可分為兩類：一是以關節疼痛為主要特點；二是以兼見胃腸道症狀為主要特點。今天所學習的表濕證，是指濕邪兼有風寒性質，即風寒濕邪侵犯人體後，在引起表證的同時，又有明顯的濕困脾胃症狀的一類病證。至於濕邪所致關節疼痛的診治內容將在"風濕證"中介紹。本證多見於夏秋季感冒伴有腹瀉者（即胃腸型感冒）、急性胃腸炎、中毒性消化不良、病毒性肝炎等病中。

【診斷】

本證主要症狀為：發熱惡寒，胸脘滿悶，噁心嘔吐，腹瀉，苔白膩。其他見症可有：頭痛而沉重，脘腹疼痛，腸鳴作響，肌表無汗，肢體困重酸楚，脈濡緩等。

由於濕邪犯於體表，邪正抗爭，濕邪與風寒相夾，阻遏人身衛陽之氣，故見發熱，惡寒，多數無汗。濕屬陰邪，性重濁黏膩，困鬱肌表後，可使肌表氣血運行不暢，致肢體困重酸楚；內阻脾胃後，又可導致氣機運行不暢，脾胃升降功能失常，所以出現胸脘滿悶，脘腹疼痛，噁心嘔吐，腸鳴腹瀉。其嘔吐之物，多為胃中未消化的東西，腹瀉多呈稀薄糞便，糞水相夾或黃色稀水，無膿血，無惡臭，也不伴肛門灼熱感，故與濕熱內蘊所致的痢疾、腹瀉不同。當然，與吐瀉米泔水樣的霍亂也是應嚴格區別的。

　　總之，本證的特點是既有發熱惡寒、無汗等表證症狀，又有嘔吐、腹瀉等消化道症狀，而且沒有明顯的熱象，發病多在夏秋季節。這與人們在夏秋炎熱之時每貪涼露宿、過食生冷以及氣候潮濕有一定的關係。

【治法／處方】

　　解表化濕，散寒和中（藿香正氣散）。

　　藿香９克　紫蘇６克　白芷６克　大腹皮９克　茯苓９克　白朮９克　陳皮６克　半夏麴９克　薑製厚朴６克　桔梗６克　炙甘草３克　生薑３片　大棗２枚

　　歌訣：藿香正氣腹皮蘇，甘桔陳苓朮朴俱；

　　　　　　夏曲白芷加薑棗，風寒濕邪並能祛。

　　用法：上為細末，每用６克，加薑、棗以水煎煮，趁熱服。因方中芳香藥物較多，故不宜久煎，以免降低藥效。如病人無汗，可蓋被取汗。服後病不解，可再次煎服。現代常按上列劑量加水 1200 毫升煎服。12 小時後再加水煎二汁服，每天１劑。

【解說】

　　藿香正氣散中用辛溫芳香的藿香為主藥，既能芳化肌表和脾胃的濕濁，又能發散在表的風寒。紫蘇、白芷也為辛溫芳香之品，可助藿香芳香化濕、外散風寒。桔梗能宣肺利咽，厚朴則可行氣化濕、寬胸除滿，大腹皮可利濕行氣，陳皮可燥濕理氣，半夏可燥濕降氣、和胃止嘔，以上數藥均可袪濕而通利氣機。同時，方中又配伍茯苓、白朮健脾助運、袪濕利水，生薑、大棗調和脾胃，甘草調和諸藥，組成宣化濕邪、發散風寒、通暢氣機、調和脾胃的方劑。

據現代藥理研究，藿香對多種病毒、病菌有抑制作用，又可促進胃液分泌，增強消化能力，是味治療胃腸型感冒的主要藥物。厚朴也有廣譜的抗菌作用，又可鬆弛肌肉，對腸管、支氣管均有興奮作用。茯苓有利尿作用，對肝和腸胃道的損傷、炎症有一定治療效果。紫蘇有一定的解熱作用，桔梗有袪痰、鎮靜、抗炎作用，白芷有抗菌作用，甘草可緩解平滑肌痙攣，生薑能增強血液循環，興奮腸管。綜合全方的作用，可解熱、抗菌、消炎，治療消化道和呼吸道病變。

【治療參考】

藿香正氣散是治療外感病的常用方，多用於夏秋季的胃腸型病毒性感冒，還可治療急性胃腸炎、腸傷寒的初期、小兒腹瀉、傳染性肝炎等疾病。在臨床上又利用其有較好的袪濕、散寒溫中、理氣行滯作用，用於治療慢性胃炎、潰瘍病、結腸過敏、各種消化不良、慢性肝炎、慢性腎炎等病，出現中寒、濕阻、氣滯見症者，均可收到較好的效果，因而其運用範圍已不限於外感疾病。

為便於攜帶，本方還可製成丸劑，即藿香正氣丸，每次服 6~9克，每天 2 次。也有製成液體製劑出售，稱為藿香正氣水，每瓶 10毫升，每次服 1 瓶，每天服 2~3 次。本方在臨床運用時，可根據病情靈活加減。表邪較重，表現為惡寒甚而無汗，骨節肌肉酸痛明顯者，可加香薷以發汗解表、袪濕和中。兼有宿食停滯，脘腹脹痛，吐瀉物酸臭氣味較重者，可加神曲、萊菔子消食導滯。腹瀉較甚，以黃色稀水為主者，可加薏苡仁、車前子、澤瀉等以健脾利水止瀉。此外，夏季乘涼飲冷，內傷於暑濕而外有寒濕阻表，以致發熱、惡寒、無汗、骨節疼痛、身體拘急、心煩、口渴、舌紅苔白膩者，可用新加香薷飲 ❶。夏秋季節濕熱之邪初犯人體而熱象尚未顯著，見濕遏肌表、脾胃，身熱，微惡寒，肢體倦怠，不渴，胸悶，口中黏膩，苔薄白微膩，脈濡緩者，可用藿朴夏苓湯 ❷。

【注意事項】

　　本證雖以夏秋季胃腸型感冒為多見，但也可發生於其他急性傳染病初起，其在表濕邪可久留不去，或轉化為裏濕證，而寒濕亦可化為濕熱，其中的變化情況不可忽視。藿香正氣散性溫偏燥，對於濕熱在表或在裏之證均不宜投用。即使外現寒濕之象，但裏有暑熱見症者，亦須配合清除暑熱之品，或改用新加香薷飲之類。

【附方】

　　❶ 新加香薷飲：香薷、厚朴、連翹各 6 克，金銀花、鮮扁豆花各 9 克。水 5 杯，煮取 2 杯藥液，先服 1 杯，得汗則不再服，如不汗則再服。功用：解表化濕、祛除暑熱。主治：夏月感暑，寒濕外遏，發熱，惡寒，身無汗，身形拘急，頭痛，心煩口渴，舌紅苔薄膩。

　　❷ 藿朴夏苓湯：藿香 6 克，半夏、豬苓各 4.5 克，赤苓、杏仁、淡豆豉各 9 克，生薏苡仁 12 克，白蔻仁 2 克，厚朴 3 克。水煎服。功用：解表化濕。主治：濕溫病初起，身熱惡寒，肢體倦怠，胸悶口膩，苔薄白，脈濡緩者。

【每日練習】

1. 甚麼是表濕證？其症狀表現有哪些？

2. 藿香正氣散由哪些藥物組成？一般用來治甚麼疾病？

3. 案例　王某，男，22歲

　　夏夜在露天下過夜，第二天上午覺身體惡寒不適，伴發熱，中午後即泛噁、嘔吐、腹痛，拉黃色稀水樣大便四次。查體溫 39.1℃，心肺正常，腹部平軟，有輕度壓痛，無反跳痛。苔薄白微膩，口中淡而不渴。請開中藥方。（答案：藿香9克　薑半夏9克　蘇葉10克　蘇梗10克　茯苓10克　炒白朮9克　陳皮6克　厚朴5克　白豆蔻^{後下}6克　生甘草3克　生薑3片　水煎服）

週 5

四、半表半裏證開甚麼方

甚麼是半表半裏證

半表半裏證是外邪既不在人體之表，又不在人體臟腑而出現的一種病證。當然，外邪不在表又不在裏，是根據病證的症狀推斷出來的，既不同於前述的表證，又不同於臟腑病變的裏證。由此可知，半表半裏證多見於外感病，其病位既不在表，又不在裏。

【半表半裏證的特徵】

半表半裏證有多種表現形式，其共同的特殊症狀主要是發熱與惡寒交替出現，即病人一會兒怕冷畏寒，一會兒怕冷畏寒的感覺消失了，但代之而來的是全身發熱，甚至面目紅赤、口渴欲飲，如此重複出現。這通常稱之為"寒熱往來"。然而，與寒熱往來相類似的表現還有多種：其中有的表現為一陣惡寒，接着一陣發熱，一天之中可重複多次；有的表現為每至下午則微微惡寒，入夜自覺身熱，但用體溫表檢查卻無明顯異常；有的表現為先惡寒，甚至全身戰慄不已，欲蓋厚被或近火爐，接着惡寒漸解而發熱，熱勢急劇上升，以致渾身如冒火，欲飲冰水，繼則全身大汗而熱勢陡退，症狀基本消失，到第二天或隔一二天後，上述症狀再度出現，這就是人們較為熟悉的瘧疾，屬於"寒熱定時"；也有的發熱、惡寒、汗出與瘧疾相似，但發作時間沒有規律，稱之為"寒熱類瘧"；還有的發熱與惡寒並不是交替出現，而是寒熱並現，但一會兒以發熱為著，一會兒又以惡寒為著，稱之為"寒熱起伏"。以上這些熱型與表證、裏證均不相同，都屬於半表半裏證的特徵。

半表半裏證如出現於外感病中，多為病之早期，少數也可出現於恢復期。有些外感熱病的瘧疾、回歸熱等則是以寒熱往來為主要表現的病種。某些內傷雜病也可出現半表半裏證，但其中有的病人發熱、惡寒程度較輕微，或只是病人的自覺症狀，如某些神經功能紊亂、慢性膽囊炎病人；有的病人則可發高熱，多呈弛張型熱，並有惡寒，如某些風濕病、系統性紅斑狼瘡以及急性白血病等惡性腫瘤疾病。不論何種疾病，只要出現寒熱往來或類似的症狀，往往對於診斷和指導處方用藥有重要的參考價值。

半表半裏證種類及治法

【半表半裏證的種類】

半表半裏證除了寒熱往來這一症狀有各種相類似的表現外，還有許多兼見的症狀，據此可把半表半裏證分為多種證型。常用的分類方法，有按病變的不同部位來分的，如邪在少陽證、邪伏募原證、邪留三焦證等。此處所說的少陽、募原、三焦都是指半表半裏的各種不同部位，但應注意這裏的三焦概念，是指六腑之一的三焦，即為體內水濕通行分佈的器官，而不是將人身臟腑所在位置劃分的三個部位。也有按半表半裏所兼夾的病邪性質不同來分類，如膽經濕熱證、少陽兼表證(少陽太陽證)、少陽兼腑實證(少陽陽明證)、少陽痰熱證、少陽水飲證等。本單元將學習邪在少陽證、少陽太陽證、少陽陽明證、少陽痰熱證、少陽水飲證。

【半表半裏證的治法】

治療半表半裏證的原則是"和解表裏"，即"和法"。和解的意思是使在半表半裏的病邪分別通過向外宣發和向裏清洩的方法得以解除，其中既有達表之藥，又有清裏之品，配合而用。達表的藥物以柴胡、青蒿等為代表，清裏的藥物則以黃芩為代表。和解法一方面可以解熱、抗菌、消炎，另一方面又可疏利肝膽，調節胃腸消化功能，因而和解法的作用也是多方面的。

由於半表半裏證種類較多，和解一法在具體運用時，應根據不同的證型而有所不同。其中有和解少陽法、清洩少陽法、宣透募原法、分消三焦法等，如有兼表、腑實、痰熱、水飲者，又當配合解表、通裏、清化痰熱、溫化水飲等不同治法。

和解法有其較為特殊的適應證，一般較易掌握。但如誤用於表證，會引邪入裏，如誤用於裏證，又無祛除裏邪之力，會延誤病情。此外，由於氣血虛弱有時也會發生時寒時熱，對此不可投用和解之劑。

【每日練習】

1. 甚麼是半表半裏證？其診斷依據是甚麼？
2. 半表半裏證有哪些主要證型？
3. 甚麼是"和解"？它有甚麼治療作用？

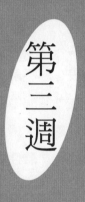

第三週

邪在少陽證 —— 小柴胡湯

邪在少陽證是指外邪侵犯於少陽膽經，邪正相爭於表裏之間的一種病證。本證可因在表之邪不解進一步向內傳變而來，也可由外邪直接犯於少陽而致病，在外感病中較多見，有些內傷雜病也可有類似本證的表現。本證多見於感冒、瘧疾、扁桃體炎、流行性腮腺炎、急性病毒性肝炎、急性胰腺炎、急性膽囊炎、急性胸膜炎、產後感染和敗血症等病中。

【診斷】

本證的主要症狀為：寒熱往來，胸脅脹痛。其他見症可有：心中煩，時時欲嘔吐，不想進食，口苦，咽喉乾燥，視物昏花等。

由於本證為邪正相爭於膽經，其部位既不屬表，又不屬裏，故稱為半表半裏。如病邪佔優勢，則人體陽氣被遏，所以惡寒，如人體陽氣亢奮，則惡寒解而發熱，而體內衛外的陽氣是定時在身內運行的，所以這種寒熱與人體陽氣的運行規律有密切關係，多表現為寒熱定時，或寒熱往來。少陽膽經的循行路線是佈於胸脅，所以邪在少陽，致經氣不舒暢而胸脅脹滿或疼痛，然而可表現為一側或兩側胸脅的脹痛。膽經源於膽腑，邪在膽經可引起膽氣犯胃，胃氣上逆而作嘔吐、不欲飲食。如膽經有熱，其火熱之氣上擾，可致心煩、口苦、視物昏花。

邪在少陽一般為無形之邪熱，但有時也可為濕熱之邪，尤其是感受濕熱性質的病邪而致病者，其症狀表現為寒熱如瘧，寒輕熱重，口苦，胸悶，嘔吐呃逆，苔白膩。其病理特點為膽熱較重而有濕痰內阻，因而有濕熱的症狀表現。

邪在少陽的臨床表現較多，在診斷時一般只根據一二個主症就可做出結論，不必各種症狀具備。

【治法／處方】

和解表裏，兼調脾胃（小柴胡湯）。

柴胡 12 克　黃芩 9 克　人參 9 克　半夏 9 克　甘草（炙）6 克　生薑（切）9 克　大棗 4 枚

歌訣：小柴胡湯和解供，半夏人參甘草從；

　　　　更配黃芩加薑棗，少陽為病此方宗。

用法：上 7 味藥，加水 2400 毫升，煮取 1200 毫升，去藥渣後再煎，煎至 600 毫升。每次溫服 200 毫升，每天 3 次。

【解說】

小柴胡湯中以柴胡輕清升散，透達清解，並可疏暢氣機的鬱滯，使病邪得以向外宣發，為本方主藥。又配合苦寒的黃芩，清除少陽的蘊熱，使病邪又可從裏而解，與柴胡相伍，可起到和解少陽的作用。又因膽胃不和而造成胃氣上逆，故用半夏、生薑和胃降逆。方中人參、甘草、大棗可以益氣健脾，一方面扶助正氣，以防禦病邪向裏傳變，另一方面助正氣逐邪外達。全方有和解少陽、補中扶正、和胃止嘔的作用。在現代臨床上，方中人參多不用，或以黨參代替。

　　據現代藥理研究，小柴胡湯除有解熱作用外，還有保護肝細胞，促進膽汁分泌等多種作用。方中柴胡有鎮靜、鎮痛、止咳、保肝、消炎作用，黃芩除可抑菌、抗病毒外，還有抗炎、提高免疫功能、降低毛細血管通透性等作用，與柴胡配合後可解熱、利膽、解除平滑肌痙攣。人參可增強人體對各種有害刺激的防禦能力，並可抗疲勞，興奮中樞神經系統，與甘草、生薑等配合，可改善消化系統功能。半夏有一定的止吐、止咳作用。由此可見，小柴胡湯的作用是多方面的，對於消化系統、神經系統和免疫功能等方面都有一定的治療效果。

【治療參考】

　　小柴胡湯在臨床上適用於許多疾病，如感冒、流感、腸傷寒、急性胸膜炎、急慢性肝炎、急慢性膽囊炎、急性腎盂腎炎、產後感染、敗血症、變態反應性敗血症、肋間神經痛、瘧疾、慢性濕疹等，凡出現寒熱往來、胸脅脹滿疼痛、口苦、咽喉乾燥等少陽症狀者，皆可用本方治療。

　　在具體運用時，應根據病情進行加減。如患者有腸腑熱結，出現下午熱甚，大便秘結者，可加上芒硝，即柴胡加芒硝湯 ❶ 。本方與平胃散合用，即為柴平湯 ❷ ，治療全身疼痛、手足沉重、寒多熱少、脈濡的濕瘧，或治療某些少陽病證兼痰濕內蘊者，常用於慢性膽囊炎見腹痛、低熱、噁心、嘔吐、腹部飽脹、大便稀溏等症狀。本方與四物湯相合，可治療虛勞日久，微發寒熱者，常用於結核病、肝炎病人久治不癒，月經稀少或愆期。本方加枳殼、桔梗、陳皮、綠茶即柴胡枳桔湯 ❸ ，適用於少陽病證出現寒熱往來，兼有胸脘痞滿者。現代用柴胡、黃芩、半夏、木香、郁金、車前子、川木通、梔子、茵陳、生大黃配伍，稱為柴胡利膽湯，治療急慢性膽囊炎、胰腺炎、膽結石、化膿性膽管炎，出現寒熱往來，右脅脹痛，口苦咽乾，目黃，皮膚發黃，尿黃濁，大便秘結，舌質紅赤，苔黃膩，脈弦者。小柴胡湯加當歸、丹參、益母草，荊芥炭等，可治產後身體虛弱，又感受外邪，邪入少陽經，出現寒熱往來，惡露不盡者。小柴胡湯加生地、當歸、桃仁、紅花、丹皮等，可治療婦女月經來潮時感受外邪而寒熱往來，少腹疼痛，甚至神志不清而說胡話者。小柴胡湯還可用於多種無明顯發熱惡寒表現的病證，如膽汁返流性胃炎、乳腺腫瘤、腎絞痛等，說明本方有較廣泛的運用前景。

對於邪在少陽、膽熱較重而兼有痰濕內阻之證，出現寒熱往來或寒熱起伏，或發如瘧疾，寒輕熱重，口苦胸悶，乾嘔或吐黏涎，舌紅苔膩者，可用蒿芩清膽湯 ❹。方中以苦寒芳香的青蒿代替柴胡配合黃芩來清少陽之熱，青蒿有化濕清熱作用，適用於熱甚而有痰濕者。

【注意事項】

少陽病證的病邪在半表半裏，所以不可用"汗、吐、下"之法，即不可發汗、催吐、攻下，否則徒然損傷正氣、血液、津液。此外，少陽病證可以進一步發展為裏證，所以在臨床上要密切觀察病情的變化，以便及時更換治法。

【附方】

❶ 柴胡加芒硝湯：柴胡 9 克，黃芩、人參、炙甘草、半夏、芒硝（沖服）各 6 克，生薑 3 克，大棗 4 枚。水煎服。功用：外解少陽，內瀉熱結。主治：寒熱往來或下午熱甚，口苦，胸脅脹滿，大便秘結，舌燥苔黃，脈遲弦。

❷ 柴平湯：柴胡、人參、半夏、黃芩、甘草、陳皮、厚朴、蒼朮，加薑、棗，水煎服。功用：和解少陽，祛濕和胃。主治：濕瘧，一身盡痛，手足沉重，寒多熱少，脈濡。

❸ 柴胡枳桔湯：川柴胡、青子芩各 4 克，枳殼、薑半夏、新會皮各 4.5 克，鮮生薑、桔梗、雨前茶各 3 克。功用：和解透表，暢利胸膈。主治：往來寒熱，兩頭角痛，耳聾目眩，胸脅滿痛，舌苔白滑，脈弦。

❹ 蒿芩清膽湯：青蒿、黃芩各 6 克，淡竹茹、赤茯苓各 9 克，仙半夏、枳殼、陳廣皮各 5 克，碧玉散（滑石、甘草、青黛）（包）9 克。水煎服。功用：清膽利濕，和胃化痰。主治：寒熱如瘧，寒輕熱重，口苦胸悶，吐酸苦水，或嘔黃涎而黏，甚則乾嘔呃逆，胸脅脹疼，舌紅苔白，間現雜色，脈數而右滑左弦者。

【每日練習】

1. 少陽病證的主要臨床特徵是甚麼？
2. 小柴胡湯由哪些藥物組成？
3. 案例　沈某，女，41 歲

　　每日發熱、惡寒已延 5 天。上午熱勢較輕，午後惡寒後，熱勢上升，可達 39.4℃。周身乏力，口苦，時噁心，食慾不振，右脅肋部脹痛，查肝臟腫大，肋下 3 厘米，質軟，有壓痛。請開中藥方。

週 2

少陽陽明證 —— 大柴胡湯

少陽陽明證是指在少陽病證的同時，又有熱結於胃腸的一種病證。本證也可見於外感病、內傷雜病，特別是消化系統的病證。如急慢性膽系感染、急性胰腺炎、潰瘍病急性穿孔、肝炎等。

【診斷】

本證的主要症狀為：寒熱往來，心下拘急疼痛或堅滿拒按。其他見症可有：胸脅苦滿，口苦，咽乾，微微覺煩，大便秘結，或稀溏而熱臭，嘔吐，黃疸，苔黃，脈弦數。

本證的臨床表現特徵是在少陽病證的同時，出現心下拘急疼痛，或堅滿拒按，並可見大便秘結，或腹瀉而大便稀溏、熱臭。此種心下拘急疼痛、堅滿拒按，其實際部位是在胃、腸、肝、膽、胰等，具體表現為局部肌肉緊張、疼痛，並多有壓痛，所以表現為拒按，也可出現反跳痛，即壓在痛處的手突然鬆開時會有較明顯的疼痛。疼痛的部位可在心下一側或心下兩側。按中醫理論，心下滿痛堅硬，大便秘結或熱性腹瀉，苔黃，脈弦數是病邪已深入陽明，形成了陽明熱結，因而稱之為少陽陽明證。

【治法／處方】

和解少陽，內瀉熱結（大柴胡湯）。

柴胡 15 克　黃芩 9 克　芍藥 9 克　半夏（洗）9 克　枳實（炙）9 克　大黃 6 克　生薑 15 克　大棗 5 枚

歌訣：大柴胡湯用大黃，枳芩夏芍棗生薑；

少陽陽明同合病，和解攻裏是良方。

用法：上八味藥，用水 2400 毫升，煮取 1200 毫升藥液，去渣滓，再煎成 600 毫升藥液。每次服 200 毫升，每天服 3 次。

【解說】

大柴胡湯是由小柴胡湯去人參、甘草，加入大黃、芍藥、枳實而成。方中柴胡、黃芩可和解少陽之邪，大黃、枳實則瀉下陽明熱結，實寓小承氣湯之意。所以本方又可看作是小柴胡湯與小承氣湯的合方。方中芍藥可緩急止痛，調和血行，半夏降逆止嘔，配伍生薑，可加強止嘔之力，而大棗、生薑同用，能調和營衛而保護胃氣。少陽陽明證用大柴胡湯時，從小柴胡湯內去人參、甘草的原因，是由於熱結於陽明，不宜再用甘溫之品，以防助熱傷陰。總結本方的作用有和解退熱、緩急止痛、降逆止嘔、通下熱結等多方面。

據現代藥理研究，大柴胡湯有較明顯的利膽、降低括約肌張力作用。其中大黃、芍藥有協同利膽效果；大黃、枳實合用可增強腸蠕動，通下大便。大黃等多種藥物有抗菌、抗炎、鎮痛、解熱作用。因而本方對消化系統的多種炎症有較好的療效。

【治療參考】

大柴胡湯在臨床上應用範圍較廣泛，多用於急腹症中上腹疾病。

經大量的臨床實踐證明，對於各種膽系急性感染、膽石症、急性胰腺炎、胃及十二指腸穿孔、急慢性肝炎等疾病有較好的療效，其中有許多需要手術的病人在用本方治療後得以免受開刀之苦。除此以外，在高血壓病、腦血管意外、鼻竇炎、慢性濕疹、糖尿病、痛風等多種疾病的治療中，用本方也往往取得較好的療效，其作用在於調整身體的血液運行、排泄毒素、改善體內的新陳代謝。

在臨床上運用本方時，見有眼球、皮膚、小便發黃者，可酌加茵陳、梔子等；體溫較高，口渴心煩，舌質紅赤者，可加蒲公英、金銀花、連翹、板藍根等。發熱惡寒未去而腸道熱結已成，同屬於少陽與陽明合病，但若以陽明裏證為主者，可用厚朴七物湯 ❶。如治療膽結石病，可用本方為主進行加減，如膽道排石湯 ❷，有利膽排石的作用。

【注意事項】

本方在運用時，應辨明少陽與陽明病證的側重。如以少陽證為重者，治以和解為主；如以陽明裏實證為重者，治以通洩在裏熱結為主。少陽陽明證多數病情較重、發展較快，所以要密切觀察病情的變化，或送進醫院裏施行治療。以免發生意外。

【附方】

❶ 厚朴七物湯：厚朴 15 克，甘草、桂枝各 6 克，大黃、枳殼各 9 克，大棗 4 枚，生薑 12 克。水煎服。功用：解肌發表，行氣通便。主治：外感表證未罷，裏實已成，腹滿，發熱，大便不通，脈浮而數。

❷ 膽道排石湯：茵陳、金錢草各 30 克，黑山梔、丹參各 12 克，柴胡、枳殼、赤芍、白芍、生大黃各 6 克。水煎服。功用：清熱，利膽，排石。主治：膽石症發作期，肝管結石，手術後殘留結石等。

【每日練習】

1. 大柴胡湯的主要適應證是甚麼？其辨證要點如何掌握？

2. 大柴胡湯是由哪些藥物組成的？

3. 案例　馮某，男，30歲

　　上腹部陣發性劇烈疼痛3天，局部壓痛。伴噁心、嘔吐，吐出物為黃綠色酸水，口苦而渴，咽喉乾燥，大便2天未解，尿黃短少，苔薄黃膩，舌紅，脈弦滑而數。查白細胞總數15.6×10⁹/升，中性粒細胞91%，淋巴細胞9%，尿澱粉酶1024單位。請開中藥方。（答案：春柴胡12克　黃芩12克　炒枳殼10克　白芍12克　蒲公英18克　炒延胡10克　青皮9克　生大黃後下9克　金錢草20克　生甘草3克　水煎服）

少陽痰熱證 —— 柴胡加龍骨牡蠣湯

少陽痰熱證是指痰熱阻於少陽膽經而致的一種病證。由於肝膽相近，互為表裏，而痰熱又易影響心神，所以本證與肝、心等臟有關，在臨床上以神經系統疾病為多見，如癲癇、神經衰弱症、精神分裂症等，以及某些眩暈症等。

【診斷】

本證的主要症狀為：胸脅滿悶，神志異常（包括心煩、驚恐不安、多慮、抑鬱、多言或説胡話，甚至神識不清、狂躁怒罵等）。其他見症有：時有發熱，或寒熱往來，身體困重，小便不利，眩暈耳鳴，失眠，口苦，苔黃或膩，舌質紅，脈弦數或弦滑。

本證可因外感病過程中，表證未解而正氣已虛，以致病邪乘虛內陷於少陽而成，也可因內傷雜病中少陽膽經及心、肝等臟腑之氣虧虛，痰熱內阻而致。由於邪在少陽經，相爭於胸脅部位，故見胸脅滿悶。又因邪阻肝膽，或蒙蔽心神，又可以出現各種神志症狀，輕則心煩、驚悸、焦慮或抑鬱，重則神志不清。以上為診斷本證的主要依據。此外，如本證發生於外感熱病中，因邪在太陽之表，或在少陽之經，有的還可入裏結於陽明，所以可出現發熱或寒熱往來等熱型，但如發於內傷雜病，則不一定有發熱症狀。由於本證可能有表證不解、正氣受傷、邪阻經絡等病理變化，所以可見一身盡重，甚至身體的轉側都不方便。邪阻少陽，氣機運行不暢，可致體內水液輸送分佈受到影響，所以小便可以減少或不通利。痰熱擾於上，則眩暈而耳鳴，失眠而口苦。苔舌及脈也是痰熱的徵象。

對本證的診斷，除了掌握其主症外，還可參考其病證表現與膽經有密切關係。如梅尼埃病（內耳眩暈症），屬少陽經上耳的病變；有的癲癇病人，在發作先兆期往往有胸脅部脹悶，亦與少陽經循行部位有關，所以上述症狀就可作為診斷本證的重要依據。

【治法 / 處方】

和解少陽，清化痰熱，重鎮安神（柴胡加龍骨牡蠣湯）。

柴胡 9 克　龍骨 15 克　黃芩 6 克　生薑 6 克　鉛丹（可用生鐵落 30 克代替）　人參 6 克　桂枝 6 克　茯苓 9 克　半夏 6 克　大黃 6 克　煅牡蠣 15 克　大棗 3 枚

歌訣：柴胡龍骨牡蠣湯，黃芩鉛丹人參薑；

　　　苓夏大黃桂枝棗，清熱鎮驚是良方。

用法：上十二味藥，用水 1600 毫升，煮取 800 毫升，再加入切如棋子大的大黃，煮一二沸，每次乘溫服 200 毫升，每天服 3 次。

【解說】

柴胡加龍骨牡蠣湯是由小柴胡湯加味而成的。方中以小柴胡湯配合桂枝，可使內陷於少陽的病邪從外而解，未用甘草，是其屬甘溫之品，不利於痰熱的袪除。方中桂枝配合龍骨、牡蠣、鉛丹等質重性沉降的藥物，可鎮驚安神。大黃可瀉邪熱，茯苓可利小便、寧神，從而有助於痰熱的祛除。

據現代藥理研究，本方對神經系統有較顯著的作用。方中龍骨、牡蠣有抑制中樞神經、安定的作用，鉛丹有殺菌、制止黏液分泌等作用。方中的小柴胡湯對神經系統有鎮靜作用，在加入龍骨、牡蠣、鉛丹後，這一作用有所加強，所以本方側重用於神經系統的疾病。

【治療參考】

柴胡加龍骨牡蠣湯是一張寒溫並用、攻補兼施、升降兩行的方劑，較多用於各種神經系統疾病，如癲癇、精神分裂症、神經症、腦外傷後綜合征見有煩躁不安，頭暈，心慌，易驚、抑鬱，甚至神志錯亂者。此外，還可以用於甲狀腺功能亢進症出現低熱、便秘、失眠、易怒者，又可治療某些高血壓病出現頭暈、頭痛、煩躁、口苦、耳鳴者，有平抑肝陽的功效。也可利用本方清泄痰熱和重攝的作用，治療產後汗多，伴有頭昏、目眩、心悸者。

在臨床運用時，如兼見胸脅疼痛，大便色黑，舌紫暗者，為夾雜有瘀血內阻，可加桃仁、紅花、川芎、地鱉蟲等。兼有面目紅赤，大便秘結，尿紅赤短少者，為邪熱內盛，加龍膽草、梔子，去人參、桂枝、生薑、大棗。眩暈較甚，痰多，苔厚膩者，為痰熱較重，可加礞石、沉香、石菖蒲等。煩躁不安，可加朱砂、夜交藤、酸棗仁等。病人體質虛弱，可酌減大黃、鉛丹；痰熱較甚，可酌減人參。

【注意事項】

本方的組成較複雜，在臨床上要抓住使用的主症，如無少陽病證的表現，可去柴胡。其痰熱往往無明顯的徵象，有時可試用本方治療二三天，如服後無效就要轉用其他方法。方中鉛丹雖可鎮驚墜痰，但性寒有毒，一般不用，可以用生鐵落代之。對於上述本方所治療的疾病，並非都必用本方，還要按中醫辨證理論，屬少陽痰熱者方為適用，如屬純虛或火熱之證，則非本方所宜。

【每日練習】

1. 少陽痰熱證的主要症狀表現是甚麼？
2. 柴胡加龍骨牡蠣湯由哪些藥物組成？
3. 案例　黃某，女，26歲

　　7年前患癲癇，發作越來越重，近月來每天發作2~3次。面色發紅，頭暈，便秘，時泛噁，胸脘痞悶不舒，舌尖紅，苔膩，脈弦數。請開中藥方。（答案：柴胡12克　黃芩10克　法半夏9克　桂枝8克　生龍骨[先煎]20克　生牡蠣[先煎]30克　茯苓10克　生大黃[後下]6克　生鐵落[先煎]30克　龍齒[先煎]20克　生甘草3克　大棗4枚　水煎服）

週 4

少陽水飲證 —— 柴胡桂枝乾薑湯

少陽水飲證是指外邪犯於少陽半表半裏又兼有水飲內停的一種病證。可見於感冒、肺結核、胸膜炎、肝炎、膽囊炎等外感病，也可見於癲癇、神經衰弱症、急性腎炎、乳房小葉增生等其他疾病中。其水飲可以是病人原來體內就有，也可以是外邪犯於少陽後，阻滯氣機而引起體內津液運行障礙所成。

【診斷】

本證的主要症狀為：寒熱往來，胸脅滿悶，如有物支撐，小便不利。其他見症有：心煩，口渴，不嘔吐，身無汗而頭部有汗，苔薄白，脈沉弦等。

本證實際是小柴胡湯證的一種變證，因而具有邪在少陽證的主要症狀，如寒熱往來，胸脅滿悶，心煩等。但又有水飲內停，阻於少陽經，則較單純的氣機鬱滯為甚，故胸脅脹滿較重，甚則覺如有物支撐。水飲內停後，津液運行失常，所以小便不利。少陽經邪熱與水飲相結，其鬱熱上蒸，致頭部出汗而身無汗。本證所見的口渴一方面是由於鬱熱傷陰液所致，另一方面是由於水飲中阻後，津液不能正常輸佈上升而致。苔薄白、脈弦為邪在少陽之象，因有水飲內停，脈多沉。

【治法 / 處方】

和解少陽，溫化水飲（柴胡桂枝乾薑湯）。

柴胡 15 克　桂枝 9 克　乾薑 6 克　天花粉 12 克　黃芩 9 克
牡蠣 6 克　炙甘草 6 克

歌訣：柴胡桂枝乾薑湯，瓜蔞芩蠣草同方。

用法：上七味藥，加水 2400 毫升，取 1200 毫升，去藥渣，再
煎成 600 毫升藥液。每次溫服 200 毫升，每天 3 次。開始服下後可
有心中微煩的感覺，再服，可汗出而癒。

【解說】

柴胡桂枝乾薑湯是從小柴胡湯變化而來的一張方劑。方中柴胡、
黃芩合用以和解少陽之邪。桂枝、乾薑、甘草等溫熱通陽之品可以溫
化水飲。瓜蔞根、牡蠣可散結而逐除水飲，瓜蔞根又可清熱生津，與
黃芩相合，清除在裏的鬱熱。原來小柴胡湯中所用的半夏，因本證未
有嘔吐故不用，原有的人參、大棗，因本證有水飲內停，不宜用壅補
之品，故亦去之。所以全方的作用有和解清熱、溫化水飲、生津止渴
等多方面，服後可使少陽之邪從汗而外解，在裏的水飲由內而得化。

據現代藥理研究，乾薑、桂枝等能興奮血管中樞和交感神經，擴
張血管，改善血循環，桂枝還有利尿、解熱作用，這與本方的清熱、
化飲功效有一定的關係。至於柴胡、黃芩、牡蠣、甘草的現代藥理研
究，前已有所介紹。

【治療參考】

柴胡桂枝乾薑湯在臨床上的運用範圍與小柴胡湯相類，所不同
者，更適用於少陽鬱熱較甚而夾水飲內停或水飲上犯的病證。其水飲

上犯的表現形式很多，其中有眼結膜充血、頭皮瘙癢、頭部或上半身濕疹、目痛、耳痛等。當然，這些症狀並非皆屬水飲上犯，但若有其他少陽水飲之表現，或排除了其他病理變化後，就可以用本方治療。本方在臨床上可以治療瘧疾、急性腎盂腎炎、肺結核、胸膜炎、肝炎、膽囊炎、癲癇、神經衰弱症、冠心病、乳房小葉增生等多種疾病出現少陽水飲證表現者。

在具體運用時，如津液不足、乾咳者，可加天冬、玉竹。兼有虛熱盜汗者，可加黃芪、鱉甲、碧桃乾等。水飲較甚而眩暈，可加澤瀉、茯苓、白朮等。心悸不安、失眠者，可加酸棗仁、遠志、青龍齒、夜交藤等。

【注意事項】

本方的運用關鍵是掌握少陽病證的同時見有水飲內停或水飲上犯的表現，若內無水飲、鬱熱，則方中桂枝、乾薑均不得輕率投用。在服本方後，因藥力助正氣外逐病邪，所以有微煩的感覺，如再接着服藥，表裏陽氣宣通，可汗出而癒，這與解表劑的發汗機制有所不同。

【每日練習】

1. 少陽水飲證的辨證要點是甚麼？
2. 柴胡桂枝乾薑湯由哪幾味藥物組成？
3. 案例　金某，男，46歲

右側胸脅疼痛1週，吸氣時尤甚。伴有畏寒，下午發熱，夜間汗出，頭昏痛，納食減少，稍有咳嗽，小便短赤，脈沉弦，苔白膩。胸部X線檢查診為急性胸膜炎，請開中藥方。（答案：柴胡9克　炒枳殼10克　炒白芍12克　桂枝9克　天花粉12克　乾薑5克　黃芩10克　炒延胡索10克　生牡蠣20克　炙甘草5克　水煎服）

週 5

五、寒證開甚麼方

甚麼是寒證

所謂寒證，是由於感受外界寒邪，或體內陰寒病邪（如水濕、痰濁）過盛而致陽氣被遏或陽氣虛衰所出現的以人體功能活動衰退為主要表現的一類全身性病證。

寒證有表寒證和裏寒證之分，以前所學習的表寒實證、表寒虛證都屬於表寒證。裏寒證中又有裏寒實證和裏虛寒證之別，裏寒實證以寒邪遏阻陽氣為主，裏虛寒證則以陽氣虛衰為主。

【裏寒證的特徵】

裏寒證都有功能活動衰退的表現，其中裏寒實證與裏虛寒證的有些症狀相類似，但細加區分，還是各不相同的：寒實證可見四肢發冷，怕寒，腹痛拒按，大便秘結，或見痰多喘促，苔白厚膩，脈沉伏或弦緊有力；虛寒證可見四肢清冷，怕寒畏冷，腹痛喜按，精神委靡，大便稀薄，小便清長，舌質淡，脈微或沉遲無力。本單元主要討論裏虛寒證的診治，但某些裏寒實證的診治也可參考運用。

裏虛寒證的臨床共同表現有上述特點，然而由於病變所涉及的臟腑、經絡部位不同，其具體的症狀各有區別，在以後將逐一學習。

【裏虛寒證的形成】

裏虛寒證的產生多是由於體內陽氣衰微之故。人體陽氣有溫煦內外、促使各臟腑行使正常的生理功能、維持生命活動等作用，陽氣衰微後就可以出現各種功能減退所致的寒象。特別是陽氣不足後，脾腎諸臟運化食物、水濕的功能衰退，易出現腹痛、腹瀉、水飲或寒濕內停等症狀。

裏虛寒證多出現在急性病後期或慢性病日久不癒之後，也有的屬於體質虛虛，因而裏虛寒證的病變程度及病情輕重有很大的差別。其中有的表現為平素即怕冷，四肢不溫，稍食生冷或受涼即腹瀉，俗稱為"火氣不旺"，這是裏虛寒證的輕度表現；也有的可表現為面色蒼白，精神委靡，甚至冷汗淋漓、脈微弱，嚴重者可因陽氣衰亡而致虛脫、死亡，這則是裏虛寒證的較重表現。

在臨床上，裏虛寒證可見於急慢性腸炎、慢性腎炎、慢性胃炎、慢性支氣管炎、某些神經症等，還可見於各種急性傳染病、感染性疾病出現周圍循環衰竭、心力衰竭、腎衰竭者。

裏虛寒證種類及治法

【裏虛寒證的種類】

裏虛寒證的臨床表現十分複雜，這一方面與陽氣虛衰的程度有關，更主要的是與陽氣虛衰的不同部位有關。人體的五臟六腑和各經絡組織都有陽氣，如陽氣虛衰，功能減退，都會出現特有的臨床表現。

據此，就可以把裏虛寒證分為若干證型。這些證型的命名主要有兩種方式：一是按六經名稱來命名，其中主要有太陰虛寒證、少陰虛寒證、厥陰虛寒證等；二是按臟腑名稱來命名，其中主要有心陽虛、脾陽虛、腎陽虛等。但六經與臟腑又是有密切聯繫的，所以太陰虛寒證實質就是指脾胃虛寒證，少陰虛寒證實質就是指心腎陽虛證，厥陰虛寒證實質就是指肝膽虛寒證。除上所列舉者外，裏虛寒證中還有肺虛證、大腸虛寒證、小腸虛寒證、膀胱虛寒證等。本單元將學習較為常見的太陰虛寒證、少陰虛寒證、厥陰虛寒證的診治內容。

【裏虛寒證的治法】

治療裏虛寒證的原則是"溫裏"。溫裏的意思是溫補陽氣、溫通經脈，一般使用辛溫、辛熱藥物。由於裏虛寒證的各種"寒象"是陽氣不足所致，當體內陽氣恢復後，各種虛寒症狀就可以隨之而解除。而溫裏的藥物一般也能驅散寒邪（外寒），由此就可理解，為甚麼許多治療裏虛寒證的方藥也可用於寒實證。溫裏的具體作用，表現在振奮有關臟腑的功能活動，其中包括促進內分泌、加強血液循環、擴張血管、升高血壓、增強消化功能、增強心臟的收縮力量、調節人體免疫功能等多方面的作用。

由於裏虛寒證的輕重程度和病變部位各不相同，所以溫裏的具體方法有溫裏散寒、溫補陽氣、回陽固脫及溫腎、溫脾、溫胃、暖肝、溫肺等不同。

由於溫裏方藥性溫熱，用之不當有助熱傷陰之弊，所以除辨證要確切外，應注意劑量不可過大，中病即止。對於素體陰血不足者，更要謹慎從事，此外，在夏月炎暑季節投用溫裏方藥，用量不宜過大。

太陰虛寒證 —— 理中湯

太陰虛寒證是指脾陽虛衰不能運化水穀、溫養四肢所致的一種裏虛病證，由於脾屬太陰經，所以稱為太陰虛寒證。本證多見於消化系統的疾病，如急慢性腸炎、胃十二指腸潰瘍、慢性胃炎等；也可見於一些傳染病，如霍亂、腸傷寒、慢性肝炎等；還可見於呼吸系統的某些慢性疾病，如肺源性心臟病、慢性氣管炎等出現明顯脾胃症狀者。本證尤其容易見於平素脾陽不足和患重病、久病之後。

【診斷】

本證的主要症狀為：腹部脹痛，嘔吐，腹瀉，腹痛喜溫、喜按，口不渴，舌質淡。其他見症有：飲食減少，食後腹脹更甚，或口雖渴而欲飲熱水，口流清水或稀涎，苔白微膩，脈細弱。

脾主運化，升發人體清陽之氣。若脾胃素虛或過食生冷而寒濕內生，使脾陽受傷，脾之健運功能失司，升降失常而致上吐下瀉。寒邪內盛，陽氣不伸，故致腹滿而痛，口不渴，苔白膩，脈細弱。腹痛而喜溫、喜按是裏虛寒證的特徵之一，與裏熱、實寒所致的腹痛可做鑒別。本證病人有時也會口渴，但必喜飲熱水，所謂借熱水以祛散裏寒。本證中嘔吐多表現為吐清水稀涎，或吐胃內容物，沒有熱臭氣味；腹瀉多表現為大便稀溏，甚則瀉下稀水，伴見小便清長，故與濕熱所致的腹瀉有明顯的不同。

如脾胃突然感受外寒，阻遏脾陽，也會出現與本證相類似的表現，雖然兩者性質有虛實之分，但本質上脾陽之阻遏與虛衰並無絕對界限，所以在診治上也可相互借鑒。

【治法／處方】

溫中健脾（理中湯）。

乾薑 5 克　人參 6 克　白朮 9 克　炙甘草 6 克

歌訣：理中湯主溫中陽，人參白朮草乾薑。

用法：上四味藥，用水 1600 毫升，煎煮成 600 毫升藥液，去藥渣後，每次溫服 200 毫升，每天服 3 次。服藥後約隔半小時，可喝稀熱粥 200 毫升左右，蓋被安臥，使全身微微感到發熱，注意保暖，不要隨便揭開被子，以免受寒。也可將四味藥用蜜製成丸劑，名理中丸，每丸 6~9 克，每次服 1 丸，服時嚼碎，用溫開水送下，白天 3 次，晚間 2 次。服後如腹中仍不覺熱，可適當加量。現代也有製成水丸，如梧桐子大，每次服 6~9 克，每天服 3 次。

【解說】

理中湯中以辛熱的乾薑溫補脾胃陽氣以祛裏寒，使脾胃升降功能恢復正常，為本方的主藥。配合人參補氣健脾以助運化，又用白朮健脾燥濕，炙甘草益氣和中。四藥相配合，可溫中焦之陽，復中焦之虛，祛中焦之寒，升清降濁，助運化濕。至於方中人參，臨床上多用黨參代替，亦有健脾益氣之效。

據現代藥理研究，理中湯中所用的乾薑有健胃、改善血液循環等作用；人參則可增強腸胃的功能，又可興奮神經系統，改善體內代謝；甘草可緩解腸管平滑肌的痙攣，抑制胃酸分泌，保護胃腸黏膜。因而全方對調整消化系統及全身的功能有一定的作用。

【治療參考】

理中湯是溫中健脾的常用方，臨床應用較為廣泛，凡是因脾胃虛寒引起的或由其他疾病所造成脾胃虛寒的病證，均可以本方為主。常用於治療急慢性胃腸炎、胃及十二指腸潰瘍、胃下垂、各種水腫、慢性支氣管炎、小兒重度營養不良以及婦女月經過多等疾病有脾胃虛寒表現者。在治療慢性腹瀉、腹痛病證時，掌握脾胃虛寒的特點非常必要，除了前述的主症和其他見症外，還可參考以下表現：疼痛多為隱痛、鈍痛；飢時較甚，得食稍緩；疲勞或受寒後腹痛、腹瀉加重等。此外，結合病人的平素體質是否偏於脾胃虛寒，也有一定的診斷價值。

在臨床具體運用時，本方有許多加減法，並衍化為多種方劑。嘔吐較甚，可加吳茱萸、薑半夏等；腹瀉較甚，可加重白朮用量，或加用蒼朮、茯苓等；治療月經過多或吐血、便血而屬脾胃虛寒者，方中乾薑宜改為炮薑，並可酌加炙黃芪、茜草炭、藕節等。虛寒較甚，四肢不溫，可加附子，即為附子理中丸 ❶。中焦虛寒又兼有鬱熱，見吐酸、脘腹疼痛、大便稀溏者，可加黃連，即為連理湯 ❷。脾胃虛寒又兼有太陽表寒證者，可加桂枝，即為桂枝人參湯 ❸。脾胃虛寒兼有痰飲內停者，可加半夏、茯苓，即為理中化痰丸 ❹。脾胃虛寒而水濕內停者，與五苓散合用，即為理苓湯 ❺。

此外，脾陽虛衰而腹痛綿綿，得溫得按則痛減，面色無華，四肢倦怠，心中悸動，舌淡苔白者，用理中湯總覺過於溫燥，可改用小建中湯 ❻。此方由桂枝湯倍芍藥加飴糖而成，可溫裏緩急，建中氣以益脾胃。

【注意事項】

本方用於中焦虛寒的病證收效甚捷，但性溫熱，不可過量久用。對於脾胃虛寒而夾雜邪熱者，應與清熱之品配伍而用。用於各種出血病證時，更要做到辨證確實無誤，否則其溫熱之性將會迫血妄行而加

重出血；且要注意與止血之法結合運用，如出血量甚大，應在嚴密觀
察下慎重用藥，以免發生意外。

【附方】

❶ 附子理中丸：人參（去蘆）、白朮、乾薑、甘草（炙）、黑附子
各 30 克。為細末，煉蜜為丸。每服 6~9 克，溫開水送服，每天 3 次
食前服下。功用：溫陽袪寒，益氣健脾。主治：脾腎虛寒，脘腹冷痛，
嘔吐洩瀉，手足不溫，脈沉遲。

❷ 連理湯：理中湯加黃連、茯苓。水煎服。功用：溫中袪寒，兼
清鬱熱。主治：飲食生冷致脾胃虛寒，兼感暑熱而致腹瀉，嘔吐，嘔
吐酸水，苔白，舌邊尖紅。

❸ 桂枝人參湯：桂枝（後下）12 克，炙甘草、白朮、人參各 9 克，
乾薑 6 克。水煎溫服。功用：溫裏解表。主治：表證未除，脾陽已傷，
表裏同病，腹痛綿綿，腹瀉，心下痞硬，頭痛惡寒者。

❹ 理中化痰丸：人參、白朮（炒）、乾薑、甘草（炙）、茯苓、半
夏（薑製）。為末，水泛為丸，如梧桐子大。每次服四五十丸，白開
水送下。功用：益氣健脾，溫化痰涎。主治：脾胃虛寒，痰涎內停，
嘔吐食少，大便不實，飲食難化，咳唾痰涎。

❺ 理苓湯：人參 6 克，乾薑、甘草、桂枝各 5 克，白朮、豬苓、
茯苓各 9 克，澤瀉 15 克。水煎溫服。功用：健脾利水。主治：脾胃
虛弱，食少，大便稀溏，小便不利，身面浮腫者。

❻ 小建中湯：芍藥 18 克，桂枝 9 克，炙甘草 6 克，生薑 10 克，
大棗 4 枚，飴糖 30 克。上六味，以水 1400 毫升，先煮前五味成
600 毫升藥液，去藥渣，再加入飴糖，上火微煎，每次溫服 200 毫
升，每天服 3 次。功用：溫中補虛，和裏緩急。主治：虛勞裏急，腹

中時痛，得溫、得按則痛減，脈細弦而緩；或心中悸動，虛煩不寧，面色無華，或四肢酸楚，手足煩熱，咽乾口燥。

【每日練習】

1. 甚麼是寒證、裏寒證、裏虛寒證？
2. 裏虛寒證的臨床表現有甚麼特徵？
3. 治療裏虛寒證的大法是甚麼？要注意哪些問題？
4. 太陰虛寒證要掌握甚麼辨證要點？
5. 理中湯由何藥組成？請舉出3個主要的衍化方劑。
6. 案例　哈某，男，54歲

　　平素有慢性胃炎史。前天因食生冷食物後，胃脘部隱隱作痛，有時甚劇，用熱水袋壓在上腹部則舒。面色蒼白，四肢欠溫，口淡不渴，大便稀溏，日三行。苔薄白，舌質淡，脈細弱。請開中藥方。(答案：炒白朮10克　熟附子10克　乾薑5克　黨參10克　木香4克　炙甘草5克　水煎服)

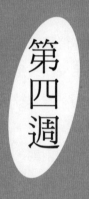

第四週

少陰虛寒證 —— 四逆湯

少陰虛寒證是指心腎陽氣虛衰，陰寒內盛而致的一種陰盛陽衰病證，由於心、腎分屬手少陰、足少陰經，所以稱為少陰虛寒證。本證多見於各種急性傳染病、感染性疾病過程中，如各類腦炎、腦膜炎、流行性出血熱、腸傷寒、肺炎、重症肝炎、麻疹、白喉等疾病，其中有部分相當於休克或休克前期、心力衰竭等；此外也可見於部分慢性疾病中，如冠心病、慢性腎炎、神經性頭痛等。本證的形成，有的是因外寒直接犯於心腎，抑遏並進而損傷陽氣所致；有的是在疾病過程中心腎陽氣大傷而致虛寒內生。

【診斷】

本證的主要症狀為：四肢發涼，甚至全身發涼，惡寒倦臥，神衰欲寐，舌質淡，脈微細。其他見症可有：嘔吐，不渴，腹瀉多完穀不化，舌苔白滑，面色白，口鼻氣息不溫，腹中拘急疼痛，心煩不安等。

本證是由心腎陽氣虛衰所致，中醫學認為，脾為後天之本，腎為先天之本，脾陽有賴於腎陽資助，腎陽則賴脾陽以補充，兩者在溫煦肢體，運化水穀精微等方面起協同作用，如腎陽虛衰，脾陽亦隨之而衰，表現為陰寒內盛、運化失司、水液停滯等病變。脾腎陽衰則不能溫煦肢體，故見四肢發涼，甚則全身不溫，並可表現為惡寒倦臥。同時本證有心陽虛衰，以致無力鼓動血液運行，也會加重虛寒的症狀，並致脈微細，甚至難以觸及。由於陽氣不足不能溫化水濕和飲食，所以有嘔吐、腹瀉或完穀不化，苔白滑。陽氣虛衰而陰寒內盛可致腹中拘急疼痛，面色白，口鼻氣息不溫。心陽不足，可致心神失養而出現心煩不安。

本證如病情進一步發展，可因陽氣大虛，陰寒極盛，陽氣不能內守而虛陽向外浮越，表現出真寒假熱之象，症見手足清冷、嘔吐、腹瀉、惡寒等虛寒徵象，又有身發熱或面部發紅等假熱之象。此屬危篤之證，不可等閒視之。

由於本證多較危重，須及時救治，所以對本證的診斷要注意盡可能早期發現心腎陽衰的表現，如精神委靡不振，脈細無力，面色少華等，必要時可配合血壓測定、心電圖檢查等。

本證與太陰虛寒證有類似之處，均屬虛寒病證，但太陰虛寒證之陽氣虛衰局限於脾胃，全身陽衰表現較輕；本證為心腎陽氣均衰，故全身陽衰表現顯著，有委靡嗜臥、惡寒肢冷，脈微細欲絕等症狀。

【治法／處方】

回陽救逆（四逆湯）。

製附子 9 克　乾薑 6 克　炙甘草 6 克

歌訣：四逆湯中附草薑，陽虛肢厥急煎嘗。

用法：以上三味藥，加水 600 毫升，煮取 240 毫升，去藥渣，分兩次溫服。

　　四逆湯中附子大辛大熱，可振奮心腎陽氣，祛除陰寒，為本方主藥。乾薑主溫中焦脾胃陽氣，助附子溫補一身陽氣。陽氣得復，則四肢厥逆可回，故方名為四逆湯。甘草可益氣和脾胃，既能助薑、附回陽救逆，又可緩解薑、附辛熱燥烈之性，並解附子之毒性。全方雖僅三味藥，但溫陽之力較大。

　　據現代藥理研究，四逆湯有改善心血管功能，增強血液循環的作用，能升高休克動物的血壓。方中的附子、甘草都有類似腎上腺皮質激素的作用，可改善毛細血管通透性、減少炎性滲出；附子和乾薑可使心臟收縮力短暫加強。研究指出：附子、乾薑、甘草配伍同煎，強心作用顯著增強而毒性大為降低。四逆湯對體溫有雙相調節作用，即對高熱者可解熱，又可使體溫偏低者體溫上升至正常。此外，四逆湯還有調整腸胃功能的作用。可見本方的藥理作用十分複雜。

　　四逆湯是治療危重病證的常用方，多用於急性心力衰竭、休克或休克前期、心肌梗死、急慢性胃腸炎吐瀉過甚或急性病大汗出而致虛脫者，也可用於一般的小兒腹瀉（可加入黃連）、胃下垂、慢性腸痙攣等疾病。本方用後，每可使吐瀉很快得止、四肢厥冷很快回暖。

　　在臨床運用時，本方應根據病情進行加減。脾腎虛寒而水濕內停所致的水腫和寒濕帶下、水瀉，加黨參、茯苓、澤瀉、車前子等；寒濕所致的關節疼痛，加桂枝、白朮、蒼朮等。本方加人參，即為四逆加人參湯 ❶，除補陽氣外，還可補元氣，能加強回陽救逆的作用。本方中加重附子的份量，即為通脈四逆湯 ❷，治心腎陽衰、虛陽上浮而見面紅赤等假熱之象者。本方去乾薑、甘草，加人參，為參附湯 ❸，可治療陽氣暴脫而肢冷、汗出、脈微者。本方加人參、熟地、當歸，名六味回陽飲 ❹，為陰陽兩補之方，治療陰陽之氣將脫的病證。

【注意事項】

本方所治的四肢厥冷之證，系心腎陽氣大虛所致，稱之為"寒厥"。但亦有因邪熱內鬱不能外達四肢而致四肢厥冷者，則稱之為"熱厥"，必有胸腹灼熱，便秘，尿黃赤，口渴，脈數，舌紅等裏熱表現，屬真熱假寒之證，切忌投用本方。當外寒在表而惡寒，手腳發涼時，更不可誤認為陽虛而投用本方。此外，本方所用的附子有一定毒性，最好用熟附子，用量不宜過大，並須久煎或先煎，以減弱毒性。

【附方】

❶ 四逆加人參湯：人參 3 克，附子 9 克，乾薑、炙甘草各 6 克。水煎服，或先煎附子 1 小時，或將人參另煎兌入。功用：回陽救逆，益氣固脫。主治：真陽元氣衰微，四肢厥逆，惡寒捲臥，脈微，腹瀉雖停止，但以上見症並無好轉者。

❷ 通脈四逆湯：炙甘草 6 克，附子 15 克，乾薑 9 克。上三味，水煎取汁，分兩次溫服。功用：回陽通脈。主治：少陰虛寒證，腹瀉完谷不化，手足厥冷，脈微細欲絕，身上反不惡寒，面色紅赤者。

❸ 參附湯：人參 12 克，附子 9 克。水煎服。功用：回陽，益氣，救脫。主治：元氣大虧，陽氣暴脫，出現手足厥冷，汗出，呼吸微弱，脈微細等症狀者。

❹ 六味回陽飲：人參 30 克，熟地黃 15 克，當歸 9 克，製附子、炮薑各 6 克，炙甘草 3 克。水煎服。功用：兩補陰陽，急救回脫。主治：急性熱病中因陰液耗傷而致陽氣外亡，陰陽將脫之證。

厥陰虛寒證 —— 吳茱萸湯

厥陰虛寒證是指寒邪犯於肝經或肝經陽氣大衰而致的一種陰盛陽衰病證，由於肝經屬厥陰，所以稱為厥陰虛寒證。因肝與胃有密切的關係，肝經則上循頭部、下絡前陰部，所以本證又常以胃氣上逆、頭及外生殖器的症狀為主要表現。本證多見於高血壓頭痛、神經性嘔吐、妊娠惡阻、內耳性眩暈等疾病。至於前陰部的部分病證，可參 "氣滯於下證"。

【診斷】

本證的主要症狀為：嘔吐或乾嘔，胃脘作冷疼痛，吞酸嘈雜，顛頂頭痛，口吐涎沫。其他見症可有：胸膈滿悶，手足不溫，腹瀉，口淡不渴，舌質淡潤，苔白滑，脈弦遲。

肝經陽氣被遏或陽氣不足而內生虛寒之象，虛寒犯於胃，導致胃氣上逆，故嘔吐或乾嘔。寒氣循經上攻於頭頂則作顛頂疼痛。由於胃有虛寒，故胃脘作冷疼痛，並泛吐涎沫，有時表現為吞酸嘈雜。寒氣內阻，氣機不暢則致胸膈滿悶。胃寒則腹瀉，口淡不渴，舌淡苔白滑。手足不溫多是肝胃虛寒較甚的表現。本證的臨床表現又往往有夜半加劇，天明漸減的特點，可供診斷時參考。

在太陰、少陰、厥陰等虛寒證中，均可出現嘔吐，在診斷時，主要按厥陰虛寒、心腎虛寒、肝胃虛寒的不同兼證而加以鑒別。其中厥陰虛寒證的嘔吐往往伴有泛吐涎沫或口中滲清水、頭痛等症狀。臨床上偏頭痛、顱內炎症或佔位性病變等疾病就往往表現為嘔吐或乾嘔與頭痛並見。

由此可見，厥陰虛寒證雖可見於外感病中，但更多的是見於內傷雜病中，尤以消化系統、神經系統等疾病為多。

暖肝胃，降嘔逆（吳茱萸湯）。

吳茱萸 9 克　人參 9 克　生薑 18 克　大棗 4 枚（擘）

歌訣：吳茱萸湯參棗薑，肝胃虛寒此法商；

胃寒嘔吐泛涎沫，厥陰頭痛亦堪嘗。

用法：上四味藥，用水 1400 毫升，煮取 400 毫升，去藥渣，每次溫服 140 毫升，每天服 2~3 次。

【解說】

吳茱萸湯中吳茱萸味辛而苦，性燥熱，可溫胃散寒，宣開鬱滯，下氣降濁，為本方的主藥。配合人參可大補元氣，溫中養胃，再重用生薑溫胃散寒，可助吳茱萸補虛降逆止嘔。方中大棗性甘溫，可助吳茱萸、人參溫胃補虛。全方有溫肝暖胃、降逆止嘔之功用。

據現代藥理研究，方中吳茱萸能緩解平滑肌痙攣，有止嘔、鎮痛及降血壓、抑菌、增加消化液分泌等作用；人參則可興奮神經系統、垂體腎上腺皮質系統，提高人體對外界不良條件刺激的抵抗力；生薑則能增強血液循環，並可鎮吐；大棗有一定的營養作用。全方的作用較為複雜，因此可用於多種疾病。

【治療參考】

本證雖為厥陰虛寒證，但與胃、腎、心、脾等臟有關，故不僅用以治療急性腸胃炎、胃十二指腸潰瘍、神經性嘔吐、幽門痙攣、神經性頭痛、梅尼埃病，也可用於虛寒性眼疾出現瞳孔散大、視物昏花、青光眼以及高血壓病所致的頭痛等。

本方在具體運用時，可隨證做靈活變化。陽虛較甚而寒象顯著者，可加炮附子、乾薑或高良薑；兼見手足麻木或酸楚者，可加桂枝；嘔吐較重，可加薑半夏、砂仁、代赭石等；頭痛劇烈，可酌加川芎、葛根、全蠍等；胃中嘈雜吞酸，可加烏賊骨、蓽茇、煅瓦楞子等。在治療胃虛寒型的慢性胃炎、消化性潰瘍等疾病時，可加高良薑、丁香、白豆蔻、白胡椒等。

【注意事項】

本方性辛熱，用之不當則有助熱傷陰之弊。如由肝陽上亢或胃熱旺盛所致的頭暈頭痛、噁心嘔吐、脘腹疼痛等症均不可投用。本方服後，有少數人可發生短暫的胃脘不適或眩暈加重，稍事休息就可消失。

【每日練習】

1. 甚麼是少陰虛寒證？其診斷標準是甚麼？
2. 四逆湯中有哪幾味藥？它適用於哪些疾病？
3. 厥陰虛寒證有哪些臨床表現？
4. 吳茱萸湯由哪些藥物組成？可治療哪些病證？
5. 案例　韓某，女，8歲

因受涼和過食生冷後腹瀉，曾服黃連素兩次未見效。次日連續腹瀉水樣便四次，精神委靡，面色蒼白，手足發涼，時時腹痛泛噁，苔白膩，舌質淡紅，脈細弱無力。請開中藥方。（答案：熟附片9克　乾薑5克　肉桂2克　炒白朮10克　炙甘草3克　水煎服）
6. 案例　周某，女，45歲

胃部隱隱疼痛多年，受寒或食冷後即痛劇，伴泛吐涎沫和偏頭痛，面色不華，苔白舌淡，脈沉弦。請開中藥方。（答案：吳茱萸5克　薑半夏9克　木香5克　乾薑3克　黨參10克　炙甘草3克　生薑15克　大棗4枚　水煎服）

週2

六、熱證開甚麼方

甚麼是熱證

所謂熱證，是指疾病過程中體內陽氣過度亢盛後所出現的以人體功能活動亢進為主要表現的一類全身性病證。

熱證可見於外感病，特別是外感熱性病更以熱證為主，也可見於內傷雜病中。外感熱性病的熱證大多是體內陽氣為抗禦外邪而亢奮所致，內傷雜病的熱證則多由體內陰陽平衡失調而陽氣偏盛所致，即所謂"陽盛則熱"。

熱證有表熱證和裏熱證之分，表熱證前已學習過。裏熱證又有裏實熱證與裏虛熱證之別，本單元將學習裏實熱證的診治內容。至於裏虛熱證是由陰液衰少而引起的，其診治可參見以後的"虛證"中"陰虛證"。

【裏熱證的特徵】

裏熱證都有功能活動亢進的表現，主要有：身發熱，不喜多穿衣蓋被，口渴而想喝冷水，面部紅赤，甚至眼睛也充血發紅，心中煩躁不安，大便燥結難解或腹瀉熱臭味極大的稀便，舌質紅而乾燥，脈數等。但如見低熱、盜汗、消瘦、五心煩熱、口燥、咽乾、舌紅少苔、脈細數，發生於急性熱病後期或慢性病、久病之後者，則多屬於裏虛熱證。

【熱證、熱度、炎症】

熱證的概念與體溫上升並不完全等同。因為體溫上升的原因很多，甚至某些寒證也有發熱的表現，因而並非所有的發熱都屬於熱證。熱證雖一般都有發熱，但也有一些病人僅自覺發熱，而體溫表卻不能顯示體溫上升，尤其是一些內傷雜病的熱證往往有這種情況。因而診斷熱證的依據主要是"熱象"，而不是"熱度"。所謂熱象，是指體內各種有熱的表現，即前述判斷熱證的一些特徵症狀，如面目紅赤、口渴飲冷，小便短赤等。熱證與現代醫學所說的炎症概念也不完全相同，雖然多數炎症表現為熱證，但也有少數炎症可表現為虛證、寒證，況且還有一些熱證並非由炎症引起，因而兩者的概念不可混淆。

在臨床上，熱證在各種傳染性、感染性疾病中是最常見的病證，在內傷雜病中，五臟六腑都可以出現各種火熱病證，如高血壓病、自主神經功能紊亂、某些風濕性或類風濕關節炎、糖尿病等多種疾病皆可出現熱證。

熱證種類及治法

熱證是一個範圍十分大的概念，幾乎所有的病證不是屬寒證就是屬熱證。以本單元主要學習的裏實熱證來說，就有許多證型種類和相應的治法。

【裏實熱證的種類】

裏實熱證多是由各種病邪引起的，以火熱亢盛症狀為特徵的病證，一般見於外感熱性病的發熱期，也可見於內傷雜病。如按病變的臟腑來分類，有肺熱證、胃熱證（包括陽明氣熱證、陽明腑實證等）、肝熱證（包括肝陽亢盛證、肝火上炎證等）、心熱證、腸熱證、膀胱熱證、膽熱證等；如按病變的衛氣營血階段來分類，有氣分熱證、營分熱證、血分熱證等；如按火熱的性質來分，有火毒熱證、濕熱證、熱結證、痰熱證、瘀熱證等。

裏實熱證雖與陰液不足所致的虛熱證有別，但由於火熱之邪容易耗傷陰液，所以裏實熱證常伴有不同程度的陰液不足，而呈虛實相雜的病理。當然，既稱為裏實熱證，其陰液的不足是次要的，從屬的。

【裏實熱證的治法】

治療熱證的總原則是"清熱"。此處所説的清熱，是指清除體內亢盛的邪熱，當然，這主要是指裏實熱證而言的，如屬陰虛發熱，則應以養陰為主，結合清虛熱。清熱法在具體運用時，必須針對熱邪的不同性質而分別施治，特別要強調兼顧與熱邪兼夾的病邪。如邪熱屬單純的功能亢進、陽熱過盛，稱為"無形邪熱"，其治法以清熱、洩熱、瀉火、解毒為主。如邪熱與腸內燥屎、水濕痰濁、瘀血、積滯結在一起者，稱為"有形熱結"，其治療必須在清熱的同時結合攻下、利水、化濕、袪痰、逐瘀、導滯等攻逐有形之邪的治法。

清熱法的作用並不是單純的退熱，而是分別具備了對細菌、病毒等病原微生物的抑制、殺滅作用，對抗或中和細菌毒素以及在病變過程中產生的各種有害物質的毒性，提高人體免疫功能，抗炎、鎮靜、保護組織器官、調節神經系統等十分複雜的作用。由此可見，清熱法並不等於就是退熱法。

清熱法在具體運用時，按其邪熱的性質、程度和所在部位而分別採取不同方法，其中有辛寒清熱、通下洩熱、宣肺清熱、苦寒瀉火、清熱散血涼血、清熱涼營、清熱化濕以及清各臟腑法等。

清熱法所用的方藥性寒涼，對於各種寒證固然忌用，即使對虛熱之證，也不可濫用。且清熱之品極易損傷胃氣，所以不可用之太過，必要時應與健脾和胃藥相伍，以防弊端。

【每日練習】

1. 甚麼是熱證、裏熱證、裏實熱證？
2. 熱證的診斷依據是甚麼？
3. 熱證是否就是指發熱或發炎的病證？為甚麼？
4. 熱證的治療原則是甚麼？在具體運用時要注意哪些問題？

週 3

陽明氣熱證 —— 白虎湯

陽明氣熱證是按六經和衛氣營血辨證分類而確定的，指邪熱亢盛於陽明（胃）的氣分熱證，又稱為陽明經證、胃熱亢盛證。本證屬於無形邪熱所致的裏實熱證，多見於各種傳染性和感染性疾病的發熱極期階段，如流行性乙型腦炎、大葉性肺炎、鈎端螺旋體病、流行性出血熱等病程中每可發生。此外，在一些內傷雜病中也可出現與其相似的病證。

【診斷】

本證的主要症狀為：高熱，口大渴欲飲，大汗出，脈洪大有力。其他見症可有：心煩，口乾舌燥，面目紅赤，惡熱，氣息粗重，舌苔黃糙或乾黑有芒刺。

本證在外感熱病中，多由在表之邪內傳，全身陽氣進一步振奮以抗禦外邪，從而致陽熱亢盛形成裏實熱證。因氣分實熱內盛，所以身有高熱而面部紅赤，不惡寒而反惡熱，不欲穿衣蓋被。內在熱勢亢盛，迫津液外洩，所以有大汗出。邪熱耗傷津液，故口大渴而飲水自救，自覺口乾舌燥。脈洪大有力及苔黃糙或乾黑，甚則上有芒刺，皆為裏熱亢盛的表現。

　　本證的主症可歸納為"四大"，即大熱、大渴、大汗、脈洪大。但在臨床診斷時，也不必完全拘於"四大"。如外感熱性病中，在大熱、大渴、脈洪大的同時，雖然多有大汗，但也有因肌表毛竅閉塞而不開，以致表現為無汗。在某些內傷雜病中，雖見大渴、脈洪，但並無大熱、大汗，亦有診斷為胃熱亢盛證者。此外，如本證兼有表證未解，也可見微惡風寒而無汗；而本證中如汗出太多，致毛竅過於疏鬆，陽氣相對不足，也可出現惡風寒或背微惡寒的症狀，因而對本證的診斷，應綜合全身各種症狀而下結論。

　　本證還可因邪熱遏伏於內不能外達，反而出現四肢厥冷，但必有胸腹灼熱、煩渴欲飲、苔黃或黑燥、脈洪有力等實熱症狀。此種四肢厥冷稱為"熱厥"，屬真熱假寒之證。

【治法／處方】

　　辛寒清熱保津（白虎湯）。

　　石膏（碎）30 克　知母 10 克　甘草（炙）3 克　粳米 15 克

　　歌訣：白虎湯中石膏知，甘草粳米四般施；

　　　　　　陽明大汗兼煩渴，清熱生津法最宜。

　　用法：上四味藥，用水 2000 毫升，煮米熟後，去藥渣，約成 600 毫升藥液，每次溫服 200 毫升，每天服 3 次。如屬急重證，可每 2~3 小時服 1 次。方中生石膏因較難溶於水，所以用量較大，必要時可用至 250 克。

【解説】

　　白虎湯是治療氣分無形邪熱亢盛的一張重要方劑。由於陽明氣熱證的邪熱畢現於表，熱勢壯盛，汗出如蒸，面目紅赤，所以其治療大法以辛寒為主，因為辛寒之法在清熱中寓有外透之效，可使邪熱外達而解。本方用石膏性辛甘寒，因而可透洩邪熱，為本方主藥。知母苦寒而質潤，可佐石膏清熱，又可保存津液。粳米與甘草可養胃和中，從而使大寒之劑不致有損傷脾胃陽氣之弊。因而全方清熱而不涼遏，寒涼而不傷脾胃，祛邪而能顧護津液，用藥雖簡而功效較佳。

據現代藥理研究，白虎湯有退熱作用，但若方中不用石膏則無退熱效果。單味石膏已證實有較快的退熱作用，在配合了知母后，退熱作用則更為持久。知母又有一定的抗菌作用。方中甘草可保護胃黏膜，並具有腎上腺皮質激素樣作用，可抗炎、抗過敏反應、解痙、鎮痛、解毒。

【治療參考】

白虎湯在臨床上應用範圍甚廣。如多種傳染病和感染性疾病的發熱極期，呈陽明氣分熱甚而無其他有形實熱夾雜者，多可用本方治療，所治的疾病不再一一列舉。此外，對某些內傷雜病，如糖尿病、高血壓病、急性風濕熱、暑熱症或中暑，出現大渴引飲，或大汗出，或高熱者，也往往可以投用。

至於本方在具體運用時的加減方更是不勝枚舉。本方加人參，即為白虎加人參湯 ❶，治陽明氣熱證氣陰受傷較甚而煩渴不止，汗多，背微惡寒，脈浮大無力者。本方加桂枝，即為白虎加桂枝湯 ❷，治壯熱，汗出，關節腫痛者。本方加蒼朮，即為白虎加蒼朮湯 ❸，治陽明氣熱證而兼有濕邪困阻中焦脾胃，見壯熱口渴，汗出，出現胸脘痞滿，頭重如裹者。在陽明氣分熱甚的同時兼有表證而有惡寒者，本方可加入荷葉、薄荷葉、竹葉等，即為新加白虎湯 ❹。在用本方治療各種腦炎、腦膜炎，敗血症、肺炎時，每加用金銀花、連翹等以加強清熱解毒之功效。

【注意事項】

白虎湯是用以清熱的名方，但使用時必須見有陽明氣分熱甚表現者方可用之，切不可一見發熱較高就投用本方。如有的表證病人惡寒未解而體溫較高，或陽氣大虛後陽氣外浮而身熱面紅赤但足冷、喜熱飲、脈微細或散大無力的真寒假熱證，切忌用之。此外，如熱邪已與燥屎、痰飲、瘀血、水濕等有形實邪相結，就不宜單純用本方清熱，否則只可揚湯止沸，難以取效。

【附方】

❶ 白虎加人參湯：人參 9 克，生石膏（碎）30 克，知母 18 克，炙甘草 6 克，粳米 15 克。水煎至米熟湯成，去渣溫服。功用：清熱，益氣，生津。主治：陽明氣熱證而見脈洪大無力，背微惡寒者。

❷ 白虎加桂枝湯：即白虎湯加桂枝 9 克。水煎服。功用：清熱，通絡，和營衛。主治：身熱不惡寒，骨節疼痛劇烈，或有腫痛，氣粗心煩，口渴，苔白或黃燥，脈弦數。

❸ 白虎加蒼朮湯：即白虎湯加蒼朮 9 克。水煎服。功用：清熱祛濕。主治：陽明氣熱證兼濕阻中焦，見壯熱，胸脘痞滿，汗多，口渴，苔黃或白膩，舌紅，脈數。

❹ 新加白虎湯：蘇薄荷 1.5 克，生石膏 24 克（研），鮮荷葉一角（包），陳倉米 9 克，知母 12 克，益元散 9 克（包煎），鮮竹葉 30 片，嫩桑枝 65 厘米（切成 3 厘米長）。先用活水蘆根 60 克，燈心草 1.5 克，同石膏粉先煎湯代水。功用：清肝胃，涼心肺。主治：胃熱亢盛，

壯熱，煩渴，溺短赤熱，咳血昏狂者。

【每日練習】

1. 陽明氣熱證的主症是甚麼？
2. 白虎湯由哪幾味藥組成？臨床運用時有哪些主要的加味方？
3. 案例　郭某，男，28 歲

　　發熱 3 天，熱勢漸盛，體溫 39.8℃，面部發紅，眼結膜充血，全身汗出如蒸，口渴欲飲冷水，頭痛，心中煩躁，小便短赤，大便尚暢，苔黃燥，舌質紅赤，脈洪數。請開中藥方。（答案：生石膏 20 克　知母 10 克　大青葉 18 克　黃芩 10 克　生甘草 3 克　水煎服）

週 4

陽明腑實證 —— 調胃承氣湯

陽明腑實證是指邪熱與腸中燥屎相結，熱盛而津液耗傷的一種病證。此處陽明原指陽明胃，因而本證也屬於胃實熱證，但本證的陽明實際上主要是指手陽明大腸，所以可看作是腸腑的實熱證。本證多見於各種急性傳染病和感染性疾病的熱盛極期，也可見於內傷雜病中的腸梗阻、精神分裂症等消化系統、神經系統疾病中。

【診斷】

本證的主要症狀為：腹滿而痛，便秘。其他見症可有：身熱不惡寒，口渴心煩，汗出，神識不清或說胡話，舌苔黃燥甚至灰黑燥裂，脈沉滑有力等。

邪熱與腸內燥屎互結，稱為熱結，其阻於腸道之內，致傳導功能失職，加上燥屎又屬有形之邪，故見腹脹滿疼痛，大便不能通行。又由於熱結於內，邪熱不能外出而盛於裏，所以身熱不惡寒，有的可在下午 3~5 點鐘時熱勢轉盛，稱為“日晡潮熱”。由於裏熱蒸騰，逼津液外洩，所以身有汗，有的以手足汗出為主，有的則為全身出汗。熱邪上擾心神，就會煩躁不安，嚴重者可見神識不清或說胡話，邪熱灼傷津液則口渴。苔黃燥、灰黑燥裂為熱盛陰傷之象。因燥屎阻於腸道，氣機不暢，故脈滑有力，但每表現為沉而不浮。

對於本證的診斷，大便秘結不通固然是一個重要依據，但也偶有表現為腹瀉者，這是因為燥屎結於腸道，大便不得排出，腸中水液從燥屎之旁流出，故見大便稀水，但必惡臭異常，肛門灼熱，稱之為"熱結傍流"。臨床上這種情況較為少見。

本證一般均有發熱，但在內傷雜病中，則不必見有發熱。此外，本證因邪熱與燥屎相結，每易致熱勢內遏，故出現四肢厥冷者也不為少見，當然此也屬"熱厥"之類。

【治法 / 處方】

攻下腸道熱結 (調胃承氣湯)。

大黃 (去皮，清酒洗) 12 克　甘草 (炙) 6 克　芒硝 12 克

歌訣：調胃承氣硝黃草，腑實腹痛急煎嘗。

用法：上藥用水 600 毫升，先煮大黃、甘草至 300 毫升，去藥渣，加入芒硝，再微煎一二沸，乘溫一次服下。

【解說】

由於邪熱與燥屎結於腸道，所以本方用大黃攻下，使大便暢通，則在裏的邪熱也可隨之而外洩，是本方的主藥。方中配伍芒硝，可以幫助軟化大便，使大便易於排出。甘草則調和諸藥而保護胃氣，以防攻下而損傷胃氣。全方雖以通大便為主，但其更重要的目的還在於祛除體內的邪熱，而不是僅僅通大便而已。

據現代藥理研究，調胃承氣湯可增強胃腸的蠕動，增加腸容積，改善腸道血液循環，有一定的抗菌、增加免疫功能、利膽、利尿等作

用。方中大黃對多種病菌有較好的抑菌作用，並可抗病毒、真菌、原蟲等，可健胃和緩下，排泄體內的鉀和降低血尿素氮，還能利膽、收斂、消炎、解痙、降低血壓和血膽固醇、利尿、增加血小板以止血等，其作用十分廣泛。由此可見，本方的治療作用遠非只是通大便。

【治療參考】

　　調胃承氣湯在臨床上所治的病證甚多。如用於急性傳染病、感染性疾病、熱勢亢盛而有腑實證者，投用本方後，每每大便一通，則熱勢很快下降，病痛也隨之衰退，這是因為邪熱得以外洩的緣故。多用於急性肝炎、暴發性肝炎、腸傷寒、流行性乙型腦炎、肺炎、細菌性痢疾、流行性出血熱、敗血症、急性闌尾炎、膽道感染、腹膜炎、結膜炎、咽喉炎、牙周炎、化膿性扁桃體炎等。本方還可用於治療內傷雜病，如急、慢性腎炎用本方後可通過通大便而利小便，明顯改善症狀，又如糖尿病、腦血管意外、皮質醇增多症等表現為實熱內結證者也可投用。再如膽結石病，也可用本方通下利膽。

　　調胃承氣湯在具體運用時變化甚多，有許多與本方相類似的方劑，而且每與清熱、補養正氣、理氣、化瘀等治法並用。本方去甘草，加厚朴、枳實，即為大承氣湯 ❶，治療熱結腸腑證有明顯氣機鬱閉者。本方去甘草、芒硝，加厚朴、枳實，即為小承氣湯 ❷，其攻下瀉熱作用較輕，但宣通氣機的作用較強。如熱結腸腑而人體津液大傷，特別是腸道陰液不足，致大便更難排出者，可用本方去甘草加生地、玄參、麥冬，即為增液承氣湯 ❸，熱性病中，正氣、陰液大傷而熱結腸腑者，可用本方加當歸、人參、麥冬、生地、玄參、海參、薑汁，即為新加黃龍湯 ❹。在外感熱病後期，熱邪已去，但腸中津液受傷，或平素裏熱較重，腸道津液不足者，不可單純投以攻下之劑。

【注意事項】

調胃承氣湯雖然適應範圍很廣，許多病證不必見大便秘結或發熱等症，但也並非可隨意投用。因通下之法用之不當甚易損傷脾胃陽氣，甚則耗傷正氣和陰液。所以必須嚴格掌握適應證，即有腸腑熱結的病理變化。此外，通下法在用藥後大便得通者，一般即不要再服。在煎煮方法上，芒硝固然應溶化，不要煎煮，其中大黃的煎法更應考究，由於大黃久煎會減弱瀉下作用，所以要加強其瀉下作用時，大黃不宜久煎，反之，則可稍久煎。此外，大黃生用則瀉下力較強，用製大黃則瀉下力較緩。

【附方】

❶ 大承氣湯：大黃（酒製）、枳實各 12 克，厚朴（炙）24 克，芒硝 9 克。水煎服，大黃後下，芒硝溶服。功用：峻下熱結。主治：陽明腑實證，腹部脹滿疼痛，堅硬拒按，目中視物不清，脈沉實。或見四肢厥冷，或肢體抽筋，或神昏發狂。

❷ 小承氣湯：大黃（酒製）、枳實（炙）各 12 克，厚朴（炙）6 克。水煎服。功用：輕下熱結。主治：陽明腑實證，潮熱譫語，胸腹痞滿，苔老黃，脈滑而數，或痢疾初起，腹痛，裏急後重。

❸ 增液承氣湯：玄參 30 克，麥冬（連心）、細生地各 25 克，大黃 9 克，芒硝 5 克。水煎服，芒硝溶服。功用：滋陰增液，洩熱通便。主治：陽明腑實證，兼有陰液虧虛，燥屎不行，下之不通者。

❹ 新加黃龍湯：細生地、玄參、麥冬（連心）各 15 克，生甘草 6 克，人參（另煎）、當歸各 4.5 克，生大黃 9 克，芒硝 3 克，海參（洗）2 條，薑汁六匙。上藥用水 1600 毫升，煎成 600 毫升，先用 200 毫升，沖入另煎的參湯和二匙薑汁，一次服下。服後如腹中作響，或

肛門排氣，為將要解大便。如等候 2~4 小時仍不解大便，再按上法服藥一杯。如等候 6 小時不解大便，再服第三杯藥。

【每日練習】

1. 陽明腑實證的診斷依據是甚麼？
2. 調胃承氣湯由哪幾味藥組成？請舉出三個與其相似的方子。
3. 案例　羅某，男，42 歲

　　腹部脹滿，按之疼痛，已不大便 8 天，下午低熱，頭脹痛，口唇乾燥，心煩欲嘔，舌見灰苔乾燥，舌質紅，脈弦滑。請開中藥方。（答案：生大黃^{後下}10 克　芒硝^{兌入}12 克　生地 15 克　玄參 12 克　麥冬 12 克 水煎服）

週 5

火毒壅盛證 —— 黃連解毒湯

火毒壅盛證是指火熱性質病邪壅聚而致紅腫、化膿、發斑、狂亂、出血等 "毒" 象的一類病證。所謂火毒，其性質與火熱並無區別，只是其致病更為嚴重，且多有壅聚不散的特點，所以稱為 "毒"，以別於一般火熱之邪。火毒又名熱毒或火熱之毒，其所致的病證多見於敗血症、膿毒血症、肺炎、重症肝炎、流行性腦脊髓膜炎、鈎端螺旋體病、急性菌痢及癰腫瘡毒等病。

【診斷】

本證的主要症狀為：發熱，煩躁不安，口苦，局部紅腫熱毒或發斑、出血，狂亂，舌紅苔黃。其他見症可有：口燥咽乾，頭痛如劈，身痛如被杖打，咽喉腫痛或化膿，身發黃疸，神志不清或説胡話，小便黃赤短少，或為外科癰腫疔毒瘡瘍等病證。

本證為火熱之毒壅盛於局部或充斥於全身上下內外所致，因而必有發熱、口燥咽乾等表現。但又因本證系火毒壅聚，阻遏氣機運行，所以可致局部紅腫熱痛，甚至化膿成癰瘡之類。火熱內盛，迫血妄行，溢於血脈之外則皮膚發斑或出血（包括吐血、衄血、便血、尿血等）。

火熱擾亂心神則狂躁或神昏說胡話，火熱耗傷陰液，則小便黃赤短少。口苦是火熱內蘊成毒的一個重要徵象，所以是本證的主症之一。本證的頭痛、身痛可表現得相當劇烈，與表證中因外邪客於肌表，經脈之氣阻滯而致的頭身疼痛有別，這是由於火熱之邪灼傷經筋而引起的，因而頭痛如劈開，身痛如被打一般。舌紅苔黃，是火熱內盛的症狀。

　　本證與陽明氣熱證都是由無形邪熱引起的，但陽明氣熱證的邪熱浮盛於表，因而身壯熱，蒸蒸大汗，口大渴，脈洪大；本證之邪熱傾向於壅聚，所以往往會導致紅腫、成癰、發斑、出血等症狀，而無大汗及大渴等表現。根據二證臨床的表現一般不難區別，但有時二證又可同時出現，形成火熱之毒充斥表裏上下的局面。

【治法／處方】

　　瀉火解毒（黃連解毒湯）。

　　黃連 9 克　黃芩 6 克　黃柏 6 克　梔子 9 克

　　歌訣：黃連解毒柏梔芩，火盛三焦是病因；

　　　　　　煩狂大熱兼癰瘡，吐衄發斑此方飲。

　　用法：上四味藥，以水 1200 毫升，煮取 400 毫升，分 3 次服下。本方也可製成水丸或蜜丸服用。

【解說】

　　黃連解毒湯中四味藥均是苦寒清熱解毒藥，其中黃連用量較大，是本方的主藥，按藥物的功用，四藥稍有不同：黃連主瀉心火，兼瀉胃火；黃芩主瀉肺火；黃柏主瀉下焦之火；梔子可通瀉三焦之火，並可導熱下行，使火熱從小便而出。本方的藥物組成較單純，是一張瀉火解毒、治療火毒病證的代表方。

中醫學中對無形邪熱的清熱之法，按藥物性質來分類，大抵有辛寒、苦寒、甘寒三大類。辛寒清熱法適用於陽明氣分邪熱浮盛之證，如白虎湯，可使邪熱向外透達而解；苦寒清熱法適用於火熱壅聚內蘊而成毒之證，如黃連解毒湯，可以直折火勢，清除火熱之邪而解毒；甘寒清熱法則多適用於陰液不足而發熱的虛熱之證，將在以後有關"陰虛證"的診治時再做介紹。

據現代藥理研究，黃連解毒湯有較強的抑菌、抗病毒作用，並可促進吞噬細胞系統的吞噬作用，調節人體的免疫功能。方中黃連、黃芩、黃柏、梔子都分別具有抗菌、利膽、降血壓、調節免疫功能的作用，數藥配合可發揮協同作用。

【治療參考】

黃連解毒湯的臨床運用範圍較廣泛，特別是對多種感染性疾病有較好的療效，不少人把它作為中醫的"廣譜抗生素"來使用，當然，其作用機制不僅僅限於抑制或殺死病原微生物，對人體還有多方面的治療作用。本方可用於細菌性痢疾、急性腸炎、急性黃疸型或無黃疸型肝炎、流行性腦脊髓膜炎、鈎端螺旋體病、肺炎、敗血症、燒傷、癰腫瘡瘍等各種感染性疾病出現火毒證者，此外，也可用於一些非感染性疾病出現火毒症狀者，如三叉神經痛、過敏性紫癜等。

本方在具體運用時，每須隨證加減。火毒內蘊而身發黃疸，可加茵陳、大黃；熱盛而陰液耗傷較甚，可加生地、麥冬、玄參等滋養陰液之品。其他瀉火解毒的方劑還有許多，均以苦寒清熱解毒藥為主而組成。熱毒熾盛，迫血妄行而致的吐血、衄血等，可用瀉心湯❶。該方又名大黃黃連瀉心湯，方中用大黃並非專以攻下，而是取大黃瀉火解毒的功效，所謂瀉心即是瀉火，因為心主屬火。

【注意事項】

本方由苦寒藥物所組成，雖可直折火勢，但苦味藥性燥，易傷津液，而火毒內盛又每有津液耗傷，所以在用本方時應十分注意津液的盈虧，對於津液大傷、舌質光絳者不可投用，必要時應與養陰藥並用。此外，本方為大寒之方，如病人素體虛寒而患火毒之證，投用本方時要特別注意毋使過量，也不宜長期使用，以免損傷人體陽氣。本方清瀉火毒的力量雖大，但若屬於表證發熱或陽明氣熱證發熱，誤投本方反可使病邪遏伏而難解，此即所謂"涼遏冰伏"。如屬有形熱結於內所致的發熱，用本方只可揚湯止沸，亦非所宜。

【附方】

❶ 瀉心湯：大黃、黃芩各 9 克，黃連 3 克。上藥用開水浸漬，絞去渣滓，分二次服。功用：瀉火解毒，燥濕洩痞。主治：胃脘痞滿，按之軟，發熱煩躁，甚則發狂，大便秘結，小便短赤，吐血，衄血，目赤腫痛，口舌生瘡，牙齦腫痛，或身發黃疸，舌紅苔黃，脈滑數。

【每日練習】

1. 甚麼是火毒？火毒壅盛證的主要臨床表現是甚麼？
2. 黃連解毒湯由哪些藥物組成？可用於哪些疾病？
3. 案例　陳某，男，15 歲

發熱 2 天，伴劇烈頭痛及身痛，口苦，時時作嘔，心煩，時躁擾不安，小便黃赤短少，脈弦數有力，舌質紅赤，苔黃燥。請開中藥方。（答案：黃連 6 克　黃芩 10 克　黃柏 6 克　梔子 10 克　竹葉 12 克　連翹 12 克　水煎服）

第五週

血分熱盛證 ── 犀角地黃湯

　　血分熱盛證是指邪熱已入血分，而致血熱熾盛、血液妄行的一種病證。所謂血分，一是指外感熱病衛氣營血四個病程階段的血分階段病變；二是指內傷雜病中血液的病變。本證多見於各種傳染病及感染性疾病的極期，尤其是發生彌散性血管內凝血（DIC）階段，也可見於過敏性或血小板減少性紫癜，或其他出血性疾病屬血熱者，還可見於急性白血病、尿毒症、肝性昏迷等多種疾病中。

【診斷】

　　本證的主要症狀為：發熱，皮膚發斑疹、色鮮紅或紫黑，或見吐血、衄血、尿血、便血，舌紅絳或深絳，脈數。其他見症可有：神志昏糊說胡話，口乾，漱水不欲咽，小腹不滿而自覺滿，大便色黑易解。

　　血分熱盛證的重要病理特點是血有熱而迫血妄行（或謂熱盛動血），因而除了可有發熱、舌深絳等熱象外，還有血液溢出脈外的表現，如溢於皮下則有斑疹，其初出時色多鮮紅，稍久則色紫黑；如肺、胃血絡傷則血從上而溢，為吐血、衄血；腸道、膀胱、子宮血絡傷則血從下而溢，為便血、溲血、陰道出血等。如邪熱內擾心神則神昏而説胡話。由於內有出血，這些溢出血脈的血液則成瘀血，加之血液有熱，煎熬濃縮血液亦可形成瘀血，所以本證的另一重要病理特點是瘀血內生而與邪熱相結，即形成瘀熱。瘀血內阻，致津液不能上輸分佈，所以口乾，但體內津液未有大傷，所以飲水後僅嗽水而不欲嚥下。

本證中發熱雖是主症，但在內傷雜病中並不一定有體溫的升高，往往僅是病人自覺身體烘熱，手足心較熱，面部或口唇發紅等，這些症狀也可作為血分有熱的佐證。

對於血分熱盛證，因其可致發斑、出血等症狀，所以也有稱為血分熱毒證，即屬於火毒壅盛證範圍，但其病變主要限於血分，所以有特定的症狀表現。

【治法 / 處方】

清熱涼血散瘀（犀角地黃湯）。

犀角 3 克　生地黃 30 克　芍藥 12 克　牡丹皮 9 克

歌訣：犀角地黃芍藥丹，熱盛血分服之安。

用法：犀角磨汁，餘藥用水煎，去渣取液與犀角汁相和服。或把犀角削片後與餘藥用水煎服。

【解說】

犀角地黃湯中所用的犀角為鹹寒之品，能清熱涼血解毒，為本方的主藥。目前已禁止犀角入藥，也可用性質與其相類似的水牛角代之，但用量要增大到 30 克以上，可削片或刨絲後入煎劑用。方中生地黃性甘寒，既善於清血分之熱，又可滋養陰血，是涼血止血的一味重要藥物。赤芍、丹皮均有清熱涼血、活血散瘀的功效，既可增強犀角、生地黃的涼血作用，又可祛除血分熱盛產生的瘀血，還可防止涼血藥物阻遏血液運行的弊端。全方藥只有四味，但配伍嚴謹，清熱、解毒、涼血、養陰、袪瘀、止血幾大功效具備。

據現代藥理研究，犀角有強心、鎮靜等作用，生地黃除有強心作用外，可促進血液凝固，增加血液黏度，因而有止血作用。赤芍對多種病菌有抑制作用，並可加快血液流動、擴張血管，丹皮則有鎮靜、鎮痛、抗炎、解熱多種作用，對血循環也有一定的興奮作用。由此可見，本方不是一張僅僅退熱的方劑，而是針對血分熱盛的各個病理環節發揮多種效能的良方。

【治療參考】

犀角地黃湯在臨床上廣泛應用於外感熱性病的危重病證和多種內傷雜病、外科、婦科病的治療。在運用時，掌握血熱、出血兩個主要病理變化。在外感熱性病中，血分熱盛證即血分證階段，必有發熱（熱勢多較高，或為全身灼熱）、動血（發斑疹或腔道出血），多屬急性傳染病或感染性疾病的 DIC 階段，或其他原因所致的大出血，如流行性乙型腦炎、流行性腦脊髓膜炎、流行性出血熱、鈎端螺旋體病肺出血型、腸傷寒腸出血、暴發性肝炎、敗血症、麻疹或猩紅熱等病中每可見到。在內傷雜病中，尤多見於以出血為主症的各種疾病，如過敏性或血小板減少性紫癜、急性白血病等。此外，血熱和出血又是婦女月經不調、胎前產後病常見的病理變化。所以上述疾病的治療一般均可以犀角地黃湯為主方。

本方在具體運用時有許多加減變化。熱毒較甚時，可酌加黃連、金銀花、連翹、板藍根、大青葉等其他清熱藥物：心火亢盛而心煩躁擾不安者，可加黃連、梔子以清心火；邪熱閉阻心包而神志昏糊者，可加用安宮牛黃丸；吐血、衄血較甚者，可加白茅根、側柏葉、旱蓮草等；如便血，可加地榆炭、槐花炭等；尿血，可加白茅根、小薊等。如火熱之毒不限於在血分，而是充斥表裏上下，本方可與黃連解毒湯等方合用，如清瘟敗毒飲 ❶ 之類，其清解熱毒之力大為增強。

【注意事項】

　　本方所治的病證多數是病情危重者，因而特別要注意辨證用藥的準確性，如屬陽氣不足、心脾不足而不能攝血或陰液虧虛，虛熱迫血妄行所致的出血病證不可投用本方。本方性寒涼，故平素陽虛脾胃運化能力較差者，在用本方時要適可而止。除了部分慢性病證外，本方所治的病人一般應置於醫院的嚴密監護之下，以便一旦出現危象時可及時配合搶救措施。

【附方】

　　❶ 清瘟敗毒飲：生石膏 180 克，小生地、烏犀角 18 克，黃連 12 克，梔子、黃芩、知母、赤芍、玄參、連翹、丹皮各 6 克，甘草、桔梗、鮮竹葉各 3 克。生石膏先煎，煮沸十餘分鐘後，再入其他藥物同煎，犀角磨汁和服，或研末，或先煎兌入，分二次服。如無犀角，用水牛角 120 克煎湯代水。功用：清熱解毒，涼血救陰。主治：邪熱熾盛於氣分血分，壯熱，大渴引飲，頭痛如劈，煩躁如狂，神昏，吐衄發斑，舌絳唇焦，脈數。

【每日練習】

1. 血分熱盛證的主要臨床表現是甚麼？
2. 犀角地黃湯由哪幾味藥組成？每味藥有甚麼作用？
3. 案例　顧某，男，19 歲

腹痛，便血，皮膚瘀斑反覆出現已有一年餘。面色少華，兩下肢大腿、小腿分佈有紅色、紫黑色瘀斑七八處，大如銀元，小如黃豆。體溫37.4℃，心肺正常，腹平軟，無壓痛。舌質紅赤，苔薄白，脈弦數。請開中藥方。（答案：水牛角^{先煎}30克　生地15克　丹皮9克　赤芍12克　紫草9克　仙鶴草18克　大薊15克　小薊15克　水煎服）

邪熱壅肺證 ── 麻杏石甘湯

邪熱壅肺證是指邪熱壅閉於肺，而致肺氣失卻正常功能的一種病證。邪熱壅肺一般是由感染所致，所以多見於大葉性肺炎、支氣管肺炎（特別是麻疹併發的肺炎）、百日咳、白喉、猩紅熱、某些急性氣管炎、慢性支氣管炎急性發作等病中。

【診斷】

本證的主要症狀為：發熱，咳嗽，氣喘，脈數。其他見症可有：口渴，胸悶，胸痛，咳黃色稠痰，喘急或見鼻翼扇動，苔薄黃而乾，舌質紅等。

本證在外感熱性病中，有的是由在表的風寒之邪化熱傳裏，或風熱、燥熱之邪傳裏犯肺而致，也有的則是邪熱直接犯肺所致。由於肺主呼吸，其氣必須能升宣，又能下降，而肺中邪熱壅盛，必致肺氣鬱閉，從而使肺的升降功能失職，所以本證除了有發熱、口渴、脈數、舌紅苔黃等裏熱的共同表現外，還有咳嗽、氣喘，甚至鼻翼扇動（多見於小兒）的症狀。其氣喘的輕重程度往往又可反映肺氣鬱閉、失卻升降的程度。而熱勢高低、口渴、舌紅、脈數的狀況則多反映了邪熱的輕重程度。在本證中，邪熱的程度與肺氣鬱閉的程度有時是一致的，有時也可各有側重而不一致，至於胸悶、胸痛及咳黃色稠痰，是肺熱熏灼，累及肺絡，煎熬肺中津液所致，有的還可咳吐鐵鏽樣的痰。

本證有時可見汗出，有時卻無汗，這與肺氣鬱閉狀況也有一定關係。如肺氣鬱閉較甚，往往外表毛竅也閉塞，故表現為無汗；反之，肺氣尚可宣降，則毛竅閉塞不甚，此時多表現為有汗，當然，這種情況下一般喘急較輕。肺中邪熱也較易向外透達。

【治法／處方】

清熱宣肺（麻杏石甘湯）。

麻黃 9 克　杏仁（去皮尖，打碎）9 克　炙甘草 9 克　石膏 20 克

歌訣：麻杏石甘藥四件，肺熱壅盛服後解。

用法：上四味藥，用水 1400 毫升，先煮麻黃，沸後去其上浮泡沫，煎至 1000 毫升時，加入其餘三味藥，煎得藥液 400 毫升，去藥渣。每天 2 次溫服，每次服 200 毫升。

【解說】

麻杏石甘湯中麻黃與石膏的配伍是治療肺熱的典型配伍法：麻黃性辛溫，原本不宜用於熱證，但肺氣的鬱閉又非用其辛溫之性不能宣發，它在配伍寒涼的石膏後，就可以監制其溫熱之性，使其宣開肺氣而不助熱勢；石膏性寒，可凝滯氣機的運行，原本也不宜用於肺氣鬱閉之證，但與麻黃相配，則善於清肺經之熱。因此兩者相得益彰。方中杏仁可降肺氣而化痰，可助麻黃止咳平喘。至於甘草，可益氣和中，調和諸藥，並防石膏大寒傷胃氣。

現代藥理研究表明，麻杏石甘湯全方煎劑及其單味藥有一定的抑

菌、抗病毒作用。而麻黃可舒張支氣管平滑肌而平喘，杏仁有鎮咳祛痰作用，兩者又都有一定的利尿作用，有助於消除肺臟的細胞水腫。石膏則有解熱、止渴、利尿作用，甘草有祛痰、鎮痛及腎上腺皮質激素樣作用。可見本方的藥理作用較複雜，而從臨床上運用本方所取得的卓越療效來看，可能還有更多的藥理作用尚未被人們所認識。

【治療參考】

麻杏石甘湯在臨床上一般用於呼吸系統的各種感染性疾病，特別是各種肺炎，肺氣鬱閉較甚而伴見喘急的，效果較好。此外，也可用於小兒過敏性哮喘屬邪熱閉肺者。還可用於治療風熱之邪犯於頭面及肌表的多種疾病，如風疹、鼻竇炎急性發作、流行性紅眼病、角膜潰瘍、急性虹膜睫狀體炎、麥粒腫等，甚至有用以治小兒遺尿、腎炎水腫等病。其運用時辨證的關鍵仍在"肺熱"，其中典型的肺熱證固然是發熱、咳喘，但也可把鼻腔、咽喉甚至頭面的風熱徵象也作為診斷肺熱的參考，諸如鼻涕黃濁、痰涎黏稠而色黃、眼屎黏稠色黃而乾、咽喉腫痛等，因而使用本方的範圍就明顯地擴大了。

在具體運用本方時，有許多加減法。如兼見身無汗而惡寒者，多為在表之邪未盡，可加荊芥、豆豉、蘇葉、牛蒡子等解表藥；如病人素體陰虛或邪熱已耗傷陰液者，可酌加北沙參、麥冬、蘆根等清養肺陰的藥物；如肺熱熾烈，體溫較高，咳吐鐵鏽樣痰，或咳腥臭膿樣痰者，可加入金蕎麥、魚腥草、虎杖、大貝母、薏苡仁等清肺化痰藥。如用本方治療百日咳併發肺炎者，可加入百部、川貝母、前胡、天竺黃等化痰止咳藥；用本方治療白喉併發肺炎者，可加入金銀花、連翹、生地、玄參、黃連、板藍根等清熱解毒、養陰潤肺藥。本方加桂枝、生薑、大棗，即為大青龍湯 ❶，方中解表作用得以加強，治療外感風寒表實證又兼有裏熱者。此外，若治療腎炎水腫屬肺有熱者，本方可去杏仁，加大棗、生薑以調和營衛，即為越婢湯 ❷ 。

【注意事項】

咳喘的原因很多，如屬風寒之邪壅肺、肺氣虛衰、痰濕壅肺等引起者，均非本方所宜。

本方在運用時，應注意麻黃與石膏的用量比例。一般來說，以麻黃為一、石膏為五較合適（而傳統用法多為一比二），即輕用麻黃、重用石膏。在治療白喉及猩紅熱等病時，麻黃可用 3 克，而石膏用至 60 克，這種用法目的在於加強清肺之力。但若肺氣鬱閉較甚，麻黃用量可以適當增加，不必過於畏其辛溫發散而不敢投用。

本方在治療小兒支氣管肺炎時，往往對高熱、喘急等症狀有很快的緩解作用，但此類病證變化甚快，在治療時要密切觀察，如有面色蒼白、汗出淋漓、神情委靡表現者，當及時加用溫補心腎陽氣之品，或送進醫院搶救。

【附方】

❶ 大青龍湯：麻黃 10 克，桂枝、炙甘草、杏仁（去皮尖）各 6 克，石膏（打碎）12 克，生薑 9 克，大棗（劈）5 枚。水煎溫服，取微汗，若一服汗出病癒，停後服。功用：發汗解表，兼清裏熱。主治：外感風寒兼有裏熱證，惡寒發熱，寒熱俱重，身體疼痛，不汗出而煩躁，脈浮緊。

❷ 越婢湯：麻黃、生薑各 9 克，石膏 30 克，甘草 6 克，大棗 5 枚。水煎服。功用：發汗利水。主治：身熱惡風，全身水腫，汗出不渴，脈浮。

【每日練習】

1. 如何診斷邪熱壅肺證？肺熱證是否一定要有汗出症狀？

2. 麻杏石甘湯中，麻黃與石膏的配伍有何作用？兩者用量比例如何掌握？

3. 案例　尚某，男，4歲

　　感冒3天，發低熱，惡寒，鼻流清涕，咳嗽陣作，按感冒服退熱片，服後稍出汗，但昨晚起熱勢劇增，體溫39.8℃，不惡寒，身無汗，鼻中不流清涕而乾燥，咳勢加重，伴有氣急喘促，煩躁不安，舌質紅，苔薄黃乾燥，脈滑數。請開中藥方。（答案：生麻黃6克　生石膏25克　杏仁^{去皮尖}10克　魚腥草25克　瓜蔞皮15克　生甘草6克　水煎服）

腸道濕熱證 —— 葛根芩連湯

腸道濕熱證是指濕熱內蘊於腸道，而致傳導失司，引起腹瀉的一種病證。本證可發生在外感熱性病過程中，如外感表邪未解而病邪內傳陽明大腸，形成濕熱內蘊腸道；也可由外界濕熱之邪直接犯於腸道所致。可見於急性腸炎、痢疾、腸傷寒、小兒流行性腹瀉及多種感染性疾病併發腸炎者。

【診斷】

本證的主要症狀為：身熱，腹瀉，瀉下物臭穢，肛門有灼熱感。其他見症可有：或伴微惡寒，胸脘煩熱，口乾作渴，汗出，或有氣息喘急，苔黃膩，脈數。

由於濕熱蘊阻於腸道，小腸及大腸的分清泌濁與傳導功能失常，清濁不分，合污而下則作腹瀉。因屬濕熱為患，所以伴有身熱，瀉下物多色黃褐而臭穢，或瀉下急迫，勢如水注，或腹痛即瀉。此證如從表證轉來，但表證仍未解，則可伴見微惡寒。濕熱內擾，則胸脘煩熱，熱邪傷陰則口乾渴。裏熱外蒸則汗出，腸熱上迫於肺，則可見喘急。然而，上述惡寒、汗出、喘急諸症並非本證必見者。至於苔黃膩，脈數，則為濕熱內盛之象。

腸道濕熱內蘊也可致痢疾，其腹瀉以裏急後重、便下膿血為特點，但中醫學辨證時一般認為其屬積滯與濕熱互結於腸道，因而其診治與本證略有不同，可參後 "治痢方" 內容。

【治法 / 處方】

清化腸道濕熱（葛根芩連湯）。

葛根 15 克　甘草（炙）3 克　黃芩 9 克　黃連 6 克

歌訣：葛根黃芩黃連湯，再加甘草共煎嘗；

　　　　邪陷陽明成熱痢，清化腸熱保安康。

用法：以上四味藥，用水 1600 毫升，先煮葛根成 1200 毫升，再加入其他藥，煎煮成 400 毫升，去藥渣，分兩次溫服。

【解説】

葛根芩連湯中以葛根為主藥，既可鼓舞腸胃中清陽之氣上升而奏止瀉之效，又具辛涼解肌之性，可解未去之表邪。配合苦寒的黃芩、黃連，可清熱燥濕，祛除腸中濕熱而止瀉。甘草可甘緩和中，協調諸藥。

本方也可看作是表裏同治之方劑，但其解表之力較弱，對無表證的腸道濕熱證也可適用。

據現代藥理研究，葛根能解熱和緩解平滑肌痙攣，提高胃液和膽汁的分泌，所以可以改善胃腸功能。黃芩、黃連有廣譜抗菌作用，尤其對一些腸道病菌更為有效。甘草的藥理作用前已做介紹。綜合全方的作用，本方對腸道炎症能取得較好的療效是有其藥理基礎的。

【治療參考】

葛根芩連湯對於腸有濕熱而致的腹瀉，不論是否有表證，都可適用。除了常用於各種急性腸炎、細菌性痢疾初起等病外，還常用於麻疹、流行性乙型腦炎、病毒性肺炎等疾病中併發的腸炎或腸功能紊亂所致的裏熱腹瀉。也可加蜈蚣、全蠍、芍藥等，治療小兒麻痺症。特別是肺炎出現惡寒發熱、咳嗽氣喘又見腹痛腹瀉者，用本方可清熱、解表、止喘、止瀉，甚為對證。

本方去葛根加芍藥、大黃、檳榔、當歸、木香、肉桂，即為芍藥湯 ❶，可清濕熱，行氣血，導積滯，適用於濕熱與積滯結於腸道所致的痢疾。若本方去黃連、葛根，加芍藥、大棗，即為黃芩湯 ❷，可清熱止痢，也用於痢疾。如兼見嘔吐，可加薑半夏以降逆止嘔；如夾食滯，可加山楂、神曲以消食；如腹痛較甚，可加木香、芍藥以行氣緩急止痛。如兼有肺熱咳喘者，可加桑白皮、杏仁、大貝母、枇杷葉等以清肺化痰，或合麻杏石甘湯。

【注意事項】

腹瀉原因甚多，表現也不一，如非腸道濕熱引起者，不可投用本方。即使是腸道濕熱所致的腹瀉，如兼有氣滯、血瘀、積滯者，單用本方的效果不理想，應分別與理氣、化瘀、消積的方藥配合。

【附方】

❶ 芍藥湯：芍藥 15 克，當歸、黃連、大黃、黃芩各 9 克，檳榔、木香、甘草各 5 克，肉桂 2 克。上藥研細末，每次用 15 克，以水 500 毫升，煎至 250 毫升，食後溫服。功用：清熱解毒，調氣和血。主治：濕熱痢，症見腹痛，便膿血，赤白相兼，裏急後重，肛門灼熱，

小便短赤，苔膩微黃。

❷黃芩湯：黃芩 9 克，芍藥 6 克，炙甘草 3 克，大棗 4 枚。水煎服。功用：清熱止痢，和中止痛。主治：腹痛下痢，身熱，口苦，舌質紅赤，脈弦數。

濕熱蘊中證 —— 連朴飲

濕熱蘊中證是指濕熱蘊伏中焦脾胃，而致脾胃升降失常所引起的一種病證。本證一般發生於外感熱病中。由於感受了外界濕熱之邪，其中有的為濕熱之邪先犯於肌表，而後傳入脾胃，濕邪逐漸化熱，濕熱俱盛，蘊伏於中焦，有的則為濕熱之邪直接犯於中焦脾胃所致。本證多見於腸傷寒、急性胃腸炎、霍亂、鈎端螺旋體病等病中。

【診斷】

本證的主要症狀為：胸脘痞滿，嘔吐，腹瀉，苔黃膩。其他見症可有：發熱，汗出不解，口渴不欲多飲，小便短赤，脈數等。

濕熱之邪最易侵犯脾胃，而夏秋之交尤多濕熱致病，所以本證的發生以夏秋為多，且多由飲食不潔引起。濕熱之邪犯於脾胃後，必阻滯中焦氣機，所以見胸脘痞滿，甚則可有脘腹脹滿。濕熱中阻，又可影響脾胃的升清降濁功能，胃氣不得下降則上逆為噁心嘔吐，脾氣不能升運清氣，則水穀之氣下趨而為腹瀉。濕熱中蘊而耗傷津液，則可見發熱，口渴，小便短赤，苔黃膩而舌質紅，脈數等症狀，但又因濕濁內阻，所以往往口渴而不多飲。

本證在診斷時要注意辨別濕與熱的側重：如脘痞腹脹較甚，口渴不着或喜飲熱水，小便色白渾濁，苔白膩，屬濕重熱輕之證；熱盛，蒸蒸汗出，汗出而熱不解，口渴顯著。小便短赤而澀，苔黃膩，脈滑數，屬熱重濕輕之證。此外，本證的發熱高低還與病種有關，如本證見於腸傷寒，一般熱勢較高，可達 39~40℃ 以上，如本證見於急性胃腸炎、痢疾、霍亂等，則體溫不一定明顯升高。

【治法／處方】

清熱化濕，理氣和中（連朴飲）。

製厚朴 6 克　黃連（薑汁炒）3 克　石菖蒲 3 克　製半夏 3 克　香豉 9 克　（炒）焦梔子 9 克　蘆根 60 克

歌訣：連朴飲內用豆豉，菖蒲半夏蘆根梔；

胸脘痞悶兼吐瀉，濕熱蘊中此方治。

用法：水煎服。

【解說】

連朴飲中用黃連燥濕清熱，厚朴行氣化濕，使氣行濕化，濕化則熱易去，兩味藥為本方主藥。又配合梔子助黃連清熱燥濕；豆豉則可宣透氣機，以外達熱邪；方中石菖蒲性芳香，可化濕濁而和脾胃；半夏則可燥濕降逆而止吐，蘆根則可清熱化濕、和胃止嘔。本方配伍特點是苦寒與辛溫之品相合，如黃連、梔子等屬苦寒，厚朴、半夏等屬辛溫。此種配伍稱之為"辛開苦降"，又稱為"苦辛通降"，取其苦寒以清熱燥濕，辛溫以化濕宣通氣機。因而本方可使濕熱得清，脾胃調和，清升濁降，止吐止瀉。

據現代藥理研究，黃連、厚朴、梔子等均有較好的抑菌作用，半夏、厚朴、石菖蒲等則對腸胃的功能有調整之效。所以連朴飲對於消化道的多種感染性疾病能收到良好的效果。

【治療參考】

連朴飲在臨床上常用於治療急性消化道感染病，如急性胃腸炎、腸傷寒、副傷寒、細菌性痢疾等屬濕熱內蘊者，見嘔吐較甚者，可加炒竹茹、薑汁等，必要時可加用玉樞丹 ❶。治療霍亂病、小腿肚轉筋（腓腸肌痙攣），改用蠶矢湯 ❷ 更為適宜。如本證偏於濕重者，可加藿香、佩蘭、鮮荷葉等；如偏於熱重者，可加黃芩、生石膏等。

【注意事項】

連朴飲在臨床運用時，要根據病證性質的濕、熱側重來調整清熱與化濕的藥物及用量。本證如出現吐瀉劇烈，甚至有明顯脫水表現者，當配合口服或靜脈補液療法。如吐瀉物呈淘米水樣者，應立即送交化驗，以及早確診是否為烈性傳染病 —— 霍亂，便於及時隔離治療和採取其他防疫措施。

【附方】

❶ 玉樞丹：山慈姑、五倍子各 90 克，紅大戟 45 克，千金子霜、雄黃、朱砂各 30 克，麝香 9 克。研細，與蒸熟糯米粉混勻，壓製成錠，陰乾。口服，每次 0.6~1.5 克，每日 2 次。市售也有作散劑，小瓶裝，每瓶 6 克，每服 1.5 克，每日 2 次。功用：辟穢解毒，化痰止嘔，消腫止痛。主治：感受暑熱、穢濕，脘腹脹悶疼痛，噁心嘔吐，腹瀉，以及外科紅腫熱痛諸疾、蟲咬損傷。

❷ 蠶矢湯：晚蠶沙 15 克，生薏苡仁、大豆黃卷各 12 克，陳木瓜、川連（薑汁炒）各 9 克，製半夏、黃芩（酒炒）、通草各 3 克，焦梔子 5 克，陳吳茱萸（泡淡）1 克。水煎涼服。功用：清熱利濕，升

清降濁。主治：濕熱蘊阻，霍亂吐瀉，腹痛轉筋，口渴煩躁，苔黃厚膩，脈數。

【每日練習】

1. 腸道濕熱證的主要臨床表現有哪些？
2. 葛根芩連湯適用於哪些病證？其作用是甚麼？
3. 濕熱蘊中證的診斷依據是甚麼？如何確定其濕與熱的偏重？
4. 連朴飲由哪幾味藥組成？
5. 案例　宋某，女，8歲

　　夏秋之交，突然腹瀉，大便呈黃色稀糞，有熱臭氣味，半日中已瀉稀便5次，口渴，飲水不多，有噁心，身有熱（體溫38.1℃），舌質紅，苔薄黃而微膩，脈數。請開中藥方。（答案：葛根15克　黃芩10克　黃連6克　木香6克　炙甘草3克　水煎服）
6. 案例　張某，女，24歲

　　發病10天，始惡寒、發熱，近1週來惡寒已解，但體溫漸升高，下午尤甚，最高時升至40.3℃。胸悶不飢，汗出不多，口渴但飲水不多，有時噁心，頭重，身困倦，苔薄黃膩，舌紅，脈滑數，小便短赤，大便稀溏，日解2次。請開中藥方。（答案：黃連6克　厚朴6克　法半夏9克　石菖蒲6克　炒梔子9克　淡豆豉9克　黃芩10克　蘆根18克　水煎服）

週 4

肝膽濕熱證 —— 龍膽瀉肝湯

肝膽濕熱證是指肝或膽及其經絡因濕熱之邪蘊阻而引起的一種病證。肝與膽相鄰，功能密切相關，而發病後也多互相影響，因而肝膽同病者甚多。就本證而言，有病位主在肝者，也有病位主在膽者，還有病位主在肝經或膽經者，亦有肝膽臟腑同病或肝膽二經同病者。以病邪來說，濕熱之邪有趨下的特性，所以往往表現為濕熱下注。但如火熱之性較盛，則也可表現為肝火或膽火上炎。本證多見於各種肝炎、膽囊炎、帶狀皰疹以及耳、乳房、生殖器及外陰等處的多種炎症，還可見於高血壓病、精神分裂症等內傷雜病中。

【診斷】

本證的主要症狀為：濕熱下注者見小便淋澀、婦女帶下腥臭、前陰腫痛等；肝膽之火上炎者見眩暈、頭痛、口苦、目赤、耳鳴等。其他見症可有：胸脅脹痛，黃疸，泛噁脘痞，前陰腫癢或滲水起疹，耳聾、耳腫，目紅流淚，舌質紅赤，苔黃膩等。

本證的臨床表現十分複雜，在診斷時除掌握濕熱下注及肝膽火炎的主症外，可注意兩個辨證環節：一是病變部位。本證病位有的在肝膽，即在兩脅下（中醫學中左右兩脅下均為肝膽之分野，這與現代解剖學認識有所不同），因而在脅下的脹滿疼痛多責之肝膽；有的則在肝經或膽經循行的區域，其中主要有頭（尤其是頭之兩側、耳及其前後）、胸脅及乳房、前陰、足趾等，這些部位的病變每與肝膽有關；有的則在肝、膽的開竅部位，肝開竅於目，所以許多目疾與肝有關。二是病邪的性質屬濕熱或火熱，當然，病邪的性質是從症狀表現推斷出來的，實質上是代表了病證的性質。就本證來說，肝膽之火上炎，擾於頭部，則致眩暈、頭痛，且多伴有頭脹、頭痛，以兩側頭角部為甚的特點。火熱犯於眼，則有目紅赤流淚羞明；犯於耳，則有耳鳴、耳聾、耳腫等表現。口苦多為肝膽有熱的徵象。肝膽濕熱下注，除了出現泌尿、生殖系統的一些症狀，如小便淋澀、渾濁、頻急，婦女白帶增多而氣味腥臭，或色黃綠，外陰的腫痛、瘙癢、滲液或濕潤腥臭以外，還可出現下肢腫痛、結塊等症狀。此外，濕熱或火熱阻滯於肝膽之經，可出現胸脅脹痛、小腹脹痛等症狀。肝膽之邪可影響到脾胃的功能，所以可出現泛噁、脘部痞滿，甚則不思飲食、厭油。肝膽邪熱內擾，還可引起心煩、失眠，甚至狂躁不安等症狀，有的病人也可發熱，或出現五心煩熱的表現。

【治法／處方】

清化肝膽濕熱（龍膽瀉肝湯）。

龍膽草（酒炒）6克　黃芩（炒）9克　梔子（酒炒）9克　澤瀉12克　川木通6克　車前子（炒、包煎）9克　當歸（酒洗）3克　生地（酒炒）6克　柴胡6克　生甘草3克

歌訣：龍膽瀉肝梔芩柴，車前生地澤瀉偕；

　　　木通甘草當歸合，肝膽濕熱力能排。

用法：水煎服。或製成丸劑，名龍膽瀉肝丸，每次服 3~6 克，每天服 2~3 次。

【解説】

　　龍膽瀉肝湯既能清化肝膽濕熱，又可清折肝膽火熱之邪。方中龍膽草苦寒可瀉火、燥濕，為本方主藥。配合苦寒的梔子、黃芩，可協助龍膽草清熱燥濕，因以上均為苦寒之品，故本方實寓有清熱解毒之意。方中又用淡滲利水的車前子、澤瀉、川木通，其目的固然為了使濕邪從小便而外出，但同時也是為了使火熱之邪有外洩之道路，所以即使是肝膽火熱上炎之證，仍需配合用之。由於方中用了大苦大寒的藥物，極易苦燥傷陰，加之淡滲利水又可傷陰，所以本方還配合了滋養陰血的生地、當歸，從而使本方祛邪而不傷正。濕熱之邪蘊阻肝膽之經脈，必然影響氣機運行，而氣機的鬱滯又會使濕熱之邪更難祛除，所以方中又加用柴胡以舒暢肝膽之氣。方中甘草除可調和諸藥外，又具有清熱解毒作用。該方有多味藥採取酒製，其目的是為了避免過分寒涼而抑遏脾胃陽氣，同時又可使藥力上達頭目。綜合本方的作用特點，以清為主，祛邪而佐補正，利水而佐滋陰，配伍較合理。

　　據現代藥理研究，本方對於許多急性炎症有良好的抑菌抗炎效果，並兼有利尿、利膽、止痛等作用。方中龍膽草有鎮靜、抗炎作用，還有一定的解熱作用。梔子除有抑菌作用外，有鎮靜、鎮痛、解痙、利膽、降血壓等作用。黃芩、柴胡、當歸等藥的作用前已有介紹。因而本方的作用不僅限於抗菌消炎，而具有較廣泛的調節人體功能和免疫力的作用。

由於肝膽濕熱證的表現十分複雜，所以龍膽瀉肝湯在臨床上治療的病證也相當廣泛，據大致的統計，其適應的疾病不下六七十種。其中有屬於外感熱病者，有屬於內傷雜病者，除內科外，外、婦、兒、五官、皮膚等幾乎所有各科都把本方作為常用方。如感染性疾病中的急慢性肝炎、急慢性膽囊炎、肺炎、胸膜炎、膀胱炎、急性腎盂腎炎、急慢性睪丸炎、附件炎、陰道炎、會陰部膿腫、急性中耳炎、急性結膜炎、耳部癤腫、下肢丹毒、帶狀皰疹、急性闌尾炎等，內傷雜病中的高血壓病、急性腎炎、精神分裂症、神經衰弱症、三叉神經痛、神經性頭痛、柯興（庫欣）綜合征等，以及各種濕疹（尤其是陰囊濕疹）、過敏性皮炎、功能性子宮出血等，凡具有肝膽濕熱、火熱表現，屬邪實正盛證者，均可選用本方。

本方在具體運用時，可隨證進行靈活加減。肝火上炎而頭痛眩暈者，可加菊花、石決明、羚羊角等；肝膽邪熱犯胃或犯肺，致吐血、咳血者，可加側柏葉、藕節、白及等。濕熱下注而濕邪較盛，患處滲液較多，可加蒼朮、苦參等。對於濕熱下注所致的病證，見下肢痿軟、足膝關節紅腫疼痛、下肢有結節性紅斑、外生殖器或肛門紅腫疼痛，或瘙癢滲液者，也可用三妙丸 ❶，或以三妙丸為主進行加味。如肝膽火熱上炎而大便秘結，以致火熱不得外洩者，可改用當歸龍薈丸 ❷，其瀉火之力更勝。

【注意事項】

龍膽瀉肝湯雖然配伍有補正之品，但畢竟是大苦大寒之劑，易傷脾敗胃，因而平素脾胃虛弱者使用時宜慎重，劑量可適當減少。本方中所用的木通在市場上有品種混亂的情況，有用馬兜鈴，馬兜鈴屬的植物（關木通）充本品者，可引起中毒，應予注意。本方亦不宜久服或大劑服，以防損傷脾胃。服藥期間，忌食油膩、生冷之物。

【附方】

❶ 三妙丸：黃柏（酒拌略炒）120 克，蒼朮（米泔水浸，焙乾）180 克，川牛膝 60 克。共為細末，麵糊為丸，每次服 6~9 克，空心薑鹽湯下。功用：清熱燥濕。主治：濕熱下注，兩腳麻木，或如火烙熱，或足膝紅腫熱痛，或下肢痿軟無力，或下部濕瘡，小便短黃，苔黃膩。

❷ 當歸龍薈丸：當歸、梔子、黃連、黃柏、黃芩各 30 克，龍膽草、大黃、青黛、蘆薈各 15 克，木香 5 克，麝香 1.5 克。共為末，水泛為丸。每次服 6 克，溫開水送下，每天 2 次。功用：清熱瀉肝，攻下行滯。主治：肝膽實火證。頭暈目眩，心煩不安，狂躁或胡言亂語，大便秘結，小便赤澀。

【每日練習】

1. 肝膽濕熱證的臨床表現有何特徵？
2. 龍膽瀉肝湯由哪些藥物組成？
3. 案例　蘇某，女，23 歲

平素易頭暈、偏頭痛，心煩，易怒，口苦，胸脅滿悶，四肢麻木，今晨突然視物不明，頭痛加劇，以左頭角為甚，小便黃赤澀痛，舌紅苔薄黃而膩，脈弦滑而數。量血壓：190/120 毫米汞柱。請開中藥方。（答案：龍膽草 6 克　生梔子 12 克　黃芩 10 克　柴胡 6 克　生地 15 克澤瀉 10 克　木通 4 克　車前子⁽包⁾10 克　當歸 12 克　葛根 15 克　白菊花 10 克　生甘草 3 克　水煎服）

七、痰飲水濕證開甚麼方

甚麼是痰飲水濕證

所謂痰飲水濕證，是指因體內的痰飲、水濕等病理產物所引起的各種病證。這類病證可見於外感病，也可見於內傷雜病。以前曾學習過的表濕證、少陽痰熱證、少陽水飲證、腸道濕熱證、中焦濕熱證、肝膽濕熱證等，均已涉及痰飲、水濕諸邪為患。但本單元則着重討論因體內運化水液的功能失調後所形成的痰飲，水濕導致的病證。

診斷痰飲水濕證主要根據其臨床的表現。然而，痰飲水濕證的臨床表現十分複雜，而且症狀五花八門，難以歸納出共同的症狀特點，其中有的病證有明顯的特徵，如咳出痰液、泛吐清水稀涎、胃中有水液晃動之感、腸中有水行轆轆之聲、胸腔積液（胸水）、腹腔積液（腹水）、水腫等，這些可視為有形可見的痰飲水濕，據此作出診斷並不困難。但有些病證則無上述的表現，但仍診斷為痰飲水濕證，如痰飲證多見頭暈、目眩、心悸、嘔吐等；濕濁在上多見頭昏重、胸悶、咳喘等；濕濁在中多見胃脘脹滿，噁心嘔吐，口中發黏或發甜等；濕濁在下多見大便稀溏、小便渾濁、下肢浮腫、婦女白帶頻頻等。這些痰飲水濕的存在只是根據症狀推論而定的，因而在診斷上有一定困難，其特徵除了上列的症狀外，還可參考舌象、脈象，痰飲水濕證病人的舌苔多膩濁或潤滑多液，而脈多滑或弦或濡軟。

由此可見，痰飲水濕證涉及許多疾病，除消化系統的慢性胃炎、胃下垂、慢性腸炎、慢性肝炎等疾病外，還與高血壓病、高脂血症、眩暈症、神經衰弱症、胸膜炎、慢性腹膜炎、肝硬化腹水、慢性腎炎、心臟病、婦女慢性附件炎、慢性支氣管炎等疾病有關。

痰飲水濕證的形成與表現

【痰飲】

痰飲是人體水液代謝障礙所產生的一種病理產物，而其一旦形成，又必然會成為新的致病因素。中醫學認為痰飲的分佈部位極其廣泛，在各種臟腑組織器官裏都可發生痰飲為患。痰與飲的性質同類，但飲（或稱水飲）的質地清稀，且多留積於胃腸、胸脅、腹中，如胃中的瀦留液、胸水、腹水等；痰質地黏稠，多有較固定的形態或表現，除了從肺咳出的痰液外，還可表現為內阻臟腑、外留筋骨皮肉，如痰閉心竅而致神昏，風痰在肝而致眩暈、麻木、抽搐，痰阻經絡而致拘攣、癱瘓，痰留皮下則成積塊，痰滯關節則關節腫大、強直或畸形等。痰飲一般認為屬有形之邪，但有些病證並不一定有實質性的痰飲，如眩暈、肢體麻木等。

【水濕】

濕為外界六淫之一，此是"外濕"；如脾胃運化功能失常，水穀不能化生精微，也會導致水液停滯而形成濕濁或水液，此稱為"內濕"。

內濕的致病特性與外濕相似，即病證表現有重濁、黏滯難解，或引起肢體腫脹、滲液等特點。內濕可由外濕侵犯人體後，影響了脾胃的運化功能而致，也可因臟腑的其他病變而導致脾胃虛弱，運化水液功能減退而致，而且當脾胃功能失常而有內濕存在時，也更容易感受外濕而發病。這說明了內濕與外濕在致病及病理變化上是有密切關係的。

痰飲水濕證種類及治法

【痰飲水濕證的種類】

按痰飲水濕性質以及發病部位的不同，痰飲水濕證又可分為許多證型，如濕痰蒙心、痰熱閉阻心包、痰濕阻肺、痰熱壅肺、濕困脾胃、濕熱蘊中、腎虛水泛、痰飲阻胃、水蓄膀胱、風痰入絡、飲留脅下、水瀦腹腔、水泛肌膚、痰結皮下等。本單元將學習其中的蓄水證、痰飲證、陽虛水泛證、濕困脾胃證、痰濕證、痰熱內擾證、風痰上擾證、水飲證的診治內容。

【痰飲水濕證的治法】

治療痰飲水濕證的原則是“祛痰逐飲，利水化濕”，即屬於八法中的“消”法和“下”法範圍，其目的是為了清除痰飲水濕等有形之邪，祛除體內的病理產物，從而治療由此而引起的各種病證。祛痰逐飲利水化濕的藥物分別可以利小便，瀉大便或通過幫助恢復脾胃的運化功能來消除體內的痰飲水濕。在祛除病邪的同時，還應注意調整和恢復痰飲水濕所影響到各臟腑組織的功能。

由於痰飲水濕證的證型甚多，其具體的治法各有不同。本單元中要學習的有通陽利水、溫化痰飲、溫陽化水、健脾化濕、燥濕化痰、清化痰熱、袪風化痰、攻逐水飲等治法。但不論何種治法，往往都用淡滲利小便之法，即所謂"治濕不利小便非其治也"。

治療痰飲水濕證時，必須注意人體正氣的強弱，避免逐邪而傷正。並應立足於恢復脾胃的運化功能，振奮體內陽氣，以有助於痰飲水濕的消除。還應注意有無氣滯、血瘀、邪熱等其他病理因素存在。因此，本證的治療經常與健脾、益氣、溫陽、理氣、化瘀、清熱等法配合使用。袪除痰飲水濕的方藥每具有辛香溫燥、甘淡滲利的性質，易於耗傷陰液，因而對身體陰液不足、病後體弱、孕婦等，均應慎用。

【每日練習】

1. 痰飲水濕是如何產生的？
2. 痰飲水濕證的診斷依據是甚麼？
3. 治療痰飲水濕證的原則是甚麼？應注意哪些問題？

第六週

蓄水證 —— 五苓散

蓄水證是指病邪內傳膀胱，導致了膀胱的氣化失職，致水液內蓄的一種病證。其水液內蓄的部位以膀胱為多見，所以本證又稱為膀胱蓄水證，但也有水液蓄於其他部位者。本證多見於急慢性腎炎等所致的水腫、尿瀦留、急性胃腸炎等病。

【診斷】

本證主要症狀為：渴欲飲水或水入即吐，小便不利或水腫。其他見症可有：發熱、惡風寒，頭痛，眩暈，小腹脹滿，洩瀉，舌苔白，脈浮。

由於病邪影響了膀胱的氣化功能，水液的輸佈排泄失常，所以出現了一系列症狀。如水液內阻，津液不能上承於口，則致口渴，但又因體內並非缺乏水液，再加上水液內阻，所以飲水後往往又立即吐出。水液內停，蓄於膀胱則小便不利、小腹脹滿。水泛於肌膚，則發為水腫。水液趨於大腸則有腹瀉。水飲上逆，或水飲阻遏清陽之氣，可發生頭痛、眩暈。如此時肌表之邪未解，表證仍在，則可伴見發熱、惡風寒。如表證已解而病邪內傳，裏熱已盛而有蓄水證者，亦可見發熱或熱勢較甚。因而本證可以表現為裏證，也可以屬於表裏同病者。

【治法／處方】

利水祛濕，溫通陽氣（五苓散）。

豬苓（去皮）9 克　茯苓 9 克　澤瀉 12 克　白朮 9 克　桂枝（去皮）5 克

歌訣： 五苓散裏用桂枝，澤瀉豬苓白朮施；

原治膀胱蓄水證，亦治脾傷濕留滯。

用法： 上五味藥，搗碎作散劑，每次用白開水送服 3 克，每天 3 次。同時多飲熱水，使身上有汗出。或按上方用量作湯劑水煎服。亦可將本方作為丸劑，每次服 4~6 克，開水送下，或每次用 9~15 克以紗布包後，加水煎湯服。

【解説】

五苓散中重用澤瀉，取其甘淡利尿的作用以排出體內的蓄水，為本方的主藥。配合豬苓、茯苓二味淡滲利水的藥物，增強祛除水濕的力量。方中白朮苦溫性燥，既可燥濕，又可健脾，使脾之運化水濕功能恢復，以助祛除水濕。至於方中桂枝的作用有兩個方面：一是取其辛溫之性以溫通陽氣，陽氣敷佈正常，則水濕亦易得化；二是取其辛溫解表的功效以祛散肌表未解的外邪。由此可見，無論是否有表證，本方中均應配合桂枝。從本方的作用來看，以淡滲通利小便為主，但又注意了健脾化濕和溫通陽氣，所以能排出體內蓄積之水。

據現代藥理研究，五苓散對體內水、電解質、脂肪、糖類、蛋白質等方面的代謝均有一定的調節作用，特別是有明顯的利尿效果，對急慢性乙醇中毒有預防和治療作用。方中每味藥均可利尿，茯苓、豬苓、白朮還可增強免疫功能、保肝、鬆弛平滑肌、降低血膽固醇。桂枝、豬苓還有抑菌作用，桂枝又可擴張血管，改善臟器的血液循環，並可發汗散熱。因而本方除了可利尿排水外，還有多種複雜的藥理作用。

【治療參考】

五苓散在臨床上是一張治療各種水飲內停的代表方，應用的範圍不斷擴大。從其適用病證來看，涉及泌尿、消化、神經、內分泌等多種系統。如泌尿系統疾病中的急性腎炎、慢性腎炎、泌尿系結石、腎盂腎炎、膀胱炎、尿道炎、手術後或產婦尿潴留等；消化系統疾病中的急性胃腸炎、急性傳染性肝炎、肝硬化腹水等；神經系統疾病中的神經性頭痛、梅尼埃病、三叉神經痛、腦水腫、腦積水等。此外還有用於濕疹、帶狀皰疹等皮膚病者。一般以小便不利、水腫、吐瀉、眩暈、皮膚滲液等水飲表現為應用本方的參考症狀。從本方的應用來看，往往顯示該方具有雙向調節作用。如既能治腹瀉，又可用以治療某些頑固性的便秘；既治口渴、小便不利，又可用以治療口渴多尿的尿崩症。說明五苓散對人體功能活動的失常可通過調節而恢復正常。

本方在具體運用時，可根據病情進行加減。水腫較甚者，可加入車前子、冬瓜皮、大腹皮、生薑皮等。蓄水證兼陰虛有熱者，本方去桂枝、白朮，加滑石、阿膠，即為豬苓湯 ❶。眩暈、嘔吐，可加郁金、鈎藤、石決明等；小便澀痛，口渴心煩，腰酸，舌紅，脈數，屬濕熱內蘊而脾腎兩虛者，可加生地、熟地、知母、黃柏等。小便不利而兼有氣虛者，本方可加人參，即為春澤湯 ❷。

【注意事項】

五苓散為利水祛濕之劑，用之不當則可耗傷人體陰液，因而一般不宜久服，對素體陰虛者，尤應慎用。又本方所治的蓄水證以不兼夾熱邪者為宜，如屬水濕與邪熱相夾者，應治以清利濕熱之法，不可再投桂枝辛溫之品。

【附方】

❶ 豬苓湯：豬苓（去皮）、茯苓、澤瀉、阿膠（打碎）、滑石（碎）各 9 克。水煎服，其中阿膠分二次烊化後沖服。功用：利水滲濕，清熱養陰。主治：小便不利，發熱，口渴欲飲，嘔噁下痢，血尿，熱淋，小便澀痛。

❷ 春澤湯：五苓散加人參，水煎服。功用：補氣利水。主治：氣虛水濕內停，倦怠，口渴而小便不利。

痰飲證 —— 苓桂朮甘湯

痰飲證是指中焦陽氣不足，脾失健運，不能運化轉輸水液而致痰飲內停的一種病證。本證所指的痰飲停留部位以中焦為主，因而只是痰飲證中的一種類型，當然，中焦的痰飲也會影響到其他臟腑組織的正常功能。本證多見於支氣管炎、眩暈症、慢性胃炎及某些心血管病等疾病。

【診斷】

本證的主要症狀為：胸脅胃脘撐脹，眩暈，泛吐清水痰涎，苔白滑。其他見症可有：胃脘有氣上逆於胸，起立時發生眩暈，心悸，咳喘氣短，後背畏寒，脈弦滑或沉緊等。

由於水飲停留於中焦，必定影響氣機運行，加上水飲又為有形實邪，所以胸脅及胃脘部撐脹作滿，其中也包括了肺氣腫引起的桶狀胸。水飲阻於中焦，致清陽之氣不能上升，可引起頭暈目眩。水飲中阻而致胃氣上逆，故嘔吐清水痰涎，或見胃脘有氣上逆於胸。水飲上犯於心，影響心神則心悸；上犯於肺，影響肺之宣降功能則咳喘氣短。中有水飲又可影響陽氣敷佈，可致後背有畏寒的感覺。苔白滑、脈弦滑或沉緊，是水飲內伏的表現。

本證所見的眩暈與一般的頭昏、頭重有所不同，多表現為視物旋轉，甚則不能睜眼，多伴有明顯的噁心或嘔吐，以高血壓病、內耳水腫及腦震蕩後所引起的頭暈為多見。本證的咳喘短氣多伴有咳吐多量白色泡沫狀黏痰，多見於慢性氣管炎。本證的泛吐清水痰涎，也可伴見胃中自覺有水液晃動，甚至可聽到水液晃動的聲音。

由於胃脘胸脅撐脹、眩暈、嘔吐、咳喘的原因甚多，所以要確定為痰飲停中所致，必須排除其他的原因。在診斷時一方面注意舌苔表現，一方面注意各種中陽不足、脾失健運的症狀和水飲的特徵。

【治法 / 處方】

健脾滲濕，溫化痰飲（苓桂朮甘湯）。

茯苓 12 克　桂枝（去皮）9 克　白朮 6 克　甘草（炙）6 克

歌訣：苓桂朮甘治飲邪，溫化痰飲效堪誇。

用法：上四味藥，加水 1200 毫升，煮成 600 毫升，去藥渣，分 3 次溫服，每天 3 次。

【解說】

苓桂朮甘湯是溫化中焦痰飲的重要方劑。方中以茯苓健脾助運，滲濕利水，為本方主藥。配合桂枝是為溫通陽氣，以助運化水濕。白朮則可健脾燥濕。又用炙甘草健脾益氣，以恢復脾運功能，且能調和諸藥。從本方的組成來看，與五苓散相似，但由於五苓散所治的病證為水液蓄於下焦，所以重用淡滲利水之品，能因勢利導，使在下之水從小便而去，方中重用澤瀉，加用豬苓；本方則治中陽不足而水飲停中者，所以加用健脾益氣的炙甘草，而未用澤瀉、豬苓。

據現代藥理研究，苓桂朮甘湯有健胃、利尿、鎮靜、鎮痛、強心等多種作用。方中主要藥物的藥理作用前已有介紹，此處不再重複。

【治療參考】

苓桂朮甘湯在臨床上有較多的適應病證，例如對耳源性眩暈症、高血壓病的眩暈、腦震盪後遺症的眩暈症，慢性支氣管炎、哮喘、心功能衰竭或腎炎所致的水腫、心包積液等都可酌情採用。此外，本方還可用於陽氣虛衰而感受風濕所致的關節炎、陽虛而低熱出汗、尿崩症或神經性口渴。在臨床應用時掌握住陽氣不足、脾運失健、水飲內停這幾個環節，便可得心應手地選擇適應病證。

本方在具體運用時，對於嘔吐痰涎較多者，可加入法半夏、陳皮等；對於眩暈較甚者，可加入明天麻、法半夏、澤瀉等；對於咳喘較甚者，可加入炙麻黃、法半夏、陳皮、白果等；對於脾虛較甚者，可加黨參；對於兼有肌膚水腫者，可加入車前子、澤瀉、冬瓜皮等；對於關節疼痛者，可加入烏蛇、威靈仙、羌活等。本方去桂枝加乾薑，名甘草乾薑茯苓白朮湯，又名腎着湯 ❶，其溫脾化濕力較強。

【注意事項】

苓桂朮甘湯性偏溫，故對夾有熱邪或素體陰虛者不宜投用。同時，本方雖有健脾之功，但畢竟為祛除水飲而設，對於因肝腎不足，氣血雙虧所引起的眩暈、水腫以及風寒、痰熱、肺虛所引起的咳喘諸證均不適用。

【附方】

❶ 甘草乾薑茯苓白朮湯（腎着湯）：甘草、白朮各 6 克，乾薑、茯苓各 12 克。水煎服。功用：暖脾勝濕。主治：寒濕下侵，身重，腰以下冷痛，但飲食如故，口不渴，小便自利。

【每日練習】

1. 蓄水證的辨證要點是甚麼？

2. 五苓散由哪些藥物組成？

3. 痰飲與痰飲證的概念是甚麼？痰飲證的臨床表現有哪些？

4. 苓桂朮甘湯的作用是甚麼？適應於哪些病證？

5. 案例　程某，女，7 歲

　　2 年前發現顏面和下肢浮腫，經治後腫勢見減，但時腫時退。近 1 週浮腫又劇，伴惡寒，下午低熱，口渴不欲飲水，小便黃赤短少，小腹微滿，苔白微膩，脈浮數。請開中藥方。（答案：茯苓 10 克　豬苓 10 克　澤瀉 12 克　桂枝 6 克　車前子 包 12 克　炒冬瓜皮 12 克　炒白朮 10 克　水煎服）

6. 案例　黃某，男，67 歲

　　素有高血壓病，近幾年來發生心悸，氣急，在活動後尤甚，時咳泡沫樣白痰，雙下肢浮腫，時眩暈，胸脘痞悶，口不渴，舌苔白而水滑，脈弦滑。請開中藥方。（答案：茯苓 10 克　炒白朮 10 克　桂枝 6 克　車前子 包 12 克　葶藶子 9 克　炙甘草 5 克　水煎服）

週 2

陽虛水泛證 —— 真武湯

陽虛水泛證是指脾腎陽氣虛衰後不能溫化水濕，或水濕在體內久留而致脾腎虛衰所引起的一類病證。本證水濕可泛於全身各處，但其發生及所影響的臟腑是在脾腎，病證性質屬陽虛而裏有虛寒，並兼有水濕實邪，所以為虛中夾實之證。本證多見於慢性腎炎、腎病綜合征、心源性水腫、慢性肝炎水腫或腹水以及多種內分泌疾病。

【診斷】

本證的主要症狀為：小便不利，肢體浮腫，口不渴，苔白滑，脈沉細。其他見症可有：四肢沉重疼痛，腹痛腹瀉，心悸，頭眩，肌肉跳動或顫抖，站立不穩，嘔吐，畏寒，四肢不溫等。

人體水液的吸收、輸佈、排泄與體內多種臟腑有關，而脾之健運、腎之開合具有關鍵的作用，尤其是與其陽氣的功能密切相關。脾陽和腎陽兩者有着互養互補的關係，因而脾陽久虛可致腎陽衰，而腎陽不足又必引起脾陽虛衰。了解了以上理論就不難解釋陽虛水泛證的形成及其各種症狀的發生機制。由於脾腎兩虛，水液不能外洩，故見小便不利、肢體浮腫。由於內有水濕，故口不渴，苔白滑，脈沉細。

水濕外溢於肌膚，則四肢沉重疼痛，甚至水腫，水氣上逆則眩暈、嘔吐，犯於心則心悸。脾虛不能健運水濕，則見腹痛腹瀉。由於脾腎陽氣虛衰，本證實質也可看作是裏虛寒證，只是兼有水濕內泛而已，身畏寒，四肢不溫正是虛寒證的表現。陽氣不能溫煦經脈，故可見肌肉跳動或顫抖，站立不穩。

【治法／處方】

溫陽利水（真武湯）。

茯苓 9 克　芍藥 9 克　生薑（切）9 克　白朮 6 克　熟附子（去皮，破）9 克

歌訣：真武湯壯腎中陽，苓芍朮附加生薑；

少陰腹痛寒水聚，悸眩吐瀉急煎嘗。

用法：上五味藥，用水 1600 毫升，煮取 600 毫升，去藥渣，每次溫服 150 毫升，每天服 3~4 次。

【解說】

真武湯中溫補腎陽和脾陽以助水濕運化的主藥是附子。方中又配合白朮、茯苓健脾運濕、淡滲利水，白朮與附子相伍能補脾腎而袪裏寒，並能溫煦經脈、除濕止痛，其中生薑既可助附子溫陽袪寒，又可助苓、朮溫散水氣，佐用芍藥，有利小便、緩急止痛、和血益陰之效，這樣又可緩和薑、附之辛燥性質而不致傷陰。全方有溫脾腎、助運化、化水濕的作用。

據現代藥理研究，真武湯中的茯苓、白朮、附子都有一定的利尿作用，其中附子有強心、升高血壓、鎮痛等作用。芍藥除有鎮靜、鎮

痛、緩和平滑肌痙攣等作用外，還有利尿、抗菌、止汗等作用。附子與芍藥配伍可加強止痛鎮靜作用，因而常用於虛寒性腹痛和風寒濕之邪所致的四肢疼痛。

【治療參考】

真武湯在臨床上可治療多種疾病，有較廣泛的適應證。其中較常用於各種水腫，無論是心源性、腎源性、肝源性、營養性、內分泌性、妊娠性等各種水腫，只要表現有脾腎陽虛症狀者，均可投用。然而其作用並非僅限於利水，而是有強心、壯腎、保肝、補養、調整內分泌等多方面的功效。其他還可用於高血壓病，有一定降壓作用，對於併發心力衰竭、心律紊亂者更為適宜。本方也較常用於胃炎、胃下垂、胃及十二指腸潰瘍、慢性腸炎、慢性腹痛等多種消化系統疾病。本方在治療胃腸疾病時也顯示了雙向調節作用，如既可治療各種慢性腹瀉，也有用於脾腎陽衰所致的便秘。此外還用於慢性腎炎、慢性支氣管炎、肺氣腫、梅尼埃病、自主神經功能紊亂、各種關節炎等。在臨床運用時，以病人出現面色白，畏寒肢冷，水腫以下肢為甚，或腹瀉完谷不化，腹中冷痛等虛寒內盛症狀，作為投用本方的依據，它與理中湯、四逆湯等適應證的主要區別在於有水氣內泛的表現。

本方在具體運用時有許多隨證加減法。水腫較甚、小便不利者，可加車前子、澤瀉、冬瓜皮等；咳喘、咳吐清稀痰涎者，可加五味子、細辛、乾薑等；脾陽虛甚而腹瀉較甚者，可加乾薑，去芍藥；腎陽虛甚者，可加肉桂、黃芪、熟地等。本方倍附子、白朮，加人參，去生薑，可溫陽而祛寒濕，名附子湯 ❶，主要適用於風寒內侵的骨節疼痛之證。

【注意事項】

陽虛水泛證多屬慢性疾患，但其中有的是危重病證，因而要慎重處理。此外本證可用於發熱之證，但應為陽氣虛衰或陽氣外浮所致的病證方可適用，如為表熱或裏熱壯盛者不可妄投。

【附方】

❶ 附子湯：熟附子15克（炮，去皮），茯苓、芍藥各9克，人參6克，白朮12克。水煎服。功用：溫經助陽，祛寒化濕。主治：陽氣虛衰，寒濕內侵，身體骨節疼痛，惡寒肢冷，苔白滑，脈沉細。

【每日練習】

1. 陽虛水泛證的臨床表現有甚麼特徵？
2. 真武湯由哪幾味藥組成？
3. 案例　嚴某，男，64歲

有慢性支氣管炎史十餘年。近幾年來每至冬季咳喘甚劇，伴面部、四肢浮腫，下肢尤甚。今冬以來症狀加重，形體畏寒，四肢清冷，咳喘不能平臥，四肢沉重乏力，大便稀溏，口唇紫暗，苔薄膩，舌質暗紅，脈沉細而滑。請開中藥方。（答案：熟附子9克　茯苓10克　白芍10克　炒白朮6克　乾薑2克　炙麻黃6克　杏仁10克　炙甘草3克　葶藶子10克　水煎服）

週 3

濕困脾胃證 —— 平胃散

濕困脾胃證是指濕濁之邪犯於脾胃，或因脾胃功能失常而引起的濕濁內阻、困於脾胃的一種病證。前已論及，濕邪有"外濕"與"內濕"之別，本證既可見於外濕侵襲人體的外感病，又可見於內濕為患的內傷雜病，如急慢性胃腸炎、腸傷寒、急慢性肝炎、痢疾、胃及十二指腸潰瘍、胃神經症等消化系統疾病較常表現為本證。

【診斷】

本證的主要症狀為：脘腹脹滿，泛惡，便溏，苔膩。其他見症有：不思飲食，口淡無味，倦怠嗜睡，肢體沉重，脈緩。

由於濕濁困阻脾胃，阻滯氣機，則見脘腹脹滿。濕邪影響到脾胃的升清降濁功能，可出現泛噁、便溏、不思飲食。濕阻於中，清陽之氣不能敷佈全身，可致倦怠嗜睡。這與全身陽氣虛衰所致的倦怠委靡有所不同。苔膩是診斷體內有濕的重要依據，而口淡無味與緩脈又是這一診斷的重要佐證。

濕困脾胃證以脾胃陽氣困遏、濕濁內阻表現為特徵，如兼有邪熱表現，則屬濕熱蘊中證；如見有明顯的中陽虛衰、寒濕內阻的表現，則又屬太陰虛寒證。三證有相似之處，但不得混淆。

【治法 / 處方】

健脾化濕（平胃散）。

蒼朮（去粗皮，米泔水浸二日）250 克　厚朴（去粗皮，薑汁製，炒香）156 克　陳皮（去白）156 克　甘草（炒）90 克

歌訣：平胃散用朴陳皮，蒼朮甘草四味施；

燥濕健脾消脹滿，行氣和胃功效奇。

用法：上藥製為細末，每次用 6~9 克，加生薑 2 片、大棗 2 枚，煎湯去渣溫服。或用蒼朮 10 克，厚朴、陳皮各 5 克，甘草 3 克，生薑 2 片，大棗 2 枚，水煎服。也可製為丸劑，每服 6 克，每天 2 次。

【解説】

平胃散是祛除脾胃濕邪的代表方，其祛濕不外乎燥濕、行氣、健脾等法。方中重用苦溫的蒼朮以燥濕，恢復脾運化水濕的功能，是本方的主藥。又配合苦溫的厚朴以理氣除脹和燥濕降逆，配合陳皮理氣健脾，甘草、大棗則調理脾胃以恢復運化功能。方中用行氣之藥是因為濕困於內必阻礙氣機運行，而氣行不暢又必然更影響濕邪的祛除，所以行氣是祛除濕邪的一個重要環節。

據現代藥理研究，平胃散能較好地調整胃腸道消化功能。方中蒼朮有健胃、利尿、發汗、鎮靜、降血糖和強壯作用；厚朴則除了有健胃、鎮靜、鎮痛、緩解橫紋肌強直等作用外，還有較好的抗菌作用。此外，方中所用的陳皮也有健胃、止吐、祛痰等作用。甘草則有解痙、保護胃黏膜、類腎上腺皮質激素等作用。綜合全方的作用，不僅限於健胃助消化，而且有較廣泛的藥理作用。

【治療參考】

平胃散在臨床上幾乎可用於由濕邪所致的各種病證，病變的重點在脾胃，但又不限於脾胃。如胃的多種疾病：慢性胃炎、胃下垂、胃神經症、胃及十二指腸潰瘍，因甚易出現濕邪困中的症狀，所以常用本方。但有許多非消化系統的疾病只要有濕邪存在，也常用本方。如冠心病、失眠、慢性腎炎、婦女月經稀少或閉經、不孕症、白帶等。

在具體運用時，本方一般作為除濕的基本方，隨證再作加減。濕困脾胃而氣機鬱滯較甚者，可加木香、砂仁等以增加行氣之力；兼有食滯內停者，可加炒神曲、麥芽、焦山楂等；見腹脹便秘者，可加檳榔、萊菔子、枳實等；兼有脾胃虛弱而倦怠乏力、食少便溏者，可加炒白朮、茯苓、黨參等；兼有脾胃寒盛而腹部冷痛作瀉者，可加乾薑、肉桂等；胃氣上逆較甚而嘔吐或呃逆頻頻者，可加入薑半夏、紫蘇梗等。屬濕熱互蘊於中焦脾胃，可參"濕熱蘊中證"診治內容；如兼有表濕未解而有表證者，可參"表濕證"診治內容。

本方若與五苓散合用，名胃苓湯 ❶，治療水濕偏盛，或有水腫、小便不利者。本方加香附、砂仁，名香砂平胃丸 ❷，增強了消脹理氣的作用。

【注意事項】

平胃散雖然適用的病證甚多，但就其性質來說偏於溫燥，所以無濕者固然不能用，就是有濕邪而素體陰虛或兼夾有熱邪者也不可輕率使用，即使要用，應有妥善的配伍。

【附方】

❶ 胃苓湯：五苓散、平胃散各 3 克。上藥混合和勻，加生薑 3

片，大棗 2 枚，水煎，空心服。功用：健脾和中，利濕行氣。主治：濕阻脾胃，或伴有傷食，脘腹脹滿，腹瀉，小便短少，苔白膩。

❷ 香砂平胃丸：蒼朮 10 克，厚朴、陳皮、香附各 8 克，砂仁、甘草各 4 克。製成小粒丸劑，每袋裝 120 克。每次服 6 克，每天 2 次，吞服。功用：燥濕健脾，理氣寬中。主治：濕阻脾胃，脘腹脹滿。

【每日練習】

1. 濕困脾胃證的臨床特徵是甚麼？與濕熱蘊中證的症狀有何區別？
2. 平胃散由哪幾味藥物組成？
3. 案例　閻某，女，43 歲

患胃病七八年，診斷為淺表性胃炎。近 1 週來胃脘部脹滿不適，食後尤甚，時有微痛和噁心，大便稀溏，每天 2 次，不思飲食，苔白濁膩，脈濡細。請開中藥方。（答案：炒蒼朮 10 克　炒白朮 10 克　薑半夏 9 克　厚朴 6 克　陳皮 6 克　砂仁[後下] 6 克　木香 6 克　炙甘草 3 克　水煎服）

週 4

痰濕證 —— 二陳湯

濕證是指體內諸臟腑運化水濕的功能失常，導致津液代謝障礙，水液停積而致的一種病證。人體的津液代謝除了與脾胃有直接關係外，還與肺氣宣降、腎陽蒸化、肝膽疏洩、三焦通達等臟腑功能密切相關，其中任何一種功能失常，均可形成痰濕。因而痰濕可分佈在人體的任何部位，其廣義的概念可包括以前學習過的痰飲、水濕、濕濁等，而狹義的痰濕概念則重點指痰，又稱為濕痰，其中既有有形可見者，又有屬病理推斷者，其分佈較之前述濕困脾胃證之以脾胃為主要部位者則要廣泛得多。今天所學的痰濕證，其痰濕的概念以狹義者為主。本證多見於慢性支氣管炎、肺氣腫、慢性胃炎、胃及十二指腸潰瘍、慢性腸炎、慢性肝炎、慢性膽囊炎等呼吸、消化系統疾病。又因痰濕可夾寒、熱、風、食、瘀等邪，其分佈部位可遍及五臟六腑、經絡筋骨、肌肉皮下，所以其涉及的病種極多。

【診斷】

本證的主要症狀為：咳嗽、痰多色白、苔白膩、脈滑。其他見症可有：胸悶、脘痞、納呆、噁心嘔吐、肢體困倦，頭眩心悸、喘促，癲狂、失寐或多寐，驚、痰核、瘰癧、流痰、白帶頻下、形體肥胖等。

中醫學有"脾為生痰之源，肺為貯痰之器"之說，即指出脾胃失卻健運是產生痰濕的原因，而痰濕生成後每貯留於肺。痰阻於肺，必然影響肺氣宣降，所以見咳嗽而咯白色痰液，甚則致喘促。苔白膩、脈滑是體內有痰的重要診斷依據。由於痰濕生成後，阻礙氣機運行，所以又見胸悶、脘痞。痰濕在脾胃則影響其運化及升清降濁功能，所以不思飲食或噁心嘔吐。痰濕中阻，致清陽之氣不能輸佈全身及頭部，可出現肢體困倦、頭目眩暈等症狀。痰濕蒙蔽清陽之氣還可引起昏昏欲睡，如多寐症之類。痰濕擾亂心神，也可出現心悸、癲狂、失眠、驚恐不安或肢體抽搐、意識喪失等表現。如痰濕結於筋骨、經絡，則形成腫塊，因其多可活動，皮色不紅，疼痛不甚，與一般炎症的紅腫熱痛不同，所以稱之為痰核，其中結於頸部的則多屬瘰癧（淋巴結結核），深在肌肉或骨的則多屬流痰（骨、關節結核）。如痰濕佈於下，在婦女可見白帶頻多，其中如痰濕阻滯胞宮，還可引起不孕。如痰濕不化，充斥形體，則可表現為肥胖，故有"肥人多痰"之說。其中也包括了部分高脂血症，因血脂過高，亦屬痰濕之例。

【治法／處方】

燥濕化痰，理氣和中（二陳湯）。

法半夏 15 克　橘紅 15 克　白茯苓 9 克　炙甘草 5 克

歌訣：二陳湯用夏和陳，益以甘草與茯苓；

　　　　利氣祛痰兼燥濕，濕痰為患此方珍。

用法：上藥共為粗末，每次用 12 克，加生薑 7 片，烏梅 1 個，水煎去渣，趁熱服。

【解説】

二陳湯是治療痰濕的基本方。方中以半夏燥濕化痰，並可和胃止嘔、行氣止咳，是本方的主藥。配伍陳皮，是由於氣機鬱滯乃痰濕內生的重要原因，陳皮疏通氣機，使氣行暢通，則有助於痰濕的祛除；同時，痰濕內阻又必然有礙氣行，以致胸悶、脘腹脹滿，用陳皮則可解除上述症狀，加上陳皮本身也有化痰作用，所以在痰濕證的治療中，陳皮為一重要藥物。方中茯苓可健脾滲濕，脾運健旺，濕邪得去，則痰亦無法生成。甘草可和中益氣，中氣得充則痰濕不易形成。配合生薑既可和胃止嘔，又可減半夏之毒。用少量烏梅可酸斂肺氣，與半夏之辛散相合，有收有散，使本方燥濕化痰而不致溫散傷陰。由於歷來認為半夏、陳皮以陳久者為佳，所以本方以"二陳"命名。

據現代藥理研究，半夏有止咳、鎮吐作用。陳皮可促進消化液的分泌，排除腸內積氣，並能利膽、抗炎、擴張支氣管、祛痰。茯苓除可利尿外，又可保肝、鎮靜。甘草則可抑制平滑肌痙攣、抗炎、抗過敏，配合陳皮、茯苓等又有保護胃腸黏膜、抗潰瘍等作用。當然，以上的藥理研究還遠不能說明二陳湯的全部藥理作用，從本方的臨床應用來看，二陳湯對消化、呼吸、神經、心血管、內分泌、生殖泌尿等各系統均有一定的調節作用。

【治療參考】

二陳湯在臨床上治療病證的範圍極其廣泛，幾乎所有治療痰濕的方劑都是在本方的基礎上加減而來的，在具體運用時，尚須根據痰濕兼夾病邪的不同性質和所在的不同部位，進行靈活的加減變化。如夾寒，屬寒痰者，可加蒼朮、生薑汁，寒甚可加淡吳茱萸、附子；夾熱，屬痰熱或痰火者，可加石膏、青黛、黃連、竹瀝；夾風，屬風痰者，可加明天麻、製南星、白附子、皂角、地龍；夾食，屬食痰者，可加山楂、神曲、麥芽；夾瘀，屬瘀痰者，可加桃仁、紅花、丹參；夾熱積腸腑者，可加大黃、芒硝、全瓜蔞；夾氣滯者，可加製香附、枳殼、柴胡等。如痰濕在脾胃或在肺，本方常與平胃散合用，治療痰濕症狀明顯的慢性胃炎、消化不良、胃神經症、消化道潰瘍、慢性腸炎、慢性肝炎、慢性支氣管炎、肺氣腫、支氣管哮喘等疾病。痰濕蒙蔽心神，本方多加入石菖蒲、郁金、礞石、法半夏等。本方加膽南星、枳實、人參、石菖蒲、竹茹，即為滌痰湯 ❶，治療中風痰迷心竅而神昏者。如痰濕阻於胞宮，致白帶頻下或肥胖不孕，可加蒼朮、製香附、當歸、南星等，如蒼附導痰丸 ❷。如痰濕結塊阻於肌肉皮下，可加白芥子、皂角刺。如脾胃虛寒而痰濕中阻則可與理中丸相合，即太陰虛寒證中所提到的理中化痰丸。如肺熱而痰熱內結，致咳嗽咳黃痰者，本方加瓜蔞仁、黃芩、枳實、膽南星，即清氣化痰丸 ❸。

【注意事項】

　　二陳湯屬溫燥之劑，如素體陰虛或有熱者，當慎用，或配合養陰、清熱之品。對有咯血傾向者，不宜用燥烈的半夏，以防引起大咯血。

【附方】

　❶ 滌痰湯：薑半夏、膽南星各 8 克，橘紅、枳實、茯苓各 6 克，人參、石菖蒲各 3 克，竹茹 2 克，甘草 1.5 克。加薑、棗，水煎服。功用：滌痰開竅。主治：中風痰迷心竅，舌強不能言語，舌苔黃膩，脈沉滑或弦緊。

　❷ 蒼附導痰丸：蒼朮、香附、枳殼各 8 克，陳皮、茯苓各 6 克，膽南星、甘草各 4 克。為末，薑汁和神曲為丸。每服 9 克，淡薑湯送

服，或參上劑量水煎服。功用：燥濕化痰，調氣活血。主治：婦女肥胖，痰涎壅盛，月經不行，白帶頻多而稠，不孕。

❸ 清氣化痰丸：瓜蔞仁（去油）、陳皮（去白）、黃芩（酒炒）、杏仁、枳實（麩炒）、茯苓各 30 克，膽南星、製半夏各 45 克。共研細末，薑汁為丸。每服 6 克，溫開水送下，每天 2~3 次。

【每日練習】

1. 痰濕證的臨床表現有甚麼特徵？與濕困脾胃證有何異同？
2. 二陳湯由何藥組成？有哪些主要加減方法？
3. 案例　錢某，男，58 歲

患慢性支氣管炎、肺氣腫十餘年，每到冬季發作尤甚。近日因感受風寒而咳嗽較劇，喘急，咳吐大量白色泡沫樣痰液，胸悶，脘腹脹滿，口不渴，飲食大減，苔白厚膩，脈細滑。請開中藥方。（答案：法半夏 10 克　陳皮 10 克　茯苓 10 克　炙麻黃 6 克　炒白朮 10 克　蘇子 10 克　炙甘草 5 克　水煎服）

週 5

痰熱內擾證 —— 溫膽湯

痰熱內擾證是指痰熱在體內影響臟腑正常功能活動而致的一種病證。痰熱即痰濕夾熱者，所以本證實際上也是痰濕證的一部分。痰熱能影響的臟腑甚多，其中有痰熱蘊肺、痰熱客於膽胃、痰熱閉阻心竅、痰熱滯肝、痰熱阻於經絡等不同。今天所學習的以痰熱內阻、膽胃不和之證為主，多見於急慢性胃炎、妊娠惡阻、眩暈、癲狂、癲癇、心悸、中風等多種疾病。

【診斷】

本證的主要症狀為：失眠、口苦、心悸、神志失常、苔黃膩。其他見症可有：心煩不安，驚恐，癲狂或發，神昏，嘔吐，呃逆，胸悶，脈弦滑等。

本證痰熱的部位以膽為主，痰熱在膽，則易犯胃，致胃失和降而嘔吐、呃逆。膽之痰熱又可上擾心神，輕則致失眠、心悸、心煩不安、驚恐，重則導致神志失常。其中在內傷雜病中，有表現為抑鬱、淡漠者為癲，有表現為興奮、煩亂者為狂；在外感熱性病中，有表現為神識不清或昏迷不醒的，有表現為說胡話者，稱為譫語。痰熱內盛則口

160

苦、苔黃膩，脈弦滑；痰熱阻滯氣機運行則見胸悶。

【治法 / 處方】

清熱化痰，理氣和胃（溫膽湯）。

半夏 6 克　竹茹 6 克　枳實（炒）6 克　陳皮 9 克　炙甘草 3 克
茯苓 5 克

歌訣：溫膽湯中苓半草，枳竹陳皮加薑棗；

　　　　虛煩不眠心中悸，膽熱痰擾證可消。

用法：上藥共為粗末，每次用 15 克，加生薑 5 片，大棗 2 枚，
水煎服。

【解說】

溫膽湯實際上是二陳湯的加減方。方中半夏、陳皮、茯苓、甘草、
生薑等即為二陳湯的主要成分，可以燥濕化痰、理氣和中。又因夾有
邪熱，所以配合竹茹以清化痰熱。方中加入枳實可增強行氣化痰的作
用。綜合全方的作用。可治療痰濕證兼夾邪熱或有化熱傾向者。所以
方名為"溫膽"，實際是"清膽"。

據現代藥理研究，除在痰濕證中已介紹了二陳湯中各藥的一些藥
理作用外，本方更側重於鎮靜、調整中樞神經系統功能，所以是治療
神經精神性疾病的常用方。

【治療參考】

溫膽湯在臨床上應用範圍較廣。如急慢性胃炎、消化道潰瘍、慢
性肝炎、慢性膽囊炎，出現胃腹、胸脅疼痛脹滿，口苦，泛噁，煩熱，
苔黃膩者，均可投用本方，有較好的止痛、消脹、止嘔作用。此外，

屬於痰熱性質的失眠、心悸、眩暈、精神分裂症、神經症、腦震盪後遺症、腦血管意外（中風）、癲癇、急性熱病中的神志異常等，也可用本方治療。由於痰熱的分佈部位不同，本方還可用於痰熱引起的冠心病、心律失常、甲狀腺功能亢進、梅尼埃病、妊娠惡阻、慢性支氣管炎、肺部感染等各種疾病。在投用本方時，注意舌苔表現是一個重要環節，舌苔現黃膩者，每為內有痰熱之象，而投用本方後，黃膩之苔往往可以逐步消退，標誌着痰熱漸化。

在臨床運用本方時，有許多加減法，眩暈較甚，可加明天麻、菊花、刺蒺藜等；嘔吐較甚，可加蘇葉、黃連、代赭石等；邪熱較甚，可加黃連、黃芩、梔子等；痰熱較甚，可加全瓜蔞、玄明粉、萊菔子、竹瀝等；痰熱擾心而失眠、心悸者，可加遠志、生牡蠣、酸棗仁；癲癇發作者，可加郁金、白礬、膽南星、石菖蒲等。本方加黃連即為黃連溫膽湯 ❶，治療邪熱較甚者，兼有氣血不足者，可加入熟地、人參、酸棗仁、遠志等，即十味溫膽湯 ❷。如屬火熱頑痰，本方力薄，可改用滾痰丸 ❸。

【注意事項】

本方用於痰熱內擾之證，其清熱之力顯然不是很強的，所以對於熱甚或痰火之證，應酌情加入清熱瀉火之品；如大便秘結而痰火內盛者，當配合攻下之法，多用大黃。因本方屬溫燥之劑，凡陰血不足之證不宜投用。火熱較盛者每易傷陰液，此時當酌加生地、沙參、石斛等清養陰液之品。

【附方】

❶ 黃連溫膽湯：溫膽湯加黃連 3 克。水煎服。功用：清化痰熱。

主治：失眠，眩暈，心煩，尿黃，口苦，苔黃膩，舌紅，脈滑數者。

❷ 十味溫膽湯：法半夏、枳實（炒）、陳皮各 6 克，白茯苓 4.5 克，酸棗仁（炒）、遠志（去心，甘草汁煮）、五味子、熟地黃、人參各 3 克，炙甘草 1.5 克，生薑 5 片，紅棗 1 枚。水煎服。功用：化痰益氣，寧心安神。主治：心膽虛怯，遇事易驚，四肢浮腫，飲食無味，心悸煩悶，夜寐不酣，坐臥不安。

❸ 滾痰丸：大黃（酒蒸）、黃芩（酒洗淨）各 24 克，礞石 3 克（捶碎，用火硝 3 克同放入小沙罐內蓋之，鐵線縛定，鹽泥固臍，曬乾，火煅紅，候冷取出），沉香 15 克。共為細末，水泛為丸。每服 5~9 克，清茶或溫開水送下，食後服，每天 1~2 次。功用：瀉火逐痰。主治：實熱頑痰，發為癲狂、驚悸、怔忡昏迷；或咳喘，咳黃稠痰，胸脘痞悶；或眩暈耳鳴，口眼蠕動；或不寐、多夢；或頸項結核，大便秘結，舌苔黃厚而膩，脈滑數有力。

【每日練習】

1. 痰熱的概念是甚麼？膽之痰熱內擾可出現哪些症狀？
2. 溫膽湯由何藥組成？可治療哪些疾病？
3. 案例　沈某，女，32 歲

失眠五六年，甚則通宵不寐，口舌生瘡，心煩，口苦，健忘，頭昏脹，胸悶，苔薄中黃膩，舌質偏紅，脈弦滑。請開中藥方。（答案：炒竹茹 10 克　炒枳實 10 克　法半夏 9 克　茯苓 10 克　陳皮 6 克　黃連 5 克　炒酸棗仁 15 克　合歡花 10 克　水煎服）

第七週

風痰上擾證 —— 半夏白朮天麻湯

風痰上擾證是指原有痰濕內蘊，又與肝風相夾而上擾所致的一種病證。所謂風痰，是痰濕夾風者，而風又有外來風邪（外風）與肝風內動（內風）之別。對於外風、內風的概念將在下一單元做具體介紹。不論外風還是內風，都可夾痰濕為患：外風夾痰，其病多在肺，可致惡寒發熱、咳嗽、咳痰；內風夾痰，其病多在肝，可致眩暈、頭痛、昏厥等。今天學習的風痰上擾證則指內風夾痰者，實際上也是屬於痰濕證的範圍。本證多見於各種眩暈症、高血壓病、神經衰弱症、中風、癲癇等病。

【診斷】

本證的主要症狀為：眩暈，頭昏重疼痛，嘔惡，苔白膩。其他見症可有：胸膈痞滿，眩暈頭痛發作時則噁心嘔吐，泛吐痰涎，或突然昏厥，不省人事，半身不遂，或發癲癇，四肢麻木。

本證由痰濕與肝風相夾而致，所以其症狀莫不與痰濕、肝風有關。痰濕內阻可以上蒙清陽之氣，加上肝風上逆而夾痰濕上犯於頭，可致眩暈或頭痛。其眩暈多表現為旋轉性，即感覺周圍物體或自身在旋轉，不能睜眼。同時由於風痰上逆犯胃，所以伴有噁心嘔吐，有時嘔吐相當劇烈。痰濁內阻，氣機運行不暢，故見胸膈痞滿，或胃脘部脹滿。泛吐痰涎和苔白膩，則是痰濕證的重要佐證。如肝風上逆較甚，痰濕較重，可致風痰蒙蔽心竅，此時會發生突然昏厥，不省人事，半身不遂，即成中風，也可因風痰閉塞心竅而致癲發作。本證如有風痰走竄經絡，則可出現麻木，此種症狀可單獨見，也可與前述症狀同時見。

【治法 / 處方】

祛濕化痰，息風健脾（半夏白朮天麻湯）。

半夏9克　天麻6克　茯苓9克　橘紅6克　白朮9克　甘草3克　生薑2片　大棗3枚

歌訣：半夏白朮天麻湯，苓草橘紅棗生薑；

　　　　　眩暈頭痛風痰盛，痰化風息保安康。

用法：上藥加水800毫升，煎煮成250毫升，溫服。再加水400毫升，煎煮成250毫升，溫服。每天服2次。

【解說】

半夏白朮天麻湯是在二陳湯的基礎上加天麻、白朮而成。二陳湯可燥濕化痰、理氣和中，但由於本證為肝風上逆而夾痰濕者，所以又用天麻平肝息風。本方中即以半夏祛痰與天麻息風相配合，作為主藥，再配合白朮健脾化濕，治生痰之源，因而全方有平息肝風、健脾化痰濕的作用。

據現代藥理研究，天麻有鎮靜、止痙、抗癲等作用，並可使冠狀動脈、腦及外周血管阻力下降，改善血循環，營養神經，因而對於各種神經性、血管性、貧血性眩暈有較好的療效。白朮則有健胃、利尿、鎮靜、強壯、保肝等多方面作用，對於天麻的藥理作用可能有協同的效果。

【治療參考】

半夏白朮天麻湯是治療眩暈、頭痛的常用方。這類眩暈、頭痛多由高血壓、神經衰弱、內耳前庭水腫等原因引起，臨床上以旋轉性眩暈，如坐舟車之中，伴有泛噁嘔吐、舌苔白膩、脈滑為應用要點。眩暈較甚者，可加僵蠶、鉤藤、膽星、石決明等；頭痛厲害者，可加全蠍、地龍、蜈蚣、蔓荊子等；脾虛運化力弱者，可加黨參、黃芪等。

【注意事項】

臨床上眩暈、頭痛的發生原因甚多，在內傷雜病中有肝陽、腎虛、氣虛、血虛、瘀血等，而本方只適用於痰濕夾肝風所致者。如肝風上逆較甚而致昏厥，不省人事者，當配合鎮驚、開竅、息風之劑，本方力薄，不能單用。

水飲證 —— 十棗湯

水飲證是指體內水液代謝功能失常，停聚而生水飲所致的一種病證。水飲是體內水液停聚形成的較為清稀的有形實邪，而今天學習的水飲證每有體內的滲液、水腫等表現，多見於滲出性胸膜炎、肝硬化腹水、腎炎水腫等病。

【診斷】

本證的主要症狀為：胸脅引痛，短氣，或腹腫大，或肌膚水腫。

其他見症可有：胃脘部痞滿或發硬，時作乾嘔，咳嗽，頭痛，目眩，或一身水腫，以下半身為重，腹脹，小便短少，大便秘結，舌苔滑潤，脈沉弦等。

水飲分佈的部位不同，可出現相應的症狀。如水飲停於胸脅即是胸水，必阻礙肺的宣降功能，故可見短氣，甚則喘急。並可致胸脅疼痛，其痛的特點是在咳嗽、深呼吸時痛勢尤甚，還可牽引後背作痛。水飲影響到肺也可引起咳嗽，影響到胃則致乾嘔。如水飲留於腹即是腹水，可見腹部腫大作脹，甚則腹大如鼓。水聚則氣機阻滯，在胃脘部可痞滿，脹悶，甚則堅硬。如水飲泛於肌膚即是水腫，其特點往往表現為腫勢較甚，日久不消，且以下半身為著。由於水飲內停，水液不能正常排泄，所以小便量少。有的病人可出現大便秘結，這與水阻氣滯，致腸腑傳導失職有關。苔滑潤、脈沉弦為水飲內停之象。

由此可見，水飲證之症狀多由有形之邪引起，在診斷時除了注意以上臨床表現外，還可結合胸水、腹水的現代檢查法，包括聽診、叩診、X線檢查、超聲檢查和穿刺等。然而，水飲又往往是由體內脾、肺、腎、心、肝、三焦等其他臟腑發生病變後，影響了水液的正常代謝而產生的，當發現水飲後，還應進一步檢查產生水飲的原因，不要只停留於水飲證的診斷。

【治法／處方】

攻逐水飲（十棗湯）。

芫花（炒）、甘遂、大戟各等份

歌訣：十棗遂戟與芫花，攻逐水飲效堪誇。

用法：上三味藥，各為細末，再和勻。用水 300 毫升，先煮肥大棗 10 枚，取 160 毫升煎液，去棗，加入藥末。體壯實者，每次用藥末 1~1.5 克，體較弱者，每次用 0.6~1 克。在清晨溫服，每天 1 次。服藥後如大便作瀉但水飲未去者，第二天如上法適當加重用量再服。如腹瀉較甚，可食稀粥，暫停服藥。現代則將上三味藥製成粉，裝入膠囊內，每次服 0.6~1.5 克，每天 1 次，服時用大棗 10~15 枚煎湯，於清晨空腹送服。

【解說】

　　十棗湯所治的水飲皆為水液大量積聚，非一般化濕、利水法所能祛除。故方中芫花、甘遂、大戟均屬峻瀉逐水之品，傳統認為芫花善消胸脅伏飲痰癖，甘遂善行經隧絡脈之水濕，大戟善瀉臟腑腸胃之水邪，三藥合用，則對攻逐水飲有協同作用，能逐水飲外出而消腫滿。但正因為三藥攻逐之力峻猛，易傷人身正氣，而水飲之產生，諸臟腑往往已先虛，此時再投峻攻之藥必然使正氣更虛，為此，本方當用大棗煎湯送服，一則可緩和諸藥之性，二則可補益脾胃，保護正氣，使攻邪而不傷正。由於大棗在本方中有重要的作用，所以用十棗作為方名。

　　據現代藥理研究，甘遂、大戟、芫花均有刺激腸壁，增加腸蠕動，引起腹瀉，特別是水瀉等作用，三藥又都可利尿，其中以大戟作用稍緩和，毒性也較低。然而，三藥又不僅是通利大小便的藥物，在通利大小便的同時，對人體內臟、血循環、神經和免疫系統都有一定的調節效果。

【治療參考】

　　十棗湯是攻逐水飲的代表方，臨床上常用於結核性胸膜炎、肝硬化腹水、晚期血吸蟲病腹水、結核性腹膜炎等病引起的胸腔或腹腔積液，也用於慢性腎炎產生的全身水腫。服用後，隨着大便排出和發生水瀉，小便量也可增多，體內水飲可逐漸減少以至消失。由於本方對人體的內臟、血循環、神經、免疫等系統有一定的調節作用，所以本方還可用於胃酸過多、精神分裂症、神經痛等多種疾病出現類似水飲內伏症狀者，尤其對於一些頑固難去的水飲，每可投用本方。

本方以散劑和棗湯服效果最好，亦有製成丸劑或膠囊內服者，名十棗丸。本方若不用芫花而加入白芥子，製成水丸，即為控涎丹 ❶，其功效與十棗湯相似而性質稍緩，且更擅長搜剔經絡、筋骨所留的痰飲之邪。

【注意事項】

十棗湯為攻邪治標之劑，雖有大棗顧護胃氣，畢竟易傷正氣，所以在使用時除對水飲證的辨證必須準確無誤外，還要注意病人的體質及服藥後的反應。如病人體質甚差，必須先補養正氣，或攻補兼施。服藥後如水飲未盡，病人正氣尚實，可以再次服用，否則要暫停，以待正氣恢復後再用。在用藥的劑量上，一般宜先用小量，逐步增加用量，決不可貿然從事。服藥後如腹瀉不止，可服冷稀飯以止瀉。水飲祛除後還要注意治療引起水飲的病因。由於這類病證一般較重，有條件者以送醫院治療為妥。

【附方】

❶ 控涎丹：甘遂（去心）、大戟（去皮）、白芥子各等份。共為細末，水泛為丸如綠豆大。每服 1~3 克，飯後臨臥時以溫開水或淡薑湯送服。功用：攻逐痰飲。主治：痰涎伏在胸膈上下，忽然見胸背，或頸項，或股胯隱痛不可忍，筋骨牽引疼痛，坐臥不寧，走竄不定，或

手足冷痺，或頭痛難忍，或神志昏倦多睡，或飲食無味，痰唾稠黏，夜間喉中痰鳴，多流涎唾等。

【每日練習】

1. 甚麼是風痰？風痰上擾證的臨床表現是甚麼？

2. 半夏白朮天麻湯由哪些藥組成？

3. 水飲證的臨床表現有甚麼特點？

4. 十棗湯由哪幾味藥組成？在使用時要注意哪些問題？

5. 案例　何某，女，36歲

　　時發眩暈已3年餘。昨日眩暈又作，視物旋轉，雖閉目平臥牀上仍覺房屋旋轉，伴嘔吐，先吐食物，後吐痰涎、清水。胸脘痞滿，口不渴，伴有耳鳴，聽力減退，苔白膩，脈細滑。請開中藥方。（答案：天麻6克　法半夏9克　炒白朮10克　陳皮6克　茯苓10克　澤瀉12克　磁石^{先煎}30克　煅代赭石^{先煎}30克　生甘草3克　大棗4克　生薑3克　水煎服）

6. 案例　金某，女，18歲

　　發熱5天，胸痛，以右側為甚，深呼吸及咳嗽時加劇，呼吸淺促，右側胸廓、肋間飽滿、呼吸運動減弱，氣管向左側移位。右胸叩診呈濁音，下部實音，聽診呼吸音減弱，語顫消失，頭昏重，苔白滑，舌質較紅，脈沉弦。請開中藥方。（答案：甘遂0.5克　大戟0.5克　芫花0.5克　大棗10枚　煎湯去棗，加入上藥末和勻，晨時溫服）

八、風證開甚麼方

甚麼是風證

風原指外邪六淫之一的風邪，即具有"風"的特性一類外邪。風邪可從外侵犯人體可致病，稱為"外風"。此外，若體內火熱亢盛，或陰血不足，也可引起與外風致病特性相似的症狀，由於是從內而生者，所以稱為"內風"。不論外風、內風，所引起以病位遊走不定、病變迅速、肢體動搖或拘急等為主要表現的病證都稱之為風證。

【風證的特徵】

所謂風證，是按其主要症狀特徵而確定的。風證的表現形式極多，但都具有風邪的致病特點。如有的表現為病變部位不固定，如關節或肌肉有遊走性的疼痛，頭痛無定處，皮膚瘙癢或發斑塊此起彼伏、連綿不斷等。有的則發病迅速，病中變化較快，如中風有突然昏倒，不知人事的症狀。有的有肢體動搖、拘急，其中既包括了四肢抽搐、震顫、強直、半身不遂、口眼歪斜等客觀表現，又包括了頭暈旋轉，兩目發花、肢體麻木等病人的主觀感覺。當然，並不是每個風證病人都必須要以上幾個特徵具備，往往根據其中之一就可以做出風證的診斷。

　　由此可見，風證除了與神經系統疾病，如中風、癲癇、高熱驚厥、破傷風、震顫麻痺、各種神經炎等有密切的關係外，還多見於高血壓病、風濕性關節炎、類風濕關節炎、紅斑狼瘡、皮膚瘙癢症、蕁麻疹、濕疹等多種疾病。

風證種類及治法

【風證的種類】

　　風證所包括的病證有許多，在臨床上最常用的分類方法是按引起發病的外風與內風的不同，分為外風證、內風證兩大類。外風證屬外感病，往往伴有惡寒、發熱等表證症狀，內臟的病變不明顯；內風證則既可發生於外感病熱盛或陰傷階段，也可見於內傷雜病，是由內臟病變引起的，特別與肝的關係尤為密切。如再深入分類，外風證中又有外風致癢證、外風上襲證、外風阻於面絡證、外風致痙證（如破傷風）、風夾寒或風夾濕留滯肌肉、關節等不同證型；內風證中則有肝陽化風證、肝熱生風證、陰虛風動證、血燥生風證等。此外，又可按風證的虛實性質來分類，分為實風證、虛風證兩大類。實風證是由風邪、熱邪等病邪所引起的風證；虛風證是由陰液、血液虧虛而引起的風證。

【風證的治法】

　　治療風證應根據其發病原因而採取不同的方法。如屬外風所致者，應祛除外來之風邪，以疏散為大法，稱為"疏風法"，同時按兼夾病邪的不同，分別配合祛寒、清熱、化濕、逐痰、活血、通絡等法。如屬內風證，則以平息肝風為主，稱為"息風法"。而要平息內風，就應針對動風的原因，分別採取平肝潛陽、清熱涼肝、滋養陰液、養血潤燥等方法。

由此可見，外風證與內風證的治法是完全不同的。內風證如誤用疏散之法，必然會助長火熱之勢，或更加耗傷陰血，無疑為"火上澆油"；外風證如誤用寒涼清熱或滋膩補養之法，就會導致外風更難得解，而使病情加重或久延不解。然而，在臨床上也往往有由於感受了外風而引動內風者，或在內風發動時又兼感外風者。此時內風與外風相互影響，在治療時必須分清主次，抓住重點而綜合施治。

【每日練習】

1. 甚麼是外風、內風？甚麼是風證？
2. 風證的臨床表現有甚麼特徵？
3. 治療風證的大法是甚麼？要注意哪些問題？

週 3

外風致癢證 —— 消風散

外風致癢證是指感受了外風後，致人體皮膚瘙癢的一種病證。本
證多見於蕁麻疹、濕疹、皮膚瘙癢症、各種過敏性皮炎等疾病。本證
雖以外風為主要病邪，而在致病時每夾有寒、熱、濕等不同病邪。如
夾有寒邪者，每有皮膚腫塊色蒼白，惡寒無汗，遇寒則發作加重等表
現；如夾有熱邪者，每有皮膚腫塊色紅而灼熱，煩躁口苦，遇熱則發
作加重等表現；如夾有濕邪者，每有皮膚流溢津水、黏液。今天所學
習的外風致癢證是屬風邪兼濕與熱邪者。

【診斷】

本證的主要症狀為：皮膚瘙癢，或發疹塊，或滲津水。其他見症
可有：皮膚疹塊此起彼伏，時發時止，或長年不斷，心中煩躁，口苦，
苔白或黃，脈浮數有力。

本證的皮膚瘙癢表現為遊走無定處，此為外風致病的特點之一，
也是診斷本證的主要依據，係風邪侵襲人體肌膚，走竄遊動所致。由
於風邪與濕邪相夾，風濕蘊於肌膚血脈，每致皮膚糜爛而津水、黏液
不斷滲出。由於本證常夾有熱邪，所以還常伴有心中煩躁不安、口苦

等熱象。本證如遲延不癒，還可因外邪鬱於肌膚，導致血行不暢，從而使肌膚失卻血液濡養，也可加重皮膚的瘙癢和皮膚的損害。另一方面，如老年或素體陰血不足者，由於肌膚血液不足，也往往較易感受外風或感受後久不易癒。至於單純由血液不能充養而造成的皮膚瘙癢，即為"血燥生風"，不屬於外風證的範圍。

【治法／處方】

疏風和血，清熱祛濕（消風散）。

當歸 3 克　生地 3 克　防風 3 克　蟬蛻 3 克　知母 3 克　苦參 3 克　胡麻 3 克　荊芥 3 克　蒼朮 3 克　牛蒡子 3 克　石膏 3 克　甘草 1.5 克　川木通 1.5 克

歌訣：消風散中有荊防，蟬衣胡麻苦參蒼；

　　　　知膏蒡通歸地草，皮膚癢證服之康。

用法：以上共研為粗末，以水 600 毫升，煎成 400 毫升。空腹服，每天服 2 次。

【解說】

消風散中用辛味疏風散表的荊芥、防風、牛蒡子、蟬蛻為主藥，祛除客於肌膚的外來風邪。配合蒼朮、川木通化濕利水，祛除濕邪。又佐以石膏、知母、苦參以清熱。再加上當歸、生地、胡麻養血，調和陰液，起到潤燥祛風的作用，同時又可防止其他祛風藥物性燥耗傷陰血。生甘草可清熱解毒，調和諸藥。因而全方有祛風、化濕、清熱、養血之效。

據現代藥理研究，消風散中所用的防風、甘草等藥均有良好的抗過敏作用，而荊芥、蒼朮、當歸等能擴張皮膚血管，改善肌膚的血液循環，並有一定的抗炎、抑菌作用。蟬蛻等藥有鎮靜作用。苦參有較強的止癢、抗菌作用，其與當歸、生地等藥都有抑制抗體生成的作用。因而全方有調節體內免疫功能，抗過敏，改善血液循環，抗炎抑菌等綜合性的功效。

【治療參考】

消風散是治療各種皮膚瘙癢性疾病，如蕁麻疹、急慢性濕疹、老年皮膚瘙癢症的常用方，也可用於過敏性皮炎、藥物性皮炎、神經性皮炎、稻田皮炎等多種皮膚病。還有用以治療急性腎炎者。在臨床上，有許多頑固性的皮膚病病人，雖用了各種抗過敏西藥，包括抗組胺藥、激素等，效果仍不理想，投用本方後往往可以收到良效。

在實際應用本方時，可根據病情進行加減。如伴有大便秘結不通者，可加生大黃 3~6 克；如皮膚滋水甚多，為濕重，可加地膚子、萆薢、車前子、白鮮皮等；如身起疹塊，鮮紅癢甚，為熱重，可加金銀花、連翹、赤芍、丹皮等，並適當加大苦參用量；如病久不癒，皮損較重，可加入蛇蛻、烏蛇、白花蛇等。

在臨床上，外風致癢也有表現為風寒性質者，其症狀為發熱、微惡寒，一天之中可發寒熱二三次，身無汗，面部發紅，身癢，起疹塊色蒼白或淡紅，遇寒冷則加重，苔白潤，脈浮，可用桂枝麻黃各半湯❶。該方特點是性偏辛溫，可通過發散肌表風寒之邪來使肌表氣血運行正常，以治療癢證。此外，外風致癢證也可配合中藥煎湯外洗，如用荊芥、防風、白鮮皮、地膚子、白礬各 10 克及苦參 15 克，煎洗患處，也有較好的效果。

【注意事項】

在治療期間，應注意避免受風和寒涼刺激，不宜食用油膩、魚腥、牛奶等。飲食要清淡，心情要愉快。

【附方】

❶ 桂枝麻黃各半湯：桂枝 5 克，芍藥、生薑（切）、甘草（炙）、麻黃（去節）各 3 克，大棗（劈）4 枚，杏仁 6 克（湯浸，去皮尖及雙仁者）。上七味加水 1000 毫升，先煮麻黃一二沸，去上沫，再加其他藥，煮取 360 毫升，去渣，每次溫服 120 毫升。功用：祛散風寒，調和營衛。主治：風寒鬱表，發熱惡寒如瘧，熱多寒少，一日二三度發，面赤、身癢、無汗，或身發風疹塊。

【每日練習】

1. 外風致癢證的主要臨床表現是甚麼？
2. 消風散由哪些藥物組成？如何隨證加減運用？
3. 案例　鄭某，女，14 歲

　　近 3 天來全身發風疹塊，連片而出，此起彼伏，瘙癢異常，夜不得眠，外出吹風後尤甚。心中煩躁，口苦，小便黃赤，苔薄白，舌尖稍紅，脈弦滑。請開中藥方。（答案：荊芥 10 克　防風 10 克　苦參 10 克　炒蒼朮 10 克　當歸 10 克　生地 12 克　丹皮 8 克　赤芍 10 克　牛蒡子 10 克　石膏 20 克　知母 10 克　地膚子 10 克　薄荷後下 5 克　生甘草 3 克　水煎服）

週 4

風阻面絡證 —— 牽正散

風阻面絡證是指感受了外風後，風邪阻於頭面經絡，而致面部出現口眼歪斜的一種病證。本證一般就是顏面神經麻痹，又稱單純性面癱。當然，現代醫學認為本病的發生與外界的風邪並非有直接的關係，而屬於面部神經的一種病變，但中醫學認為本病是由突然感受外風（特別是冷風）而引起的，在發病後又可伴有輕微的惡寒、面部抽掣作痛，這些症狀符合風邪的致病特點。更主要的是用袪除外風的藥物能取得較好的效果，也說明其病因是外風。另一方面，外風能侵襲面部經絡而致病，與人體氣血不足，不能營養經絡的內在因素也有一定關係。

【診斷】

本證的主要症狀為：面部口角向一側歪斜，不能撮口吹風，喝水或稀湯則從口角處漏出，一側的眼瞼不能閉合。其他見症有：微惡寒，面部肌肉抽動或掣痛，或耳後側下部疼痛。

口眼歪斜是本證的主症，這是由於外風客於面部一側經絡，致局部氣血運行阻礙、筋肉失卻營養所致。其具體表現為面部一側肌肉因癱瘓而弛緩，另一正常半側則因肌肉相對緊張而將對側肌肉拉向健側，造成口眼歪斜，出現面部表情動作消失，患側額部皺紋消失，不能皺眉，眼瞼不能閉合而時時流淚，鼻唇溝（人中）平坦，口角向健側歪斜，流口水。因外風侵襲人體，與衛氣相爭，所以有的病人微覺發熱惡寒。至於局部出現疼痛，與經絡氣血阻滯有關。

口眼歪斜不僅可見於單純性面癱，也可見於其他疾病，如腮腺腫脹、中耳炎、乳突炎、梅毒、鼻咽癌、聽神經纖維瘤等，但較為少見。此外，在中風後的半身不遂病人也可見口眼歪斜，但其表現與外風阻絡證有所不同，其主要區別在於：中風者除有一側手足癱瘓外，其面部的癱瘓特點是上額皺紋並不消失，兩眼閉合如常，只有口角下垂、飲湯漏水、鼻唇溝平坦等表現。

【治法／處方】

祛風通絡（牽正散）。

白附子、僵蠶、全蠍（去毒）各等分

歌訣：牽正散治口眼斜，白附僵蠶加全蠍；

混合研細調酒服，風中絡脈功效顯。

用法：上藥研為細末，每次服 3 克，用溫開水或溫酒服下。也可改為湯劑，各用 5 克，加水煎服，每天服 2 次。

【解說】

牽正散中以僵蠶、全蠍蟲類驅風藥來祛除外風、疏通經絡，作用較一般草木類祛風藥為強。白附子性辛熱，以其辛散作用來祛風通絡。本證由於風邪阻於經絡而致津液留滯成痰，所以痰與風邪相合而形成風痰，風痰屬有形實邪，更易阻滯氣血運行，導致病邪難去，久延不癒。白附子、僵蠶、全蠍三味藥均為擅長祛除風痰之品。因而本方藥味雖不多，但功效集中而顯著。在服法中提出用熱酒調服，這是為了借助酒的宣通性質來疏暢血脈，並使藥力能上達病所。

據現代藥理研究，白附子對神經系統有鎮靜、鎮痛作用，全蠍、僵蠶有抗驚厥、鎮靜作用。提示本方對於神經系統的病變有一定的治療作用。

【治療參考】

牽正散原是治療口眼歪斜的專方，但現代臨床上已用來治療多種神經系統的疾病，如面肌痙攣、中風偏癱、三叉神經痛、偏頭痛、末梢神經炎等，也顯示了較好的效果。

在實際運用時，如風阻面絡又兼見熱象者，可加生地、黃芩、石膏以清熱。外風夾寒而見惡寒無汗，面部抽掣作痛者，可加防風、羌活、秦艽以祛風寒。外風夾寒濕而見面部歪斜拘急，肢體沉重，冷痛麻木者，可加麻黃、附子、桂枝等以溫通散寒逐濕。病變日久不癒，有痰瘀內阻者，可加川芎、當歸、芍藥以和血通絡。為了增加本方祛風、通絡、解痙的作用，還可酌加蜈蚣、天麻、地龍等祛風止痙藥物。

【注意事項】

牽正散性質偏溫，對於偏於寒性的風阻面絡證較為適用。如見有耳後紅腫、口苦而渴等熱象者，不宜單用本方。又本方性燥，易傷人體陰液，所以不宜久服，尤其是平素體質陰虛有內熱者，在使用時應配合清熱、滋養陰血的藥物。

【每日練習】

1. 風阻面絡證的主要臨床表現是甚麼？

2. 牽正散由哪些藥物組成？如何隨證加減運用？

3. 案例　申某，男，62歲

　　清晨出門後，覺面部拘急不適，當時沒有在意。過了一小時返回家中，家人發現其口角向右歪，取鏡自照，方知鼻唇溝及口角都向右歪，左眼不能閉合。病已3天，身微惡風，左耳後稍覺疼痛，進餐時湯水從口角流出，左眼流淚，口角流涎，苔薄膩，脈細弦。請開中藥方。（答案：製白附子6克　僵蠶6克　全蠍6克　羌活9克　防風9克　蜈蚣1條　水煎服）

風邪上襲證 —— 川芎茶調散

風邪上襲證是指外界風邪上襲於頭部，致經脈不和，清陽被遏的一種病證。本證多見於感冒頭痛、偏頭痛和其他多種頭痛病。

風邪致病的特點就是易犯於人體的上部，同時又易與其他性質的病邪，如寒邪、熱邪、濕邪等相合，所以風邪上襲所致的頭痛，嚴格地說應分為風寒、風熱、風濕等多種類型。今天所學習的以風寒型為主。

【診斷】

本證的主要症狀為：頭痛，或在頭之一側，或在頭之巔頂。其他見證可有：發熱惡寒，鼻塞流清涕，肢體酸楚，苔薄白，脈浮等。

本證為風寒外邪上襲於頭部，阻於經絡，致氣血運行不暢而引起。其頭痛的程度和部位可有不同：有隱隱作痛者，有痛勢激烈難忍者，有連綿不斷者，有時痛時緩者；有痛在一側者，有痛在頭頂者，也有痛無定處或滿頭作痛者。這種頭痛往往吹冷風後即會加重。如風寒之邪犯於肌表，阻遏衛陽之氣，就可出現發熱、惡寒、鼻塞流清涕或肢體酸楚等表證。

由於風邪易兼夾其他外邪，所以臨床表現又各有不同：如夾寒邪者，頭痛勢劇，每吹風遇寒則痛勢加重，並可伴惡寒、無汗等見症；夾熱邪者，頭痛而發脹，並可見口渴、舌紅、尿黃等見症；夾濕邪者，頭痛而沉重，如戴頂重物，並可見胸脘痞悶、泛惡苔膩等見症。

頭痛本是表證中的一個症狀，所以風邪上襲證與表證有密切的關係，只是風邪上襲證是以頭痛為主症，其他表證症狀可有可無，而表證則以惡寒、發熱等為主症，頭痛症狀則可有可無、可重可輕。

【治法／處方】

疏風通絡止痛（川芎茶調散）。

川芎 12 克　荊芥（去梗）12 克　白芷 6 克　羌活 6 克　甘草 6 克　細辛（去蘆）3 克　防風（去蘆）4.5 克　薄荷（不見火）24 克

歌訣：川芎茶調散荊防，辛芷薄荷甘草羌；

鼻塞目昏風攻上，偏正頭痛悉能康。

用法：上為細末，每次服 6 克，在食後用茶水調服下。或用水煎服。每天 2 次。如惡寒、發熱、無汗而頭痛者，可多蓋被褥稍稍出汗。

【解説】

川芎茶調散中川芎辛味濃烈，香竄力強，擅長通絡止痛，特別適用於頭頂及頭兩側痛者，是治頭痛要藥。同時又配合辛烈疏散祛風的羌活，其擅長於治後頭痛牽連頸部者；配合辛溫香竄的白芷，擅長於治前額部疼痛者，以上三藥配合，則可運用於頭部各處的疼痛，共同成為本方的主藥。方中細辛也有濃烈的辛味和走竄作用，善於祛風通絡，配伍荊芥、防風能疏散頭部的風邪。尤其是方中重用薄荷，是取其辛散祛風、清利頭目的作用。該藥方又用茶葉水送服，是為了以茶水之苦寒上清頭目，調和經脈，並可監制方中各種溫燥藥，不致有耗傷津液之弊。

據現代藥理研究，川芎有明顯的擴張血管、解痙、鎮靜、降血壓等作用。方中防風、細辛、羌活、白芷等都有一定的止痛、退熱作用，因而本方對於發熱或其他原因引起的頭痛有效。

【治療參考】

川芎茶調散主要治療外感病中的部分頭痛病證，但內傷雜病中如表現有風邪上襲特點者，也同樣適用，因而廣泛用於各種感染性或血管神經性頭痛。其中有新近患病者，也有多年不癒反覆發作者。

在具體運用時，應根據風邪兼夾病邪的不同而作靈活加減。一般來説，本方較適用於風寒性質病邪所致的頭痛，如寒象顯著，甚至肢冷畏寒者，可酌加麻黃、熟附子，並可重用川芎；兼見熱象而口渴、目赤、尿黃、舌紅者，應適當減少方中辛溫藥物或減其用量，加入黃芩、梔子、菊花、蔓荊子、白僵蠶、桑葉等，或用菊花茶調散 ❶；兼見濕象而頭痛如裹、胸脘痞滿、肢體困重、苔白膩者，加入獨活、蒼朮、厚朴等；頭痛日久不癒，痛處固定，痛勢如針刺者，為夾有痰瘀內阻，加入桃仁、紅花、赤芍、全蠍、地龍等攻逐痰瘀的藥物。此外，在運用本方時，還可根據疼痛的不同部位調整方內各主藥的用量。如頭頂痛或頭兩側痛為主者，可重用川芎，並配合柴胡。臨床實踐顯示，本方中川芎作用尤其重要，特別是治療偏頭痛證，不論外感病、內傷病，多以此為主藥，如散偏湯 ❷ 中川芎用量達 30 克。如頭痛牽連項部為甚，可加重羌活；如前額痛甚，則可加重白芷。

【注意事項】

　　引起頭痛的原因甚多，在內傷雜病中還有因肝陽上亢、膽火上炎、腎水虧虛、氣血不足、痰濕內阻、瘀血閉塞等許多原因導致頭痛，皆非本方所宜，尤其是火熱內盛及虛證頭痛，如誤用本方，必致助火、動風、傷陰之弊。因而必須辨證準確，切不可將本方作為單純的止頭痛專方，不加辨證地運用。

【附方】

　　❶ 菊花茶調散：川芎茶調散加菊花 6 克，僵蠶 3 克。水煎服，或按比例配為散劑，每用 6 克，食後以清茶調服。功用：疏風止痛，清利頭目。主治：風熱上擾頭目，致偏正頭痛，頭暈目眩，口渴目赤，舌尖紅赤。

　　❷ 散偏湯：川芎 30 克，白芍藥 15 克，鬱李仁、柴胡、甘草各 3 克，白芥子 9 克，香附 6 克，白芷 1.5 克。水煎服。功用：活血通絡，散風止痛。主治：偏頭痛。

【每日練習】

1. 風邪上襲證的主要臨床表現是甚麼？
2. 川芎茶調散由哪些藥物組成？其用藥與辨頭痛部位有何關係？
3. 案例　譚某，女，36 歲

　　患左側偏頭痛近十年，每入冬季或受風受涼後，頭痛更易發作。疼痛發作時無明顯壓痛點，自覺腦內冷痛，伴四肢清冷不溫，胸悶，噁心等症狀。苔薄白而潤，舌質淡，脈沉細。請開中藥方。（答案：川芎 12 克　荊芥 10 克　白芷 9 克　羌活 9 克　細辛 3 克　薄荷後下 6 克　防風 9 克　吳茱萸 4 克　炒延胡索 10 克　炙甘草 3 克　水煎服）

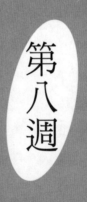

第八週

週 1

肝陽化風證 —— 天麻鉤藤飲

肝陽化風證是指肝腎陰液不足，陰陽失調後不能涵養肝水而致肝陽亢盛上逆，肝風內動的一種病證。顯然，本證屬內風證，其肝風內動有眩暈、頭痛、肢體麻木，甚至突然昏倒、半身不遂、抽搐等表現，從症狀來看屬實證，但是由肝腎陰虛所致，所以應看作是本虛標實的病證。本證多見於高血壓病、高血壓腦病、腦血管意外及某些癲癇、精神病、神經症等病。

【診斷】

本證的主要症狀為：眩暈或頭痛，肢體麻木或震顫，甚則卒然昏僕，肢體抽搐或半身不遂。其他見症可有：手足顫動，言語蹇澀不利，視物昏花，步履不穩，心煩失眠，脈弦細等。

本證多在肝陽上亢的基礎上進一步發展而形成。肝陽上亢的特徵是眩暈、耳鳴、頭脹痛或跳掣而痛，遇勞則甚，惱怒則重，面時潮紅，甚至整天面目發紅，性情急躁易怒，口苦，夜寐不安，多夢，舌紅苔黃等。本證則在此基礎上形成肝風上逆，上擾頭部則眩暈、頭痛、視物昏花。肝腎不足，不能潤養筋脈，加上肝風橫竄經絡，則可造成肢體麻木或震顫。肝風上逆則可致氣血運行紊亂，加上肝陽亢盛又可熬煉津液成痰，肝風夾痰可上蒙心竅而突然昏倒，不知人事，這種病證也是風痰之類，與前面學習過的風痰上擾證症狀有相似之處，但本證肝風較甚，且有肝陽亢盛的表現以及影響肢體筋脈、經絡等一系列症狀，因而不難區別。由於風痰阻於舌根或半側經絡，致言語蹇澀不流利，半身肢體不能活動。

本證在診斷時要注意肝陽化風的臨床表現多種多樣：其中有的只是手指或舌尖略感麻木，或手指稍有蠕動；有的則發生昏、痙、癱瘓，病情輕重懸殊甚大。但本證一般都屬急重症，即使病情輕微，也不可等閒視之。凡原已有肝陽上亢的表現，又見手指或舌尖麻木、手指蠕動、極短暫的意識喪失者，每為動風之先兆，必須及時治療。現在可配合血壓檢查、血液黏度、血管彈性、血流動力學等項目測定，以及早做出中風等病的預報。

【治法 / 處方】

鎮肝息風，補益肝腎（天麻鈎藤湯）。

天麻 9 克　鈎藤（後下）12 克　石決明（先煎）18 克　栀子 9 克黃芩 9 克　川牛膝 12 克　杜仲 9 克　益母草 9 克　桑寄生 9 克　夜交藤 9 克　朱茯神 9 克

歌訣：天麻鈎藤飲決明，栀杜寄生膝黃芩；

夜藤茯神益母草，肝風內動諸症平。

用法：上藥加水 1500 毫升，煎取 300 毫升藥液溫服，藥渣再加水 1000 毫升，煎取 300 毫升藥液溫服，每天 2 次。

天麻鉤藤飲中用天麻、鉤藤、石決明平息肝風為主藥。又因肝風的產生與肝經陽熱亢盛有關，所以方中又配合了梔子、黃芩以清肝熱。本證肝陽亢盛、肝風上逆又是由於肝腎虛衰所致，所以方中用杜仲、桑寄生來補益肝腎。從以上組成藥物看，扣住了治療肝陽化風的三個環節 —— 補水（益肝腎）、清熱、息風。此外，又因肝陽上亢、風火上逆，所以方中又配合牛膝引逆亂的氣血下行；因心神不安，故用夜交藤、朱茯神以安神定志。方中益母草可以疏通血脈，也有引血下行的作用，可增加牛膝的功效。

據現代藥理研究，本方水煎劑對正常動物沒有降血壓作用，但對高血壓的動物則有一定的降血壓作用。說明本方對病理性高血壓確有治療效果，當然，其作用尚不限於降血壓方面。

【治療參考】

天麻鉤藤飲在臨床上每用來治療高血壓病屬於肝陽偏亢、肝風上擾的病證。本方的作用符合治療肝陽化風證的治療原則，但其息鎮肝風、平抑肝陽、補益肝腎的力量總的來說較小，所以實際上多適用於肝陽化風的輕證，如出現頭目眩暈、失眠、心煩、肢麻等症狀，用本方較宜。如屬肝陽化風的重證，發生僕倒、昏不知人、半身癱瘓、四肢拘急、震顫等症狀，就非單用本方所能勝任。要加強鎮肝息風之力。可加入代赭石、羚羊角、龍骨、牡蠣等；要加強補益肝腎之力，可加入生地、白芍、玄參、天冬、龜甲、鱉甲等。內熱較重而口渴多飲、面目紅赤者，可加生石膏、龍膽草等。屬肝陽化風的重證，出現昏僕、半身不遂者，可用鎮肝息風湯 ❶，較適用於中風病前後伴見頭腦熱痛，面目紅赤，心中煩熱者。

【注意事項】

眩暈、頭痛、肢麻等症發生原因甚多，除肝陽化風或風痰上擾所致者，還有因血虛、痰濕、瘀血等所致的，因而必須辨證而用方。對本證的治療應注意生活方面的調攝，如平時宜食清淡食物，忌辛辣、煙酒動火之物，也不宜多進甘美肥膩之品。切忌惱怒生氣，保持心情愉快，作息有常，避免過分勞累。

【附方】

❶ 鎮肝息風湯：懷牛膝、生代赭石（軋細）各 30 克，生龍骨（搗碎）、生牡蠣（搗碎）、生龜甲（搗碎）、生白芍、玄參、天冬各 15 克，川楝子（搗碎）、生麥芽、茵陳各 6 克，甘草 4.5 克。水煎服。功用：鎮肝息風，滋陰潛陽。主治：中風，頭目眩暈，目脹耳鳴，腦部熱痛，心中煩熱，面色如醉，或時常噫氣，或肢體漸覺不利，口角漸形歪斜；甚則眩暈顛僕，昏不知人，少時方醒；或醒後上症不能復原，精神短少，脈弦長有力者。

【每日練習】

1. 肝陽化風證與肝陽上亢證的病理和臨床表現有何聯繫及區別？
2. 天麻鉤藤飲的組成藥物有哪些？適用於何種病證？
3. 案例　趙某，男，58 歲

近半年來經常頭昏，兩顳部疼痛，有搏動感，胸中作悶，心煩易怒，雙手指端時麻木，夜寐多夢，苔薄白，舌邊尖紅赤，脈弦滑。查血壓：170/110 毫米汞柱。請開中藥方。（答案：天麻 8 克　鉤藤後下 12 克　石決明先煎 20 克　桑寄生 10 克　川牛膝 10 克　生栀子 10 克　黃芩 10 克　夏枯草 12 克　豨薟草 12 克　茯神 10 克　生甘草 3 克　水煎服）

週 2

肝熱動風證 —— 羚角鈎藤湯

肝熱動風證是指因體內火熱亢盛傳入肝經，以致肝風內動而發生肢體抽筋的一種病證。本證也屬於內風證，由邪熱傳入肝經，肝熱熾烈則必然影響肝所主的一身筋脈，所以會造成筋脈拘急，引起肢體抽搐、強直等證。本證雖然因火熱亢盛會灼傷陰液，但以邪熱為基本病變，所以仍屬於實證，即是實風證。本證多見於外感熱病的極期，可發生於流行性乙型腦炎、流行性腦脊髓膜炎、腦型瘧疾、各種中毒性腦病、高熱痙厥等病中。

【診斷】

本證的主要症狀為：高熱，手足陣作或持續抽搐或強直。其他見症可有：煩躁口渴，神識不清，牙關緊閉，兩目上翻，舌質深紅而乾燥，舌苔焦燥起刺、色黃或灰黑，脈弦數等。

本證由邪熱亢盛而致，所以必見高熱，並可有煩躁、口渴。熱邪熏灼筋脈而致肢體抽搐或強直，其中時發時止者稍輕，如持續發作不解則極為危重，預後不良。在抽搐發作時，可伴有神識不清、牙關緊閉、兩目上翻等表現，甚至出現角弓反張（項背強直拘急），身體仰曲如弓狀。高熱、抽筋是本證的主症，據此就可做出肝熱動風的診斷。舌紅而乾，苔黃或灰黑，焦燥起刺及脈弦數，皆是邪熱亢盛、灼傷陰液、肝風內動的徵象。

對肝熱動風證的診斷，要與外感熱病後期或一些慢性虛衰病證因陰血或肝腎真陰虧損而致的虛風證相鑒別。虛風證的臨床特徵是低熱或不發熱，神情萎頓，手足蠕動或輕緩抽動，舌乾絳而痿軟或淡紅，脈虛細，據此與實熱內盛而肝風內動者不難區別。

【治法 / 處方】

涼肝息風（羚角鉤藤湯）。

羚羊角片（先煎）4.5 克　經霜桑葉 6 克　川貝母（去心）12 克　鮮生地 15 克　雙鉤藤（後下）9 克　滁菊花 9 克　茯神木 9 克　生白芍 9 克　生甘草 2.4 克　淡竹茹（鮮製）15 克

歌訣：羚角鉤藤茯菊桑，貝草竹茹芍地黃；

火熱亢盛成痙厥，肝風內動急煎嘗。

用法：先用羚羊角與竹茹加水 1200 毫升，煎煮半小時，去藥渣再加入其他藥煎煮，煎成 400 毫升，分 2 次溫服，每天服 2~4 次。也可將羚羊角片另加水 300 毫升，慢火煎成 50 毫升，兌入其他藥的藥液中服。如病人昏迷，可插胃管鼻飼，但動作應輕柔，以防誘發抽搐發作。

【解説】

由於邪熱亢盛是本證發生肝風內動的主要原因，所以在羚角鉤藤湯中以清熱涼肝的羚羊角、鉤藤為主藥。又配合桑葉、菊花、竹茹、生地等以清裏熱。由於邪熱易耗傷陰液，而陰液不足又可導致筋脈失卻濡養而加重抽搐、拘急，所以方中用白芍配合生地滋養陰液而滋潤筋脈。邪熱又可熬煉體內津液而為痰，痰阻於筋脈則邪熱更難清除，所以方中又配備了川貝，與竹茹相伍則善於清熱化痰。又因熱邪上擾於心神，所以又佐以茯神木以寧心安神。

據現代藥理研究，羚羊角、鈎藤等均有鎮靜、止痙、解熱等作用。生地則有強心、利尿、止血等作用，白芍有解痙、鎮靜、抗菌、利尿等多方面的作用。全方通過止痙，退熱以及降低顱內壓等多方面綜合作用而達到治療熱盛抽筋病證的目的。

【治療參考】

在熱性病中見肝熱動風證是一種極為危重的病證，必須及時處理以制止痙厥，否則痙厥不止，即可導致正氣外脫而死亡，或容易引起癱瘓、痴呆、失明等後遺症。因而對本證的治療，除了迅速準備上方煎液外，還應立即採取各種止痙措施，包括針灸、物理降溫及送進醫院治療等。由於在痙厥時病人每有神志昏迷，所以在運用本方時經常配合至寶丹、紫雪丹、安宮牛黃丸等中成藥，每用一粒以開水化開，兌入本方煎液中服，既可幫助蘇醒神志，又可加強涼肝息風的作用。如見抽搐不止，可加入全蠍、蜈蚣、地龍等以加強止痙之力。

羚角鈎藤湯雖為針對外感熱病的熱盛動風證而設，但由於本方有良好的清熱涼肝、平息肝風的作用，所以也可用於內傷雜病中肝陽上逆或肝陽化風而致的眩暈、頭痛作脹、肢體震顫等症。

【注意事項】

羚角鈎藤湯是治療實風證的代表方。但對於實風證的治療不可單恃本方，必須立足於袪除肝風內動的原因。因為邪熱亢盛的性質各有不同，其中有陽明熱盛、陽明腑實、血分熱盛等，所以每須與清洩氣分邪熱、攻下熱結、清熱涼血等法結合，方可起到較好的息風止痙作用。

【每日練習】

1. 甚麼是肝熱動風證？其主要臨床表現有哪些？
2. 羚角鈎藤湯由哪幾味藥組成？
3. 案例　張某，男，16歲

發熱頭痛三天，熱勢漸盛，身熱灼手，口大渴，欲飲冷水，口中臭穢氣味較重，神志有時昏糊，煩躁不安。今天下午起突然發生痙厥，發時四肢強直抽搐，牙關緊閉，眼珠上翻，歷時數分鐘自行緩解，過十多分鐘又發。牙齒乾燥，舌苔灰黑而燥，有裂紋，舌質紅，脈弦滑而數。請開中藥方。（答案：鈎藤[後下]12克　羚羊角片[先煎]5克　生地15克　白菊花10克　生白芍12克　茯神10克　竹茹15克　桑葉10克　川貝母6克　龍膽草6克　黃連5克　生甘草5克　水煎服）

週 3

九、氣滯證開甚麼方

甚麼是氣滯證

所謂氣滯證，是人體某一部分或某一臟腑的氣行阻滯，造成功能失常而產生的病證。氣滯證是臨床上極為常見的一類病證，可見於各種外感病，更多見於內傷雜病。

【氣滯的形成】

氣是人體各種功能活動的表現，同時也是一種活動力很強的精微物質，它在體內不斷地流行於全身各處，並推動各臟腑組織行使各種職能，固攝和推動血液運行。這種氣的正常運動稱之為氣機。在氣的活動與營養基礎上，人體才能維持生命，並生長、發育、抵禦外邪。人身的各種氣機活動都有一定的規律，如肝氣、脾氣主升發，胃氣、腑氣（大腸之氣）應下降，肺氣因要呼吸，所以既要能升宣，又要能肅降。如果氣的正常運行受到阻礙，就會發生病證，這就是氣滯證。可見，氣滯證是指氣在運行不暢時所致的病證，此外，如氣的運行出現應升反降或應降反升，也可致病。影響氣機運行的因素甚多，最重要的則是人的七情，特別是過度的憂慮、思考或惱怒，都可以使氣機運行不能通暢，進而使臟腑功能減退。此外，體內的水濕痰飲、瘀血、燥屎、積滯等有形病邪產生後，也必然會阻礙氣機運行；而人體氣的不足，也可造成氣機運行無力，從而在氣虛的同時伴有氣滯。至於在外感熱性病中，除了上述原因外，邪熱鬱結也可造成氣滯，只是單純的氣滯證較少而已。

【氣滯證的特徵】

各種臟腑部位都可能發生氣機的阻滯，但氣滯證的臨床表現也有其共同的特點，主要表現在：氣滯發生的部位出現脹滿疼痛，而且多為攻竄無定處，病勢時輕時重，而且每與情志變化有密切的關係。同時可參考發病前有致病的情志因素，病中伴有胸悶，時欲嘆息，喜噯氣，多放屁，而噯氣或放屁後覺得舒服等症狀。

氣滯一旦形成後，就必成為影響人體正常功能的病理因素，例如氣滯後就可以影響水液的吸收、輸佈、排泄，形成水濕痰飲；如影響到血液運行就可形成瘀血；如影響腸道大便排泄，則可形成燥屎。因而水濕痰飲、瘀血、燥屎之類與氣滯每可互為因果，臨床上也經常同時並見，此時就不是單純的氣滯證了。

氣滯證種類及治法

【氣滯證的種類】

氣滯證由於氣機阻滯的部位、性質、程度不同，可表現為許多種類。如按氣滯的部位來分類，有肝經氣鬱證、肝脾氣鬱證、氣滯於胸證、氣滯於下證、脾胃氣滯證、肺氣壅滯證、胃氣上逆證等；如按氣機鬱滯的性質或與其他病邪相兼夾的情況來分類，有濕阻氣滯證、氣滯血瘀證、痰氣交阻證、寒凝氣滯證、陽明腑實證、食阻氣滯證等。本單元將學習其中的肝脾氣滯證、氣滯於胸證、氣滯於下證的診治內容。

【氣滯證的治法】

治療氣滯證的原則是"理氣"，或稱"行氣"。理氣的意思是疏暢氣機的運行。理氣所用的藥物大多有辛溫芳香之性，有較強的促進消化、興奮平滑肌、解痙止痛等作用，對人體的消化、心血管、神經等系統有一定的調整功能。根據氣滯的不同部位、性質和兼夾病邪，理氣的方法有多種，如疏肝理氣、疏利肝脾、行氣化瘀、疏肝散寒、行氣化濕、降氣止逆等。

在使用理氣法時，要注意氣滯的形成原因，如係瘀血內阻而影響氣機運行者，應配合袪瘀；如因寒邪凝滯而致氣滯者，當配合溫通袪寒；如屬氣虛而無力運行致氣滯者，必須以補氣為先。不可一見氣滯只知投用理氣之劑，否則，往往難以取得滿意的療效。此外，理氣藥物因具有辛溫芳香之性，故多燥，用之不當，甚易耗傷人體陰液，所以不宜過量使用，一般也不宜長期服用。對於孕婦、老年或平素陰液不足者，尤應慎重。

肝脾氣滯證 —— 四逆散

肝脾氣滯證是指因情志鬱結或病邪遏伏而致肝脾氣機失於疏暢，或因肝之陰血耗傷後肝氣橫逆而致肝脾鬱滯的一種病證。肝脾氣滯證多見於內傷雜病中，也可發生於外感病。肝主體內氣機的疏通，不論是七情因素還是外邪，如影響到肝的功能，就會造成氣機的鬱滯。此外，由於肝陰血虧損，肝氣失養而亢盛，造成肝氣橫逆。肝氣鬱滯和橫逆，都可以侵犯於脾胃，造成脾胃氣機的鬱結和功能失常，這一病理變化在中醫學稱為"肝木克脾土"或簡稱木克土。肝脾氣滯證就是這種木克土的病證。本證多見於神經症、無黃疸型肝炎、慢性肝炎、慢性膽囊炎、慢性胃炎、慢性腸炎、肋間神經痛等多種疾病中。

【診斷】

本證的主要症狀為：胸脅脹滿或走竄疼痛，胃脘痞悶。其他見症可有：或有發熱，四肢不溫，時時噯氣，欲嘆息，時放屁，得噯氣、放屁則舒，咳嗽，心悸，小便不利，腹中痛，腹瀉，瀉不暢快，瀉後腹痛暫緩，苔薄白，脈弦等。

本證形成的根本原因是肝氣鬱滯或肝氣橫逆，而肝經循行於胸脅部，所以見胸脅部的脹滿或走竄疼痛。脾胃氣機鬱滯，所以胃脘部痞悶或作脹，或伴時有噯氣，欲嘆息，時放屁，得噯氣、放屁則舒。由於氣機鬱結，陽氣被阻滯於內而不能外達四肢，所以四肢清冷不溫。在外感熱病中，則可表現為胸腹有熱而手足卻不溫，所以本證也稱為"四逆"，但與陽氣衰微所致的"四逆"完全不同，前者屬熱厥，後者屬寒厥。由於肝脾氣機鬱滯，運化功能失常，所以有時可出現腹痛、腹瀉等症狀。這種腹瀉每瀉而不暢快，甚至有裏急後重感，瀉後腹痛得減，則為肝脾氣滯的表現。脈弦則是氣滯的典型脈象。

古人強調本證應有四逆表現，但臨床上並非皆見四逆者，有的病人可有手足心熱、下午微惡寒的表現，此也是陽氣內鬱的表現，可作為診斷本證的參考。

【治法 / 處方】

疏理肝脾（四逆散）。

甘草（炙）6 克　枳實（破開，水漬，炙乾）6 克　柴胡 6 克　芍藥 9 克

歌訣：四逆散中用柴胡，芍藥枳實甘草處；

專治陽鬱成四逆，疏通鬱滯厥自除。

用法：上四味藥，搗過成細末，篩過。用白開水送服。每次 1.5~3克，每天服 3 次。也可按上方劑量加水 1200 毫升煎服。

【解説】

肝脾氣滯證的治療以疏肝氣為主，所以四逆散中以柴胡透邪升陽，疏通肝氣以解鬱滯，是本方的主藥。配合枳實可破散氣機的鬱結，尤其善於使氣下降，與柴胡一升一降，使氣機運行得以恢復正常。方中芍藥可養陰血、補肝陰，使肝陰充足以涵養肝氣，也就是中醫學所説的“柔肝”，與疏理氣機的藥物可相輔相成。方中炙甘草性甘溫，可補益脾胃，使脾胃運化功能正常則氣機不易鬱滯。全方藥物雖只有四味，但升降補瀉得宜，可以解除氣鬱、調暢氣血、伸展陽氣。

據現代藥理研究，柴胡、芍藥有鎮靜、鎮痛作用，對於各種神經痛有一定療效，並可抗菌、抗病毒，赤芍還可擴張血管。柴胡與甘草配合，對保護肝功能有較好的效果。枳實可興奮平滑肌，促進胃腸蠕動。近年的研究發現，枳實製劑能升高血壓而抗休克，並用於臨床，證實對於休克早期四肢發冷而胸腹灼熱的熱厥病人，有較好的療效。本方還有抗菌、消炎作用。

【治療參考】

　　四逆散是調理肝脾氣機以致疏理全身氣機的基本方。其所治療的"四逆"，有的是內傷雜病中由於神經功能失調而致，有的則是外感熱病中休克的早期表現，本方對此兩者均有很好的效果。此外，對於沒有出現四逆表現的多種肝脾氣滯證也可以用本方治療。在臨床上可用本方治慢性胃炎、腸痙攣、肝炎、肝硬化、膽囊炎、膽石症、疝氣、肋間神經痛、細菌性痢疾、感染性休克、急性乳腺炎未化膿者、乳房脹痛、痛經、閉經、慢性附件炎、癔病性昏厥及多種神經症等。

　　本方在臨床運用時，每需根據病情而加減，而且在本方基礎上又加減形成了其他理氣方劑。如伴有咳嗽，可加五味子、乾薑；心悸者，可加桂枝；小便不利者，可加茯苓、車前子；腹中冷痛，可加熟附子；腹瀉有後重感者，可加薤白、木香等。肝氣鬱結而兼有肝血虧虛，脾失運化所致的兩脅作痛、寒熱往來、頭痛目眩、口燥咽乾、月經不調、經前乳脹、脈虛弦者，可去枳實，加當歸、白朮、茯苓、薄荷、生薑，即為逍遙散 ❶。本方去枳實，加枳殼、陳皮、川芎、香附等，以增強疏肝理氣、和血通絡之功，稱為柴胡疏肝散 ❷，治療產後脅肋疼痛伴寒熱往來者，並可用於急性無黃疸型肝炎。

【注意事項】

　　四逆散中雖有補益陰血的藥物，但全方的重點在於疏理氣機，所以屬氣虛而致氣滯者，不宜單用本方，以防更加耗傷正氣。

【附方】

　　❶ 逍遙散：柴胡、當歸（微炒）、白芍、白朮、茯苓（去皮）各30克，炙甘草15克。共為細末，每次用6~12克，加生薑、薄荷少

許，煎湯沖服，每天 3 次。或製成丸劑，每次服 6~9 克，每天 2 次。或按原方用量的五分之一加水煎服。功用：疏肝解鬱，健脾調經。主治：肝鬱血虛而致兩脅作痛，往來寒熱，頭痛目眩，口燥咽乾，神疲食少，月經不調，經前乳脹，舌淡紅，脈虛弦。

❷ 柴胡疏肝散：陳皮（醋炒）、柴胡各 6 克，川芎、香附、枳殼（麩炒）、芍藥各 4.5 克，炙甘草 1.5 克。水煎服。功用：疏肝行氣，和血止痛。主治：脅肋疼痛，寒熱往來，脘痞食少。

【每日練習】

1. 氣滯證是如何形成的？
2. 氣滯證的臨床表現有甚麼特徵？
3. 甚麼是理氣？理氣法在運用時要注意哪些問題？
4. 肝脾氣滯證是如何形成的？其主要的臨床表現是甚麼？
5. 四逆湯由何藥組成？各藥的作用是甚麼？
6. 案例　單某，女，48 歲

患慢性膽囊炎多年，近又脅痛 3 天，伴腹中陣痛、腸鳴，右脅下疼痛，涉及後背及左脅，胃脘作脹。苔薄白，舌質稍紅，脈細弦。請開中藥方。（答案：炒柴胡 6 克　炒枳實 10 克　炒白芍 10 克　蒲公英 15 克　炒延胡索 10 克　炒川楝子 10 克　郁金 9 克　炙甘草 3 克　水煎服）

週 4

氣滯於胸證 —— 瓜蔞薤白半夏湯

氣滯於胸證是指胸部陽氣不振、氣機鬱滯於胸中而致的一種證候。本證一般發生於內傷雜病。胸中的陽氣主要與心、肺之氣相關，如心肺的功能衰退，每可表現為胸陽不振。當胸陽不振後除了可引起氣行不暢即氣滯於胸外，還經常伴有陰寒之氣內生、痰濁中阻、瘀血凝聚等病理變化，所以本證易兼夾寒凝、痰濁、瘀血。本證可見於冠心病、急慢性胃炎、潰瘍病、膽囊病、胸部神經痛及某些肺部疾病。

【診斷】

本證的主要症狀為：胸痛而滿悶，甚則胸痛涉及後背。其他見症可有：氣短、氣急而喘息，氣從脅下向心口處衝逆，舌苔白膩，脈沉弦或沉緊。

本證在中醫學中是屬於"胸痹"病的一個證型。由於胸部陽氣不振，所以氣機運行不暢而阻塞於胸中。氣機閉塞則胸痛而滿悶。同時因胸中臟腑組織失卻陽氣的溫煦，可致陰寒內盛，陽氣阻滯則津液不能運化輸佈，易生痰濁，痰、寒、氣交阻，致血脈不通，又可形成瘀血，如氣滯兼夾有痰、瘀，則閉結更甚，此時胸痛更加劇烈，疼痛反

205

射到後背或左肩，即所謂胸痛徹背。因胸中陽氣不通，加之痰濁中阻，所以肺之宣降功能失調，產生氣短、氣急而喘或胸悶等症狀。脅下有氣上逆，是氣行失常的表現。苔白膩、脈沉弦或沉緊，則是痰濁中阻、陰寒內盛的徵象。

本證胸痛的部位可在心前區（即心跳較明顯之處），也可以在胸正中，還可以在兩脅部，不論在何處，總以疼痛涉及後背為辨證要點。其中有的涉及左側背肩，也有涉及右側背肩，一般來說，心前區疼痛而涉及左背、左肩者，多為冠心病之心絞痛；右脅部疼痛而涉及右背、右肩者，多為膽囊炎或膽結石之膽絞痛。

【治法／處方】

溫通胸陽，行氣化痰（瓜蔞薤白半夏湯）。

全瓜蔞 15 克　薤白 9 克　半夏 9 克　白酒適量

　歌訣：瓜蔞薤白半夏湯，再加白酒合成方；

　　　　通陽理氣又散結，胸痹心痛急煎嘗。

　用法：上四味藥，加水 1400 毫升，煎煮取 600 毫升藥液，每次溫服 200 毫升，每天服 3 次。方中白酒一般用米酒，每次可用 30~60 毫升。如病人不能飲酒，可減量或不用。

【解說】

本證主要由胸陽不振，胸中氣機痹阻而致，所以方中用瓜蔞利氣化痰、開胸散結，作為本方主藥。配合辛溫的薤白、半夏溫通陽氣、散結止痛。方中半夏又可佐瓜蔞化痰，再加入白酒可疏通氣血、溫運胸陽，加強其他諸藥的效力。從全方來看，有溫通、祛痰、散結的作用，故對胸痹證中氣滯而痰濁較盛者較為適用。

據現代藥理研究，方中瓜蔞可消炎、袪痰、通潤大便，特別是有擴張心臟冠狀動脈和微血管以及降血脂的功效，所以對於冠狀動脈硬化有確切的治療作用。薤白、半夏、白酒合用可增強擴張血管的作用。

【治療參考】

瓜蔞薤白半夏湯所治療的病證多屬心、肺、肝膽、胃及其所在部位的病變，可廣泛運用於支氣管哮喘、冠心病、肋間神經痛、急慢性膽囊炎、慢性肝炎、急慢性胃炎、胃及十二指腸潰瘍（尤其為胃後壁潰瘍）等多種疾病。

本方在具體運用時有很多加減法。如治療冠心病或兼夾有瘀血結聚者，可加入丹參、赤芍、當歸、紅花、川芎、降香等行氣活血藥；對疼痛較劇烈者，可加乳香、沒藥、檀香、延胡索等；伴有咳嗽者，可加杏仁、馬兜鈴、枇杷葉等；胸脅脹滿者，可加郁金、製香附、枳殼等；痰濁較甚，或有氣從脅上衝，或胸悶甚而氣短、苔濁膩者，可加桂枝、枳殼，也可用枳實薤白桂枝湯 ❶。如咳黃痰，口苦，苔黃膩，舌質紅，脈滑數，為痰鬱化熱之象，可加入陳膽星、竹茹、天竺黃、黃連等以清化痰熱。胸部悶痛較甚者，還可以配合使用中成藥，如蘇合香丸之類，每次 1 丸，於悶痛嚴重時服用；或用蘇冰滴丸，每服 2~3 丸，每天 2 次；或用麝香保心丸，每服 1~2 粒，痛時服用。

【注意事項】

胸痹證有多種證型，如見面色蒼白、心悸氣短、頭昏顯著、倦怠委靡、舌有齒痕、脈無規律者，往往屬虛證，不可輕易投用本方。又對心絞痛用前法治療後，疼痛仍不緩解，應警惕心肌梗死，必須立即去醫院做檢查和治療。

【附方】

❶ 枳實薤白桂枝湯：枳實、瓜蔞實、厚朴各 12 克，薤白 9 克，桂枝 3 克。水煎服。功用：通陽散結，袪痰下氣。主治：胸痹氣結在胸，心中痞氣，胸滿而痛，氣從脅下上搶心，舌苔白膩，脈沉弦或緊。

【每日練習】

1. 氣滯於胸證的臨床表現是甚麼？
2. 瓜蔞薤白半夏湯的作用是甚麼？運用時要注意甚麼問題？
3. 案例　彭某，男，46 歲

患冠心病心絞痛發作史已十餘年，近年來發作加劇並趨於頻繁。這次發作伴有胸悶，心悸氣短，咳嗽痰多，汗多，煩躁不安，大便不暢，脈弦滑。請開中藥方。（答案：全瓜蔞 30 克　薤白頭 10 克　薑半夏 9 克　炒枳殼 10 克　丹參 12 克　炒延胡索 10 克　檀香[後下] 4 克　製香附 10 克　炙甘草 4 克　水煎服）

─── 週5 ───

氣滯於下證 —— 天台烏藥散

氣滯於下證是指氣機阻滯於下腹及睪丸所致的一種疼痛腫脹病證。由於人體肝經循行於下腹兩側並下絡於陰器，所以氣滯於下證主要與肝經有關。本證的形成，除與氣滯肝經有直接關係外，還每與寒氣、濕邪阻滯等病邪有關，以致氣滯、寒濕互阻於肝經下部。此與前面學習過的肝脾氣滯證同為肝經病變，只是病變的部位、兼夾病邪及引起的症狀各不相同。本證一般發生於內傷雜病中，以睪丸、精索、婦女附件的急慢性炎症、疝氣及腸絞痛等病為多見。

【診斷】

本證的主要症狀為：小腹或小腹兩側疼痛，或痛引睪丸，或有睪丸腫脹。其他見症可有：小腹作脹或酸痛不適，或有形寒畏冷，舌淡苔白，脈沉遲或細弦。

本證屬於中醫學中疝氣的一種證型。所謂疝氣，包括了許多病證在內，其中包括有體腔內容物突出於體表（如腹壁、腹股溝、陰囊等），或伴有疼痛者；有外生殖器的腫痛、流膿或流污濁水液者；有小腹部的劇烈疼痛，或伴有大小便不通等。這些病證都與寒凝肝脈、阻滯氣機有關，經氣不能暢通，則小腹或少腹痛引睪丸，或發為睪丸偏墜腫痛。小腹作脹、形寒畏冷均為陰寒內盛、肝氣鬱滯所致。

【治法／處方】

行氣疏肝，祛寒止痛（天台烏藥散）。

天台烏藥 6 克　木香 6 克　小茴香 6 克　青皮 6 克　高良薑 6 克　檳榔 9 克　川楝子 12 克　巴豆 70 粒

歌訣：天台烏藥楝茴香，良薑巴豆與檳榔；
　　　　青皮木香共研末，寒滯氣阻疝痛嘗。

用法：先把巴豆稍微打破，同川楝子用麩炒黑，去巴豆和麩皮不用，再加入其餘藥共研為末，和勻，每次服 3 克，以溫酒送下。也可把巴豆與川楝子同炒黑，去巴豆，以川楝子與其餘藥一起加水煎煮，服時兌入適量黃酒。

【解說】

由於本證因寒凝氣滯於肝經而致，因而用辛溫的烏藥行氣散寒疏肝，為本方主藥。並配合木香、青皮、高良薑、小茴香等溫熱芳香藥品以加強烏藥的作用。本方配伍用藥的特殊之處是以苦寒的川楝子與大辛大熱的巴豆同用，但在用法上，把兩者同炒，去巴豆而只用川楝子，這樣既利用了川楝子的疏肝利氣之效，又避免了苦寒之性，而且還吸收了巴豆迅利通達散結的作用，加強了本方疏肝利氣的作用。檳榔可以通行於下，也有行氣化滯的功用。

據現代藥理研究，烏藥、高良薑、小茴香、木香等藥中含多種揮發油，有較強的促進腸蠕動、止痛作用。川楝子含揮發性脂肪酸，也有較好的止痛功效。因而本方對於疼痛性病證較為適用。

【治療參考】

　　天台烏藥散所治療的病證每與生殖系統有關，如睪丸炎、附睪炎、精索炎、睪丸鞘膜積液、小腸疝氣、附件炎等，但對腸道的某些痙攣絞痛病證也有很好的療效，當然應辨別確屬寒凝氣滯者。

　　氣滯於下證是以寒凝與氣滯為主，因而治療以理肝氣與散寒氣為中心，並視兩者之側重，在具體用藥上有所靈活變動。氣滯較甚者，可見小腹兩側竄痛無定處，或向下涉及前陰部，酌加荔枝核、橘核等；寒凝較甚而見小腹或外陰部陰冷作痛者，可加吳茱萸、肉桂、蓽撥、附子。兼有瘀血凝聚而致小腹堅硬滿痛，或睪丸腫痛如石者，可加入桃仁、紅花、地鱉蟲等以活血化瘀，並配合昆布、海藻等以軟堅化結。本證還可以選用一些中成藥，如橘核丸 ❶，每次 6~9 克，每天 2 次，空腹溫酒或淡鹽湯送下；或用茴香橘核丸 ❷，每次 6~9 克，每天 2 次吞服。

【注意事項】

　　小腹部的疼痛有許多原因，每因有關臟器組織炎症、腔道梗阻或痙攣引起，其中有屬於濕熱、熱毒者，不可誤投天台烏藥散等辛溫之劑。凡有邪熱者，每見腹痛拒按，腹堅實，或外陰部痛處紅腫發熱，臨床可據此做出鑒別。

【附方】

　　❶ 橘核丸：橘核（炒）、海藻、昆布、海帶、川楝子（去肉，炒）、桃仁（麩炒）各 30 克，厚朴（去粗皮、薑汁炒）、川木通、枳實（麩炒）、延胡索（炒）、桂心、木香各 15 克。共為細末，酒糊為小丸，每服 9 克，空腹溫酒或淡鹽湯送下，每天 2 次。功用：行氣止痛，軟

堅散結。主治：睪丸腫脹偏墜，或堅硬如石，或臍腹疼痛。

❷ 茴香橘核丸：小茴香（鹽炒）、八角茴香、橘核（鹽炒）、延胡索（醋製）、昆布、檳榔、香附（醋製）、青皮（醋製）各 40 克，荔枝核、川楝子各 80 克，桃仁、肉桂各 16 克，補骨脂（鹽炒）、莪朮（醋製）、木香、乳香（製）、穿山甲（製）各 20 克。共為細末，水泛為丸，每服 6~9 克，每天 2 次。功用：散寒行氣，消腫止痛。主治：寒疝，睪丸腫痛。

【每日練習】

1. 氣滯於下證有哪些臨床表現？與“疝氣”的概念有何關係？
2. 天台烏藥散由何藥組成？可治療哪些病證？
3. 案例　申某，男，42 歲

　　2 天前左下腹漸覺疼痛，痛勢越來越重，並向同側腹股溝放射，涉及左側睪丸。左下腹壓之疼痛，伴酸脹感。身微惡寒，體溫正常。苔白，舌質正常，脈沉細而弦。請開中藥方。（答案：木香 6 克　製香附 10 克　烏藥 9 克　小茴香 6 克　炒川楝子 10 克　炒延胡索 10 克　橘核打 10 克　吳茱萸 3 克　炒白芍 12 克　炙甘草 3 克　水煎服）

第九週

十、瘀血證開甚麼方

甚麼是瘀血證

所謂瘀血證，是指血液運行凝澀或血液瘀蓄體內而形成的病證。瘀血證可出現在外感病中，也可見於內傷雜病；既可表現為某一局部的病變，也可成為全身性的病證。

【瘀血的形成】

瘀血是人體內的血液發生病理變化的結果。在正常情況下，血液由於體內陽氣的推動，在血脈中運行。如人體陽氣虛衰，無力推動血行，血液運行遲緩則生成瘀血；如人體氣行鬱結不暢，也可影響血行而成瘀；寒邪客於血脈，可致血液凝滯不行而形成瘀血；熱邪犯於營血分，血液與熱邪互結，也可阻滯血行，或由熱邪煎熬血液，致血液黏稠難以流動，均可形成瘀血；如體內陰血虛少，血脈乾涸，也可致血行不暢而成瘀；如血脈破損，血溢於脈外，聚積亦成瘀血。由此可見，產生瘀血的原因是多種多樣的，而且上述原因又可綜合在一起而產生瘀血。瘀血可看作是人體內的一種病理產物，而瘀血一旦形成，便又成為產生一系列病理變化的病理因素，即所謂瘀血證。

【瘀血證的特徵】

　　瘀血形成的原因很多，分佈的部位也各不相同，但瘀血證都有一些共同的症狀表現，這些特有的症狀是診斷瘀血證的主要依據。瘀血證的主要特徵：發生疼痛，多為痛有定處，呈刺痛狀，按之痛甚，或身有腫塊，口唇、指端發青紫，口乾，嗽水不欲嚥，舌質紫暗或上有瘀點、瘀斑，脈細澀。同時，如某臟腑、某組織一旦形成了瘀血，又可進一步影響該臟腑或組織的生理功能，從而出現各種不同的症狀，這些症狀為判斷瘀血的所在部位提供了依據。

　　瘀血證可見於許多疾病中，如外感病中的各種傳染病、感染性疾病發展到營血分階段，每有瘀血與邪熱相結的病證；內傷雜病中的冠心病、休克、慢性肺原性心臟病、中風、消化道潰瘍、肝硬化、腫瘤、多種出血性疾病以及各種外傷、瘡瘍、婦科多種疾病等，均可出現瘀血證，至於在各種證型中兼夾有瘀血者更是極為常見。

瘀血證種類及治法

【瘀血證的種類】

　　由於瘀血所在的部位、兼夾的病邪性質和產生的原因不同，瘀血證的具體表現十分複雜。如按瘀血所在的部位分類，有瘀血阻心證、瘀血阻肺證、瘀留腸胃證、瘀血阻肝證、瘀滯胞宮證、下焦蓄血證等；如按瘀血兼夾的病邪不同來分類，有熱瘀互結證、寒瘀交阻證、痰瘀交阻證、血水互結證等；如按瘀血形成的原因各異來分類，有氣滯致血瘀者，可形成氣滯血瘀證，有氣虛而致血瘀者，可形成氣虛血瘀證，有寒氣凝滯而致血瘀者，可形成寒凝血瘀證等。本單元主要學習其中的下焦蓄血瘀、氣滯血瘀證、氣虛血瘀證、寒凝血瘀證等瘀血證的診治。

【瘀血證的治法】

治療瘀血證的原則是"化瘀"（或稱"活血化瘀"），也就是祛除瘀血，暢通血行。具體來說，化瘀應根據瘀血的不同形成原因和所兼夾的病邪而採用不同的方法。如因陽氣不足而成瘀血者，當溫通陽氣以化瘀；因氣滯而成瘀血者，當行氣以化瘀；因寒邪凝滯而成瘀血者，當溫經祛寒以化瘀；因熱邪入血與血液相結而成瘀血者，當清熱以化瘀；因陰液耗傷而成瘀血者，當養陰以化瘀；瘀血與痰濁互結者，則當逐痰化瘀；瘀血與熱結互阻於腸道、胞宮者，當瀉下瘀熱。

通過化瘀，一方面可以擴張血管，改善血管彈性，降低血液凝度和黏度，加快血液流動等；另一方面活血化瘀的方藥還有調節人體的免疫功能、抗菌、鎮靜、止血、收縮子宮等多方面的作用。因而活血化瘀的中藥方不能與西藥的抗凝藥、擴血管藥等同看待。

在治療瘀血證時，必須首先祛除產生瘀血的原因，不可只知見瘀消瘀。此外，活血化瘀方藥屬祛邪之例，用之不當則有耗血損傷正氣之弊，所以在運用時必須用量適度、中病即止，必要時可與補氣、養血藥物配伍使用。又因為活血祛瘀方藥能推動血液運行，所以婦女月經過多及孕婦應謹慎使用。

【每日練習】

1. 瘀血是如何形成的？
2. 瘀血證的臨床表現有甚麼特徵？
3. 化瘀法的作用是甚麼？單用化瘀法是否可以治瘀血證？為甚麼？

216

———— 週 2 ————

下焦蓄血證 —— 桃核承氣湯

下焦蓄血證是指瘀血蓄積於人體下腹部位所致的一種病證。關於下焦的含義有多種說法，其中有指六腑之一的三焦之偏下者，有指肝腎者，今天所學的下焦蓄血證，其下焦是泛指下腹部，包括了膀胱、子宮、部分腸道等在內。本證多見於外感熱病的後期，內科雜病中的胃腸道出血證、精神分裂症。婦科病中的月經不調、經閉及部分外傷中。但本證在外感病中往往表現為瘀血與邪熱互結，而在非外感病中，不一定都兼有邪熱。

【診斷】

本證的主要症狀為：小腹部緊張拘急，甚至硬滿疼痛拒按，舌質紫或有瘀點、瘀斑。其他見症可有：狂躁不安，或發狂，或健忘，小便通利，大便色黑易解，或有發熱，脈沉澀等。

本證為瘀血蓄於下腹部，必然阻滯氣機運行，所以見小腹部緊張拘急。如瘀滯較重，可見小腹發硬脹滿、疼痛，按之痛更甚，這是裏有實邪的反映。舌質紫或上有瘀點、瘀斑是瘀血證的特徵之一。由於瘀血與邪熱互結阻於下焦，上擾心神，往往可出現一些神志症狀，輕則健忘或煩躁，重則哭笑無常，甚則如瘋狂狀。如瘀血蓄積於腸道或胞宮，對膀胱的功能沒有直接影響，所以小便通利。如血蓄於膀胱，可出現尿血、小便澀痛等症狀。大便色黑易解，顯然是瘀血在腸道的表現。瘀血阻滯而致血行不暢，所以脈多沉澀。此外，亦有婦人月經來潮時，因突然受寒或患其他熱病，外邪乘機而內犯，形成瘀血內結的病證。所以對婦女發熱者，詢問月經情況很重要。

綜上所述，本證的臨床表現除有瘀血證的基本特徵外，還有小腹部的症狀和明顯的神志症狀。

【治法 / 處方】

活血化瘀通下 (桃核承氣湯)。

桃仁 (去皮尖) 12 克　大黃 12 克　桂枝 6 克　甘草 (炙) 6 克
芒硝 6 克

歌訣：桃核承氣用硝黃，桂枝甘草合成方；

　　　　下焦蓄血急煎服，可逐瘀血解熱狂。

用法：上四味藥，用水 1400 毫升，煎煮成 500 毫升藥液，去藥渣，然後再加入芒硝，放火上稍煮，至微沸即取下，每次在食後溫服 100 毫升，每天服 3 次。本藥在服後，可解稀溏大便數次。

【解說】

桃核承氣湯中用桃仁活血化瘀，並有潤腸通便之效；大黃則可通下瀉熱，使瘀熱從大便而外出，且其本身也是一味活血化瘀的良藥。兩藥配合以治下焦瘀熱蓄血，故為本方主藥。方中又佐以桂枝宣通陽氣，以助血行；芒硝則瀉熱軟堅，以助通下逐熱之力，甘草可緩解以上各味攻邪藥的峻烈之性，以免損傷正氣。所以全方實質是在攻下的基礎上配合逐瘀，服藥後可出現大便稀溏，瘀熱隨之可除。

　　據現代藥理研究，方中桃仁有很顯著的抑制血凝、抗炎、抗過敏等作用，在各種活血化瘀的中藥裏是增加血流量作用最強的藥物之一。桂枝則可促進血液循環、擴張血管；大黃、芒硝通過增強胃腸蠕動，可排泄體內毒素，改善腸管血循環，降低毛細血管通透性，並有較好的抗菌、增強體內免疫功能作用。因而全方有改善血循環、消腫止痛、促進體內損傷修復等多方面作用。但是對本方治療神志異常的作用機制尚知之甚少。

【治療參考】

　　桃核承氣湯原來是治療下焦蓄血證的專方，但由於本方配伍精當，對於因瘀熱而引起的多種病證均可取得較好的療效，如跌打損傷後瘀血內留而局部疼痛、大便不暢者；邪熱與瘀血鬱滯於頭目而致頭部掣痛、痛而發脹、目紅齒齦腫痛者；婦人因瘀血內阻而致痛經、閉經或產後惡露不下、陰道血腫者。本方又可治療瘀熱內結所致的神志失常病證，所以又用以治療精神分裂症等精神疾病，用時可酌加琥珀、紅花、郁金、青皮等。對於腦震盪、腸梗阻、急性盆腔炎、瘡瘍等屬於瘀熱內結者，也可用本方。急性細菌性痢疾（特別是血多於膿液的赤痢）、出血性小腸炎、重症肝炎、流行性出血熱少尿期等病，用本方能逐瘀通便，迅速排出體內有害物質，減輕全身中毒症狀。在治療婦女月經不調、附件炎、痛經等病時，可加當歸、紅花、丹參等活血藥；兼有氣滯而小腹脹滿較甚者，可加香附、烏藥、木香等；瘀血與邪熱相夾而熱勢較甚者，可加川連、黃芩、梔子、丹皮等。瘀血內結而疼痛較甚或致閉經者，可加蒲黃、五靈脂、乳香、沒藥、延胡索等，或用下瘀血湯 ❶。

對於桃核承氣湯的適應證，有人提出應見"小便通利"，但如屬瘀結膀胱者，就不可拘於此説，如前列腺肥大、單純性前列腺炎、淋病等，雖見排尿不暢，也可用本方治療。在治療痛證時，掌握有固定的疼痛點，多呈刺痛狀而拒按，或排出紫黑色血液或血塊，舌紫暗或有瘀點等辨證要點。

【注意事項】

在治療外感熱病的下焦蓄血證時，由於本方的清熱作用較弱，所以當熱勢熾盛時不宜單用本方。如兼有惡寒發熱等表證者，宜先用解表之劑，待表解後再用本方。孕婦忌用本方。

【附方】

❶ 下瘀血湯：大黃、桃仁、䗪蟲（炒，去足）各9克。水煎服。或研細末，以煉蜜和成四丸，以米酒煎一丸，一次服下。功用，破血下瘀。主治：瘀血結於下焦，小腹疼痛不可忍，按之有塊，或有發熱，舌質紫暗或有瘀斑，脈沉澀或沉實，或致經水不利。

【每日練習】

1. 下焦蓄血證的臨床表現有哪些特點？
2. 桃核承氣湯由何藥組成？其功效是甚麼？
3. 案例　張某，女，18歲

小腹脹痛，月經已5個月不行。發病是由於在農田勞動時，值月經方行而遭大雨淋濕，次日即小腹疼痛而停經。查小腹按之發硬，腹壁緊急，大便艱澀，小便正常，舌質略呈暗紫色，脈細澀。請開中藥方。（答案：桃仁10克　桂枝9克　生大黃10克　當歸10克　芒硝^{兌服}　小茴香5克　水煎服）

週 3

氣滯血瘀證 —— 血府逐瘀湯

氣滯血瘀證是指因氣機阻滯而致瘀血內生或瘀血阻滯而影響氣機運行，氣滯與血瘀並存的一種病證。血液的運行有賴於氣機的正常運動，如氣機鬱滯則可導致血行不暢而形成瘀血。當瘀血形成後則氣機鬱結更甚，所以氣滯與血瘀兩者可互為因果而形成氣滯血瘀證。本證多見於各種外傷疼痛、肋間神經痛、肋軟骨炎、心絞痛、腦震蕩後遺症、多種月經病等。

【診斷】

本證的主要症狀為：胸脅、頭或身體其他部位疼痛，日久不癒，痛有定處，狀如針刺，脅肋脹滿。其他見症可有：時噯氣嘆息，呃逆日久不止，乾嘔，內熱煩悶，心悸失眠，性情急躁易怒，口乾而不欲飲，兩目暗黑，舌質暗紅，邊有瘀點、瘀斑，脈細澀。

本證瘀血的部位雖有多種，但以胸脅為多見，這與氣滯的發生多由肝氣不能舒暢所致，而肝經循行於胸脅有關。氣機鬱滯於胸脅則致胸脅疼痛、脹滿，又因有瘀血內停，所以其疼痛有定處，日久難癒。但瘀血不在胸脅時，也可表現為其他部位的疼痛。因肝氣不舒，所以病人多性情急躁而易怒，時噯氣或嘆息；如肝氣犯胃而致胃氣上逆，可見呃逆、乾嘔。瘀血久鬱則可化熱，還可出現一些內熱徵象，如自覺手足心或胸中熱，煩悶等。瘀血內阻再加上鬱熱內生，可影響心神，出現心悸失眠。本證中口乾不欲飲、兩目暗黑、舌暗紅及脈澀等均為瘀血內阻的表現。

本證多由氣滯而致，因而在診斷時應注意詢問有無惱怒、憂思等原因。當然，本證也可由外傷、跌僕或其他原因引起，當從臨床的具體表現和病史來判斷其氣滯與血瘀的存在。

【治法／處方】

行氣活血，祛瘀止痛（血府逐瘀湯）。

桃仁 12 克　紅花 9 克　當歸 9 克　生地黃 9 克　川芎 5 克　赤芍 6 克　牛膝 9 克　桔梗 5 克　柴胡 3 克　枳殼 6 克　甘草 3 克

歌訣：血府逐瘀歸地桃，紅花赤芍枳殼草；

柴胡芎桔牛膝等，血化下行久痛消。

用法：上藥加水 1400 毫升煎煮，煎成 250 毫升藥液溫服，再加水 800 毫升，煎取 250 毫升溫服，每天服 2 次。

【解說】

本證由氣滯血瘀而致，因而方中以行氣、化瘀為兩大法。方中桃仁、紅花、當歸、生地、川芎、赤芍均為活血化瘀之品，尤以桃仁、紅花兩藥為本方之主藥。又因血液的運行有賴於氣的推動，即所謂"氣行則血行"，所以本方中加入理氣之品，如柴胡、枳殼、赤芍、甘草四味即為前面學過的四逆散，為疏理氣機之要方。方中加桔梗可宣通肺氣，以利於全身氣機運行，又可使藥力上行到胸、頭部。配合牛膝是為了通利血脈，引血下行，與桔梗相佐，一升一降而達到疏通血脈的目的。本方中配合疏理氣機的藥物，既可解除氣滯引起的症狀，又可幫助祛除瘀血；而方中的祛瘀藥在祛除瘀血後也有利於氣機舒暢，所以行氣、化瘀這兩大法又是相輔相成的。

據現代藥理研究，方中桃仁、紅花、當歸、赤芍、牛膝、川芎等均有抗凝血、擴張血管、改善血循環等作用，柴胡又有鎮靜、鎮痛等作用，而行氣藥與化瘀藥合用，上述功效又可加強，顯示了協同作用。

【治療參考】

血府逐瘀湯對於胸脅部的多種疼痛病證，由於配合了疏肝理氣的四逆散，所以甚為有效，可以用以治肋間神經痛、肋軟骨炎、心絞痛、膽絞痛等。但其所治的病證並不限於此。本方還可用於某些頑固性呃逆而體壯氣實者、肝脾腫大、神經性頭痛、腦震蕩後頭痛、失眠、神經症、高血壓病等。對於氣滯血瘀所致的月經過多、痛經、經閉等婦科病，以見乳脹、腹脹痛、腰酸墜、經色暗紫成塊者為最適用。

本方如用於治療其他部位的血瘀證，可做適當加減。加入麝香、老蔥，可治瘀血阻於頭面的頭痛、頭暈，如通竅活血湯 ❶；加入香附、延胡索、烏藥等行氣藥，可治瘀血結於膈下而致的肝脾腫大者，如膈下逐瘀湯 ❷；加入小茴香、官桂、乾薑等溫熱理氣藥，可治瘀血痹阻於下焦的月經不調，如少腹逐瘀湯 ❸。在治療婦女因瘀血所致的經閉、痛經時，本方可去桔梗，加香附、烏藥、益母草等。

【注意事項】

血府逐瘀湯雖為祛瘀止痛的良方，但對於氣血不足者不可投用，誤投後反而可耗傷氣血。對於非瘀血所致的各種疼痛病證，也非本方所宜。

【附方】

❶ 通竅活血湯：赤芍、川芎各3克，桃仁（研泥）、紅花各9克，老蔥（切碎）3根，紅棗（去核）7枚，鮮薑9克，麝香（絹包）0.1克，黃酒250克。水煎服，麝香研末沖服。功用：活血通竅。主治：瘀阻頭面的頭痛昏暈，或耳聾，脫髮，面色青紫，酒渣鼻，白癜風，婦女乾血癆，小兒疳積見肌肉消瘦、腹大青筋、潮熱等。

❷ 膈下逐瘀湯：五靈脂（炒）、當歸、桃仁（研泥）、甘草、紅花各9克，川芎、丹皮、赤芍、烏藥各6克，延胡索3克，香附、枳殼各5克，水煎服。功用：活血祛瘀，行氣止痛。主治：瘀在膈下，肝脾腫大，或肚腹疼痛，痛有定處。

❸ 少腹逐瘀湯：小茴香（炒）1.5克，乾薑、延胡索、沒藥、川芎、官桂各3克，當歸、蒲黃（包煎）各9克，赤芍、五靈脂（炒）各6克。水煎服。功用：活血祛瘀，溫經止痛。主治：少腹瘀血積塊，或疼痛，或脹滿；或經期腰酸，少腹作脹；或月經一月數次，淋瀝不斷，色或紫或黑，或有瘀塊；或崩漏，少腹疼痛等。

【每日練習】

1. 氣滯與血瘀的關係是甚麼？氣滯血瘀證的臨床表現有何特點？
2. 血府逐瘀湯由哪些中藥組成？其主要作用是甚麼？
3. 案例　盛某，男，45歲

左上胸部疼痛二十餘天，伴胸脅脹滿，患處稍隆起，有觸痛，皮色稍暗紅，目眶發暗，舌邊紫紅，脈細澀。請開中藥方。（答案：生地12克　桃仁10克　紅花10克　炒柴胡6克　炒枳殼10克　赤芍10克　當歸10克　川芎10克　青皮9克　蒲公英15克　桔梗8克　生甘草3克　水煎服）

週 4

氣虛血瘀證 —— 補陽還五湯

氣虛血瘀證是指因正氣虧虛，無力推動血液運行而致瘀血內生，阻滯脈絡的一種病證。本證多見於中風後遺症。中風包括了多種腦血管意外疾病，是由於臟腑陰陽嚴重失調，氣血運行失常，加上陰虧於下，肝陽亢盛於上而發生的。由於血隨氣逆，夾痰夾火而形成瘀血上衝於腦、蒙蔽心神、橫竄經脈，以致突然昏僕、半身不遂。在中風之後，除了脈絡中仍有瘀血、痰濁阻滯外，還因卒然昏僕而元氣大虧，表現為氣虛血瘀之證，所以本證固然有因氣虛而致血瘀者，也有因中風後瘀血而致正氣大虧者。本證的性質顯然屬本虛標實：其本虛以正氣大虧為主，可兼有肝腎陰虧、脾胃虛弱等；其標實以瘀血為主，也可兼有痰濁等邪。

【診斷】

本證的主要症狀為：一側肢體痿軟無力，弛緩不能活動，口眼歪斜。其他見症可有：面色萎黃，語言蹇澀，口角流涎，小便頻數或遺尿不禁，或有肢體麻木，舌質淡紫，脈細澀或虛緩。

本證由於正氣虧虛而瘀血阻滯於肢體脈絡，致筋脈肌肉失養，故見半身不遂，口眼歪斜。舌根失於濡養，則見語言蹇澀不利、口角流涎。面色萎黃是氣虛之象。小便頻數或失禁，是氣虛不能固攝膀胱之故。舌見淡紫及脈細澀、虛緩，皆是氣虛而瘀血內停的反映。

　　本證與中風後肝腎虧損而肝陽上亢者的主要區別在於：肝腎虧損而肝陽上亢證，可見頭暈耳鳴，面目紅赤，口唇紅紫，口苦心煩，舌深紅，脈弦滑數等。此外還可參考血壓情況，肝陽上亢者血壓多升高，氣虛血瘀證則血壓多偏低。

【治法／處方】

　　益氣活血，化瘀通絡（補陽還五湯）。

　　黃芪 120 克　　當歸尾 6 克　　赤芍 6 克　　地龍 3 克　　川芎 3 克 紅花 3 克　　桃仁 3 克

　　歌訣：補陽還五芪歸芎，桃仁赤芍加地龍；

　　　　　中風半身不遂證，益氣活血經絡通。

　　用法：上藥加水 1200 毫升，煎煮成 300 毫升藥液，去渣溫服，再加水 800 毫升，煎煮 300 毫升藥液，去渣溫服，每天服 2 次。

【解說】

　　由於本證的瘀血是由氣虛無力推動血液而生，而瘀血生成後如人身氣虛不能恢復，則瘀血也難以祛除。所以本方中特別重用黃芪為主藥，取其大補脾胃之氣以推動血行，其用量為其他活血化瘀藥的 20~40 倍。方中的當歸尾、赤芍、川芎、紅花、桃仁均為活血化瘀、疏通脈絡之品。配合地龍可化痰息風、疏通經絡，以助化瘀藥搜剔經絡中有形實邪。

據現代藥理研究，補陽還五湯可緩解心肌的缺血，糾正心律失常，改善腦血流量及肢體血流量，並可對抗去甲腎上腺素收縮血管效應的作用，降低血膽固醇。由此可見，本方對心腦疾病確有一定的治療作用。

【治療參考】

補陽還五湯在臨床上主要用於各種腦血管意外或急性傳染病（如流行性乙型腦炎、流行性腦脊髓膜炎、鈎端螺旋體病等）所致的癱瘓後遺症。其他也可用以治療面神經麻痹、急性脊髓炎、進行性肌營養不良症、急性心肌梗死、嬰兒癱、血栓閉塞性脈管炎、坐骨神經痛、肥大性脊椎炎、閉經等多種疾病具有氣虛與瘀血病理變化者。

在具體運用時，根據不同證情可做靈活加減。語言謇澀者，可加石菖蒲、遠志等；半側肢體無力活動、口角歪斜者，可加製南星、白附子、白僵蠶等；肢體麻木者，可加烏蛇、桑枝、乳香、桂枝、雞血藤等；上肢偏癱者，可加桂枝、桑枝等；下肢偏癱者，可加川斷、桑寄生、牛膝、狗脊等；小便失禁者，可加金櫻子、桑螵蛸、益智仁、山茱萸等；癱瘓而手足發冷者，可加熟附子、桂枝等；倦怠乏力、氣短懶言者，可加黨參、白朮等；如兼有痰濁而胸脘痞悶、苔膩垢者，可加製半夏、白附子、天竺黃；如病久難以恢復，可加地鱉蟲、水蛭、虻蟲、丹參等。

【注意事項】

補陽還五湯中以補氣的黃芪為主藥，用之不當有助火之弊，對肝陽上亢者不可輕用，如參考血壓，則高血壓者應謹慎投用。

【每日練習】

1. 氣虛血瘀證的臨床表現有何特點？

2. 補陽還五湯由哪些藥物組成？藥物用量上有何特殊之處？臨床運用時有哪些主要隨證加減法？

3. 案例　孫某，男，55歲

　　3天前晨起未起牀時，發現左半側手足不能自如活動，逐漸至完全不能抬舉，伴有半側麻木，口角歪斜，言語不清，全身倦怠，面色蒼白，舌質淡，苔黃濁，脈細澀。查血壓：126/84毫米汞柱。請開中藥方。（答案：生黃芪100克　地龍10克　桃仁10克　紅花10克　當歸10克　赤芍10克　川芎5克　豨薟草12克　製膽南星3克　水煎服）

週 5

寒凝血瘀證 ── 溫經湯

寒凝血瘀證是指因寒邪客於血脈，而致血液凝滯不通形成瘀血的一種病證。寒凝血瘀證可發生於多種部位，本節主要討論寒邪客於小腹胞宮而致瘀血阻滯者，這類病證多見於月經不調、經閉、產後腹痛、不孕症等婦科病。

【診斷】

本證的主要症狀為：小腹覺冷而疼痛，月經色紫黑成塊。其他見症可有：月經量少，或逾期不至，或超前而至，或經閉不行，或淋漓不斷，小腹拘急而滿，婦女久不受孕，唇口乾燥，或有五心煩熱，至傍晚則發熱，脈沉細等。

由於本證有寒邪客於小腹，寒邪性凝滯，能阻礙氣行和血液運行，所以小腹覺冷而疼痛，或伴有拘急脹滿。寒邪與氣血瘀滯於胞宮，必然引起月經不調或經閉。其經色紫黑成塊，正是寒邪與瘀血相合的反映。胞宮中寒邪瘀血互阻，可致久不受孕。由於瘀阻久留，影響陰血的化生，所以日久可致陰血虧損，而出現手足心煩熱，或傍晚發熱等陰虛發熱症狀。虛熱症狀不是本證必見症狀，但如發現熱象，大多不屬單純的寒凝血瘀證，而是寒、熱、瘀、虛錯雜之證。

【治法 / 處方】

溫經散寒，化瘀養血（溫經湯）。

吳茱萸 9 克　當歸 9 克　芍藥 6 克　川芎 6 克　人參 6 克　桂枝 6 克　阿膠 9 克　牡丹皮 6 克　生薑 6 克　甘草 6 克　半夏 6 克　麥冬（去心）9 克

歌訣：溫經湯用萸桂芎，歸芍丹皮薑夏冬；

　　　　參草益脾膠養血，調經重在暖胞宮。

用法：上十二味藥，用水 2000 毫升，煎煮成 600 毫升藥液，分 3 次溫服。

【解說】

本證的瘀血是由於寒邪凝滯於下而致，所以方中用吳茱萸、當歸溫暖胞宮而驅散寒邪、化瘀養血而調經，為本方的主藥。又配合桂枝增強溫經活血之效，配合川芎、芍藥、丹皮以增強活血化瘀之效。由於本證可伴有陰血不足，所以方中又用人參、甘草補益脾氣以助生血之源，而脾氣充實後又可加強脾的統制血液功能。方中用阿膠、麥冬可配合當歸、芍藥以滋養陰血，而丹皮除活血作用外，還可清虛熱。瘀血阻滯還可造成水濕內停而形成痰濕，故方中又佐用半夏以溫燥痰濕，並能下降胃氣、辛散鬱結。全方通過散寒、化瘀、養血而達到調理月經諸病的目的，所以方以“溫經”為名。

據現代藥理研究，吳茱萸不僅有健胃、鎮痛、止吐、制酸、抑菌等作用，而且可以收縮子宮。當歸、川芎、芍藥等均有較好的解痙鎮痛、擴張血管作用，當歸、人參、阿膠等有增加血液中紅細胞數及血紅蛋白量的作用。因而本方是調經的有效方。

【治療參考】

在臨床上本證的寒凝與瘀血兩個方面可有所側重，即有的以寒邪客於胞宮為主而兼有瘀血，有的則以瘀血內阻為主而兼有寒凝，因而在具體用藥上可靈活變化。以寒凝胞宮為主者，下腹冷感必然顯著，或於經行時尤甚，或終日覺冷，甚則連下肢都清冷不溫，面色多萎黃，倦怠無力，或有清稀白帶、經色黑如墨跡。對此，方中可去丹皮、麥冬，加入艾葉、製香附、炮薑、小茴香等，或用艾附暖宮丸 ❶。以瘀血內阻為主者，月經多有紫黑血塊，小腹拘急而堅滿，舌色暗紅或有瘀點，方中可加入桃仁、紅花、乳香、沒藥、丹參等。如兼夾有濕痰內阻而見胸脘痞悶，苔膩垢者，可加入蒼朮、陳皮、厚朴等。婦女產後寒瘀互阻於胞宮而惡露不行、小腹冷痛者，也可用生化湯 ❷，以溫經活血止痛。

【注意事項】

月經病的種類及原因甚多，本方對無寒凝及血瘀之證並不適用。特別是出現煩熱見症者，如屬氣鬱化火、濕熱內蘊、火熱內盛所致者，不可妄用本方。

【附方】

❶ 艾附暖宮丸：香附 180 克，艾葉、吳茱萸、川芎、白芍藥（酒炒）、黃芪、當歸（酒洗）各 90 克，續斷 45 克，生地黃（酒炒焙乾）30 克，肉桂 15 克。共為細末，米醋打糊為丸，每服 6 克，淡醋湯送下。忌惱怒、生冷。功用：暖宮溫經，養血活血。主治：婦人子宮虛冷，帶下白淫，面色痿黃，四肢疼痛，倦怠無力，飲食減少，經脈不調，肚腹時痛，久不受孕。

❷ 生化湯：全當歸 24 克，川芎 9 克，桃仁（去皮尖）6 克，乾薑（炮黑）、炙甘草各 1.5 克。水煎服，或酌加黃酒同煎。功用：活血祛瘀，溫經止痛。主治：產後惡露不行，溫經止痛。

十一、食積證開甚麼方

甚麼是食積證

所謂食積證，是由飲食積滯於腸胃不能正常運化而出現的一類病證。顯然，食積證是屬內傷雜病，而食積可看作是內生的有形實邪。在外邪致病時可兼夾食積為患，食積在外感病中可作為兼夾病邪而參與致病。

【食積證的形成】

人體對飲食的消化和消化之後精微物質、糟粕的輸送，主要依靠脾胃，同時還有肝膽的疏泄功能，以及心肺的運送敷佈、大腸與小腸的傳導等功能相輔。如果飲食過量，超過了人體的運化能力；或人體的運化功能減弱（包括脾胃虛弱、肝膽失於疏泄、大小腸傳導失司等），飲食就會內停在胃或腸，這就形成了食積證，而食積產生後，不僅會進一步影響脾胃的運化功能，又可阻滯胃腸的氣機運行，容易伴見氣滯證；食積久留又會蘊生邪熱或形成痰濕，從而出現食積、濕熱互結的病證。

【食積證的特徵】

不論產生食積證的原因是甚麼，飲食內積於腸胃後都會出現一些共同的症狀，這些症狀有：脘腹脹滿，噯腐吞酸，噁心嘔吐，大便稀溏而酸臭等。這是診斷食積證的主要依據。在此同時，還要參考病前曾有暴飲暴食史，或平素進食過度；也可參考是否有苔膩、脈滑等食積於內的症狀。如食積夾邪熱，可見口臭、噯熱臭味、喜寒惡熱、苔黃膩、脈滑數；如食積夾寒凝，可見泛吐清水、喜熱惡寒、舌苔白膩、脈細緩等症狀。

食積證種類及治法

【食積證的種類】

食積證雖然比較單純，但由於產生食積的原因及兼夾其他病邪的情況各有不同，食積證也可分為若干證型。如按發生食積的原因來分，有食滯胃腸、脾虛食滯等證；如按食積兼夾病邪的不同來分，有食滯濕熱證、氣滯食積證、寒凝食積證等。本單元將學習食滯胃腸證、食滯濕熱證、脾虛食滯證等證型的診治。

【食積證的治法】

治療食積證的原則是"消食導滯"。消食導滯屬於八法中的"消"法，主要是指幫助飲食的消化和吸收，以消除腸胃的食積。本法所用的藥物大多具有促進胃液分泌、胃腸蠕動和消除胃腸炎症的作用。但由於食滯的發生每與脾胃運化功能減弱有關，所以在治食積證時每配合補益脾氣之品。又因食積證每兼夾有氣滯、濕熱，所以也常配合理氣和清化濕熱之品。本單元所學習的治法有消化食滯、消食清化濕熱、健脾消食等幾種。

在使用消食導滯法時，應注意消除引起食積證的原因，如係脾胃虛弱、無力運化而致食積者，應配合健脾助運，消補兼施，如只知投用消導之法，反而可傷脾胃之氣。食積在胃腸，必然會影響氣機的通暢，並易釀生濕熱，所以消食導滯法每與理氣、清化濕熱等法併用。如食積兼夾寒邪內阻，則又當配合溫通之品。

【每日練習】

1. 胞宮寒凝血瘀證的主要症狀是甚麼？
2. 溫經湯的組成是甚麼？方中的藥物各有甚麼作用？
3. 食積證是如何形成的？
4. 食積證的共同臨床特徵是甚麼？
5. 甚麼是"消食導滯"？其中包括哪些具體治法？
6. 案例　曹某，女，28歲

　　痛經已10年，經期尚準，量多，色紫黑，經至則腰腹部冷痛，出冷汗，下腹脹而喜按喜溫，苔薄白，脈沉細。請開中藥方。（答案：當歸10克　炒白芍10克　川芎6克　桂枝8克　黨參10克　吳茱萸4克　丹皮6克　阿膠烊化10克　小茴香5克　乾薑3克　製香附10克　水煎服）

第十週

週 1

食滯胃腸證 —— 保和丸

食滯胃腸證是指飲食過度，食積內停而致胃腸功能失常的一種病證。食滯胃腸並非僅僅是消化不良，還包括了多種腸道疾病引起的食慾不振、嘔吐腹瀉、腹痛等。所以本證可見於小兒或成人的消化不良症、急性胃腸炎、慢性胃炎、慢性結腸炎等病。

【診斷】

本證的主要症狀為：胃脘腹部脹滿，嘔吐，腹瀉，吐瀉物有酸臭腐敗氣味。其他見症可有：噯腐吞酸，不思進食，腹痛，舌苔厚膩，脈滑等。

本證是由於暴飲暴食或平素飲食過度，脾胃不能運化而停留於胃腸，阻滯氣機運行，故見胃脘及腹部脹滿，甚則疼痛。食物在體內不能正常消化、吸收和排泄，加上胃腸升降功能的失常，所以發生嘔吐、腹瀉，吐瀉物以未消化的食物為主，這些食物在胃腸道中腐敗發酵，所以有酸臭氣味。食積於內，影響了脾胃運化，因而不思飲食。再結合飲食不節史，不難對本證做出診斷。

【治法 / 處方】

消食化滯（保和丸）。

山楂 180 克　神曲 60 克　半夏 90 克　茯苓 90 克　陳皮 30 克
連翹 30 克　萊菔子 30 克

歌訣：保和神曲與山楂，陳翹苓夏菔子加；

消食化滯和胃氣，煎服亦可加麥芽。

用法：上藥為末，炊餅和作丸，如梧桐子大。每次服七八十丸（或
6~9 克），白開水送下，每天 2~3 次。也可按原方中劑量的十分之一，
改為湯劑，以水煎服。

【解説】

保和丸中以消食化滯的山楂、神曲、萊菔子為主藥。其中山楂可
助脾健胃，促進消化，尤善於消油膩肉食之積滯和小兒乳積；神曲也
可以消食化滯，尤擅長於消穀麥酒積；萊菔子除可消化食滯外，還能
行氣化痰，通利腸胃。方中配合陳皮、半夏，可以行氣導滯，和胃止
嘔；配合茯苓可健脾和中。若食積而兼有痰濕內結者，茯苓、陳皮、
半夏又有化濕祛痰理氣之功。至於方中用連翹，是由於飲食壅積易化
熱，所以用連翹以清熱。本方在煎服時也可加入麥芽，取其健胃化食
之效，以助消化食滯。

據現代藥理研究，神曲中含多種消化酶，山楂、萊菔子、麥芽等
均為促進消化的健胃藥，山楂又有擴張血管作用，可改善消化道的血
液循環；山楂、連翹等有抗菌作用，可以清潔消化道、消除感染。所
以保和丸對於消化不良及消化道的炎症有較好的療效。

【治療參考】

保和丸是治療食積的常用方，目前在臨床上除用於治療消化不良症外，還用於多種胃腸道疾病，如小兒營養不良、急慢性腸炎等。

本方在臨床運用時，可作隨證加減。如因過食米麵、水果而致食積者，以加入麥芽為宜，也可用麥芽煎湯送服保和丸。食滯較甚者，可酌加枳實、檳榔、穀芽等；鬱熱較甚而口苦、苔黃、脈數者，可加黃連、黃芩；腹脹痛較甚，大便裏急後重者，可加木香、檳榔等；腹痛而大便秘結者，可加大黃、枳實等。食滯而脾胃較虛弱者，可加白朮，即為大安丸 ❶，為消中寓補之劑。

【注意事項】

保和丸的作用以消為主，如屬脾胃虛弱而致消化不良、食滯內停者，則不宜投用。

【附方】

❶ 大安丸：保和丸原方中加入白朮 60 克製丸。用法同保和丸。功用：消食健脾。主治：飲食不消，兼有脾虛者，或小兒食積。

食滯濕熱證 —— 枳實導滯丸

食滯濕熱證是指飲食停滯於胃腸，蘊生濕熱，或與原有濕熱互結，壅塞氣機運行而致的一種病證。由此可見，本證的形成有兩種情況：一是因先傷於飲食，食積腸胃，蘊而生濕熱，從而形成食積與濕熱互結；二是病人腸胃已有濕熱內停，脾胃運化欠健，又加之食停胃腸不能運化而成食積，從而形成食積濕熱互結之證。前者見於內傷雜病，後者既可見於內傷雜病，也可見於外感熱病，特別多見於濕熱性質的外感熱病，如急性胃腸炎、痢疾、腸傷寒、鈎端螺旋體病等。

【診斷】

本證的主要症狀為：脘腹脹痛，大便秘結或稀溏，排便不爽，裏急後重，大便色黃如醬，有熱臭穢惡之氣味。其他見症可有：或伴發熱，口中熱臭氣重，腹部灼熱，小便短赤，舌紅，苔黃膩，脈沉滑有力。

本證是由於食積與濕熱互結，氣機阻滯而致，所以食積、濕熱、氣滯三者並存，脘腹脹痛正是其表現。食積如阻塞腸道，則致大便不通；如濕熱下趨，則可出現腹瀉，但由於食積於腸道，氣機閉阻，必然導致腸道傳導不暢，所以每可出現排便不爽，排便時有裏急後重感。又因食積與濕熱互相蘊蒸，所以大便色黃如醬，有惡臭氣味，與一般的腹瀉有顯著的不同。又因濕熱蘊於腸胃，所以可見發熱，尤以胸腹為甚。此症狀在外感熱病中表現得較為突出。其他如小便短赤，為裏熱之象；舌苔垢濁黃膩，脈沉滑有力，則是濕熱、食積互阻的表現。

【治法／處方】

消導食積，清熱化濕（枳實導滯丸）。

大黃 30 克　枳實（麩炒）15 克　神曲（炒）15 克　茯苓 9 克黃芩 9 克　黃連 9 克　白朮 9 克　澤瀉 6 克

歌訣：枳實導滯曲連芩，大黃朮澤與茯苓；

食濕互結生鬱熱，腹脹便秘此方尋。

用法：上藥研為細末，湯浸蒸餅製為丸，如梧桐子大，每次服50~70 丸（或 6~9 克），用溫開水送下，空腹服。根據病情輕重適當加減劑量。也可將上方改為湯劑，方中大黃應後下，水煎服。

【解説】

　　由於食積與濕熱互阻於胃腸道（主要是阻於腸道），影響了傳導功能，所以方中用大黃、枳實、神曲為主藥。其中大黃可通下逐熱，使胃腸的濕熱、食積從大便而下；枳實可行氣消積，解除脘腹之脹滿；神曲可消化食積，以解除內積之邪。三藥配合，可祛除食積、濕熱、氣滯。又因本證有濕熱內阻，所以用黃連、黃芩清熱燥濕，對於有腹瀉者尤為適用。方中又配合茯苓、澤瀉、白朮以健脾利濕。這樣本方在攻逐食積、濕熱之邪時就不致損傷正氣。

　　據現代藥理研究，大黃可瀉下通便，並可抗菌、健胃，對於胃腸的各種炎症有良好的治療作用。枳實則有增強胃腸蠕動的作用，黃芩、黃連均有較強的抑菌作用，神曲是助消化的良藥。全方對於胃腸感染性炎症伴有消化不良者有確切的療效。

【治療參考】

　　濕熱與食積相結的病證可見於內傷雜病和外感熱病中。在外感熱病中，本證的形成不一定都有飲食不節的原因，而是可能由於濕熱之邪蘊蒸於裏，使腸胃功能衰退，此時濕熱就可與腸中的糟粕相結，從而形成食滯濕熱證。對此，更適用枳實導滯湯 ❶，該方用連翹、紫草、黃連可清熱解毒，大黃、厚朴、檳榔、川木通等可推蕩積滯、理氣化濕，並用神曲、山楂消導積滯。對於食滯濕熱證所用的治法，亦可歸屬“通下法”，但由於濕邪有黏滯重着難解的特點，往往投用一二劑通導積滯方，不能將胃腸中的病邪驅除乾淨，所以在治療時，要多次反覆用藥，又稱為“輕法頻下”。如積滯內停與濕熱相結而氣滯頗甚，以致腹部脹痛顯著，解大便裏急後重，便中有紅白黏液，即表現為痢疾者，可用中成藥木香檳榔丸 ❷。本方在適當加減後，可用於治療腸麻痺症屬熱結於內者。濕熱結滯於內而熱毒較重者，還可加入白頭翁、金銀花、地錦草、辣蓼等。

【注意事項】

腹痛、腹瀉的原因很多，本方所適用的病證必須是有濕熱、食滯等實邪內結者。如屬寒證、虛證則應禁用。在臨床運用時，不可貪圖速效而盲目以重劑猛投，否則濕熱之邪不易速去而徒傷正氣。

【附方】

❶ 枳實導滯湯：枳實 6 克，檳榔、生大黃（酒洗）、連翹、厚朴各 4.5 克，川連 1.8 克，六曲、山楂、紫草各 9 克，川木通 2.4 克，甘草 1.5 克。水煎服。功用：導滯通下，清化濕熱。主治：濕熱積滯結於腸腑，胸腹灼熱，嘔噁，便溏不爽，色黃赤如醬，苔黃垢膩，脈濡數。

❷ 木香檳榔丸：木香、檳榔、青皮、陳皮、莪朮、枳殼、黃連、黃柏各 30 克，大黃 15 克，香附（炒）、牽牛子各 60 克。共為細末，水泛為丸，如梧桐子大。每服 3~6 克，溫開水送下，每天 2~3 次。功用：行氣導滯，攻積泄熱。主治：積滯內停，濕熱蘊結，脘腹痞滿作脹；或脘腹脹痛，下痢赤白，裏急後重，舌苔黃膩，脈沉實；或大便秘結之證。

【每日練習】

1. 食滯胃腸證的診斷依據是甚麼？
2. 保和丸由哪些藥物組成？各起甚麼作用？
3. 食滯濕熱證是如何形成的？有哪些主要症狀表現？

4. 枳實導滯丸的作用是甚麼？由哪些藥物組成？

5. 案例　宋某，男，34 歲

　　因連日赴宴，恣意進食，2 天來脘腹脹滿，臍周疼痛，大便洩瀉，有腐臭氣味，時泛酸水，舌苔厚膩，脈弦滑。請開中藥方。（答案：焦神曲 12 克　炒麥芽 12 克　焦山楂 12 克　薑半夏 9 克　茯苓 10 克　陳皮 6 克　萊菔子 10 克　連翹 10 克　木香 5 克　炒白朮 10 克　水煎服）

6. 案例　王某，男，24 歲

　　滿腹脹滿，咕咕作響，有輕度壓痛，痛時欲解大便，排便酸臭、多泡沫，肛門灼熱，有排而不盡感。苔薄黃而膩，脈細滑。請開中藥方。（答案：生大黃^{後下} 9 克　炒枳實 9 克　黃連 8 克　黃芩 10 克　茯苓 10 克　焦神曲 12 克　炒白朮 10 克　連翹 10 克　水煎服）

週 2

脾虛食滯證 —— 健脾丸

脾虛食滯證是指脾胃虛弱，運化無力而飲食內停所致的一種病證。本證一般多由於大病、久病後，或素體脾胃氣虛之人，飲食不慎或食而難化，形成虛中夾實之證，但也有因長期飲食不節，屢屢傷於飲食，以致脾胃之氣漸虛而出現本證。本證多見於各種慢性消化不良、小兒營養不良、慢性胃炎、慢性腸炎、胃腸神經症等，也可見於各種急性熱病的恢復期。

【診斷】

本證的主要症狀為：胃脘脹滿而軟，多食則脹甚，食慾不振。其他見症可有：全身倦怠乏力，大便溏薄，胸腹痞滿，苔白膩，脈虛弱。

由於脾胃虛弱，運化水穀的功能減退，所以胃脘脹滿，多食則無力消化而致脹滿加甚，脾虛又有食積於裏，所以不思進食。脾虛則水穀不能消化，水濕內生，大便可見溏薄。如食滯較甚，大便可有腐臭氣味；如脾虛較甚，則可呈稀便或黏液便。全身倦怠無力，脈虛弱，是脾胃氣虛徵象，苔白膩則為脾濕之表現。

【治法／處方】

　　健脾消食（健脾丸）。

　　白朮（炒）75 克　木香（另研）20 克　黃連（酒炒）20 克　甘草
20 克　白茯苓（去皮）60 克　人參 45 克　神曲（炒）30 克　陳皮
30 克　砂仁 30 克　麥芽（炒）30 克　山楂（取肉）30 克　山藥 30
克　肉豆蔻（麵裏，紙包，捶去油）30 克

　　歌訣：健脾參朮苓草陳，肉蔻香連合砂仁；

　　　　　　楂肉山藥曲麥炒，消補兼施不傷正。

　　用法：上藥共研為細末，蒸餅為丸，如綠豆大。每次服 50 丸（或
6~9 克），空腹用陳米湯或白開水送服，每天服 2 次。其中人參可用
黨參代。

【解説】

　　由於本證為脾胃虛弱所致，所以治療重點在補益脾胃之氣。方
中參、朮、苓、草四味即為四君子湯（見“氣虛證”），該方為健脾補
氣的基本方，在健脾丸中用這四味藥時，特別重用兼有祛濕之效的白
朮、茯苓，是為了加強補脾滲濕的作用，更配合山藥、肉豆蔻以健脾
止瀉。同時，針對本證有飲食停滯，所以方中又用山楂、神曲、麥芽
以消食化滯。由於脾虛食滯而致氣機運行不暢，所以方中加用木香、
砂仁、陳皮以疏通氣機，並可幫助健運脾胃之氣。由於食積鬱而生濕
發熱，故方中又佐以黃連清熱燥濕。因而本方屬消補並用，一方面補
氣健脾，一方面可以化食行氣，清化濕熱。

　　據現代藥理研究，人參（或黨參）、白朮能加強消化系統各臟器的
功能，改善消化吸收和代謝的功能，並可興奮神經系統，增強人體的
抵抗力，與其他健脾益氣並用，對於消化系統的慢性疾病有較好的治

療作用。方中所用的木香、砂仁、陳皮等可促進腸蠕動，且可止痛、止瀉。

【治療參考】

　　脾虛而兼有食滯之證在臨床上較為常見，所用方劑也較多。健脾丸在具體運用時，主要在於區別脾虛、食滯之側重而施以不同的治法。以脾虛為主而食滯次之者，治以補脾胃之氣為主，輔以理氣消食之品，本方可去黃連、肉豆蔻，並減少神曲、山楂、麥芽等消導藥的用量，或可用中成藥枳朮丸 ❶。以食滯為主而脾虛次之者，治以消導食滯為主，輔以健脾益氣之品。脾虛有食積而裏無濕熱，或反見肢冷、便溏、口淡不渴或口泛清水者，為脾虛而兼寒象，方中黃連當去之，酌加乾薑、附子以溫中祛寒。

【注意事項】

　　健脾丸作用較平和，不屬於大補大瀉之劑，但由於方中有消食清化濕熱之品，所以純由脾胃虛弱而致的胃脘痞滿，按之空虛而軟者，不宜投用本方。

【附方】

　　❶ 枳朮丸：枳實（麩炒）30 克，白朮 60 克。共為細末，荷葉裹燒飯為丸，如梧桐子大。每服 5~10 克，溫開水送下，每天 2~3 次。功用：健脾消積。主治：脾胃虛弱，飲食積滯證，胸脘痞滿，不思飲食，食入不化，或腹滿泄瀉等。

【每日練習】

1. 脾虛食滯證是如何形成的？有哪些主要症狀表現？

2. 健脾丸由哪些藥物組成？

3. 案例　蔡某，女，45歲

　　患腸傷寒後，發熱已退半月，但仍感全身乏力，胸脘痞滿，不思飲食，前日勉強多進食後，胃脘部脹滿不適，時噯氣，大便稀溏，頻頻放屁。苔薄白而膩，脈細弱。請開中藥方。（答案：黨參10克　陳皮6克　炒山藥10克　焦麥芽12克　茯苓10克　焦神曲12克　炒白朮9克　焦山楂12克　白豆蔻^{打‧後下}6克　砂仁^{打‧後下}5克　炙甘草3克　水煎服）

十二、風濕證開甚麼方

甚麼是風濕證

所謂風濕證，是指風濕外邪侵犯人體肌肉、經絡、筋骨所出現的以肢體關節疼痛、拘急、腫脹等症狀為主的一種病證。由此可見，風濕證是屬於外感性疾病，一般較少涉及內臟的病變。但有些風濕證日久不癒，可內傳臟腑，引起內臟的病變，尤其是可影響到心、腎等臟，此時已非單純的風濕證，而是屬於內科內臟病的範圍。

【風濕證的特徵】

風濕是一種外邪，分別具有風與濕兩種病邪的致病性質，在臨床上的表現多種多樣，但有一定的共同症狀，這些症狀有：關節或肌肉的疼痛，每逢陰雨、寒涼天氣則病勢加劇，關節可腫大，屈伸不利，或有筋脈拘急，有時還可伴有肢體麻木和痿軟無力。此外，本病證的發生每有感風、受涼、受濕史。本病由於有濕邪存在，濕性黏滯難解，所以得病後往往纏綿日久，難以治癒。

【風濕證與痹證】

　　中醫學把感受風、寒、濕、熱等外邪引起的肌肉、關節、筋骨酸痛、重着、麻木、屈伸不利，甚至關節腫大的病證稱為痹證。顯然，風濕證與痹證的概念有密切的聯繫。一般把風濕證也稱為風濕痹證，但引起痹證的因素除風濕之邪外，還與寒或熱等外邪有關，而在痹證後期的病理變化往往也不限於風濕為患，還與痰、瘀等病邪有關。所以本單元討論的風濕證內容只是痹證中的部分證型。此外，風濕之邪也是引起風濕表證的病因，儘管風濕表證與風濕所致的痹證有密切的關係，但前者以發熱惡寒、頭痛身痛等表證為主，為時短暫；後者以肌肉關節疼痛為主，久延難癒。由此可見，兩者分屬不同的病證，本單元的風濕證不包括風濕表證在內。

風濕證種類及治法

【風濕證的種類】

　　風濕證為感受風濕外邪而致病，但其中有側重於風甚者，有側重於濕甚者。同時，風濕又往往分別兼有寒邪或熱邪而形成風寒濕邪或風濕熱邪。其各自引起的病證都有不同。在風濕證的發展過程中，又可耗傷人身的氣血或肝腎陰液，或內生痰濕、瘀血。由此可將風濕證分為若干證型，如風寒濕證、風濕熱證、風濕痰瘀證、正虛風濕證等。

【風濕證的治法】

　　治療風濕證的原則是"祛風濕"。祛風濕的中藥多性溫而具辛味，有辛通、辛散的作用，其中有的藥還兼具有舒筋、通絡、止痛、強筋骨的功效。通過祛風濕而可起到鎮痛、消炎、抗過敏、促進局部血液循環、減少關節液滲出、解熱、改善體質等多方面的治療作用。

　　由於風濕證有多種類型，所以祛風濕法視不同的風濕證型而具體運用不同的治法，其中主要的治法有：祛風散寒，祛濕通絡；祛風除濕，清熱通絡；搜風化痰，祛瘀通絡；扶正祛風化濕等法。其中化痰祛瘀之法多用於風濕證日久不癒而內生痰瘀者；扶正之法多用於風濕證日久而正已虛者，常用養血、補氣、補益肝腎等法。

　　祛風濕的方藥多屬溫燥之性，用之不當極易耗傷陰血，所以不宜過用或久用，素體陰血虛少者應慎用，或適當配合補養氣血之品以防其弊。

【每日練習】

1. 風濕之邪所致的疾病是否都是痹證？風濕證的主要臨床表現是甚麼？
2. 風濕證中有哪些病邪可參與病理變化？
3. 甚麼是“祛風濕”？有哪些具體的治法？

週 4

風寒濕證 —— 防風湯

風寒濕證是指感受了外界風寒濕之邪，而致邪留肌肉、經絡、關節，阻滯氣血運行引起疼痛、麻木、活動障礙的一種病證。本證的發生每與居處潮濕、涉水冒雨、久受寒涼等原因有關，多見於各類關節炎、肌肉或關節風濕等病中。

【診斷】

本證的主要症狀為：關節或肌肉疼痛，或有麻木、重着感，關節屈伸不利。其他見症可有：關節、肌肉疼痛，或游走無定處，或痛處固定，肢體清冷畏寒，疼痛每逢陰雨、寒涼天氣則加劇。舌苔白滑，脈緊或浮弦。

由於風寒濕邪阻滯於經絡，氣血不能暢通，所以病邪犯及的關節、肌肉發生疼痛或麻木、重着。但由於所感風寒濕三種病邪各有側重不同，所以臨床表現可有所區別：其中以風邪偏甚者，疼痛部位多游走不定，有時還可伴有發熱、惡風寒等表證，又稱為行痹；以寒邪偏甚者，疼痛較劇烈，且多有固定痛處，往往還可伴有肢體關節拘急，難以屈伸，痛處畏寒發涼，得暖稍緩，遇寒則重，甚則四肢不溫，又稱為痛痹；以濕邪偏甚者，多表現為肢體麻木、重着、酸痛，身有汗，胸脘痞悶，苔多白膩，脈濡緩，又稱為着痹。

【治法／處方】

祛風散寒、除濕通絡，同時要根據風寒濕各病邪的側重而分別着重於祛風、散寒或除濕（防風湯）。

防風 6 克　甘草 6 克　當歸 6 克　赤茯苓 6 克　杏仁 6 克　肉桂 6 克　黃芩 2 克　秦艽 2 克　葛根 2 克　麻黃 3 克

歌訣：防風湯中歸草苓，杏仁肉桂與黃芩；

秦艽葛根加麻黃，薑棗同煎行痹靈。

用法：上藥研為粗末，每次用 15 克，加生薑 5 片，大棗 3 枚，加水和酒煎服。

【解說】

風寒濕證是感受風寒濕之邪而致，故防風湯中用防風、秦艽、葛根、麻黃祛除風邪，兼能散寒，並配合肉桂更加強其逐寒之力。茯苓則能健脾滲濕，秦艽、防風等藥除祛風邪外，亦可化濕。由於風寒濕邪痹阻經絡，氣血運行不暢，所以方中又用當歸和血通絡，配合薑、棗、甘草調和脾胃營血。在煎煮時加入酒，可增加溫散通絡作用。至於方中用黃芩是因氣血鬱滯日久可產生內熱，故用黃芩清其邪熱，如體內無鬱熱則可去之。本方主要適用於風寒濕證以風邪為主而表現為關節、肌肉疼痛無定處的行痹，同時也兼有祛寒、化濕作用。

據現代藥理研究，防風對動物實驗性關節炎有抑制作用，並有一定的鎮痛作用。秦艽則有明顯的鎮痛、鎮靜、抗炎作用，並可抗過敏、降低毛細血管通透性。肉桂、葛根、當歸、麻黃等藥有擴張血管，改善組織血液循環、鎮痛、消炎、抗菌等作用。因而本方可用於治療各種關節炎疼痛、腫脹的病證。

【治療參考】

風寒濕證在臨床上的表現複雜多端，防風湯所治的痹證屬風邪偏勝的行痹。在實際運用時，應根據病邪的不同部位、風寒濕三邪的偏重和其他兼夾病邪的不同而予以加減，或選用其他適合的方劑，如初感風寒濕邪，病邪主在肌表而有筋骨疼痛、拘急，或有惡寒、發熱、頭痛等表證者，可加羌活、獨活等辛散之品，以祛散在表之風濕，或可用羌活勝濕湯 ❶。疼痛以上肢為主者，可加羌活、白芷、片薑黃、威靈仙等，以加強祛風通絡之力。疼痛以下肢為主，可加獨活、牛膝、防己、萆薢、蒼朮等，以加強除濕通絡之力。疼痛有定處，且喜熱畏寒，則屬寒邪偏盛，可加製川烏、熟附子、乾薑等辛熱溫經散寒之品，或可用烏頭湯 ❷。肌膚麻木、重着而苔膩者，為濕邪偏盛，可加薏苡仁、海桐皮、豨薟草、路路通、蒼朮等，以祛濕通絡。病程較久，伴有腰背疼痛者，多兼有腎氣不足，可加淫羊藿、杜仲、川斷、桑寄生等；伴神倦乏力，全身酸楚，舌淡，脈弱者，多兼有氣血不足，可加黨參、黃芪、雞血藤等，以補益氣血，助正氣以逐外邪。

【注意事項】

本方用藥偏於溫燥，如病人陰血不足或內熱較重者，應謹慎使用，以免使用不當而耗傷陰液，助長熱勢。

【附方】

❶ 羌活勝濕湯：羌活、獨活各 9 克，藁本、防風、炙甘草、川芎

各 4.5 克，蔓荊子 3 克。水煎溫服。功用：祛風勝濕。主治：風濕在表，頭痛頭重，腰背重痛，或周身作痛，難以轉側，苔白，脈浮。

❷ 烏頭湯：川烏（製）、黃芪各 10 克，麻黃、白芍、甘草（炙）各 6 克，蜂蜜 60 克（沖）。水煎服。功用：祛寒鎮痛，補氣血。主治：寒痹，遇寒即發，遍身關節劇烈疼痛，不可屈伸，舌苔白膩（方中烏頭有毒，宜先煎煮半小時至一小時）。

【每日練習】

1. 風寒濕所引起的痹證有哪些主要的症狀表現？行痹、痛痹、着痹的主要特點是甚麼？

2. 防風湯由哪些藥物組成？主治甚麼病證？如何根據病情進行加減？

3. 案例　蘇某，女，43 歲

　　關節走竄疼痛 3 年，受冷或逢陰雨天則加重，以下肢關節為主，痛處關節皮色不變，無明顯腫脹。口不渴，四肢欠溫，苔白微膩，脈沉細。請開中藥方。（答案：防風 8 克　茯苓 10 克　肉桂 5 克　秦艽 10 克　當歸 10 克　獨活 10 克　川牛膝 10 克　炒蒼朮 10 克　當歸 10 克　熟附片 6 克　炙甘草 3 克　水煎服）

週 5

風濕熱證 ── 宣痺湯

風濕熱證是指感受了外界風濕熱之邪，而致邪留肌肉、經絡、關節，阻滯氣血運行，引起腫痛的一種病證。本證的發生每為感受風濕熱之邪而引起，或因素體濕熱內盛、陰虛有熱，在感受風濕外邪後，易轉化為風濕熱的性質，也有原屬風寒濕證，鬱滯而化熱，轉化為風濕熱性質的病證。多見於急性風濕熱、風濕性關節炎、痛風以及其他一些自身免疫性疾病如紅斑狼瘡等病。

【診斷】

本證的主要症狀為：關節疼痛，灼熱紅腫。其他見症可有：發熱，口渴，心煩不安，汗出，舌質紅，苔黃，脈滑數等。

由於本證性質屬熱，所以又稱熱痺。其臨床表現為關節疼痛、灼熱、皮色發紅、局部腫脹，系風濕熱之邪壅滯關節，鬱阻氣血所致。其症狀與外科病瘡瘍的紅腫熱痛相似，但不會釀生膿腫。至於發熱、汗出、口渴、心煩等症狀，皆是熱邪亢盛的表現。

本證與風寒濕證的主要區別是局部是否有灼熱紅腫的表現。風寒濕證雖然也可出現內有鬱熱的表現，但在患處局部並無紅腫熱痛的表現，即關節雖痛但皮色不變，無灼熱感，即使有腫脹，一般也不嚴重。風濕熱痹證具有火熱之性，所以有熱象。此外，本證往往來勢較急，發展較快，全身症狀比較顯著，而且還有可能影響到心臟等內臟，所以要特別予以重視。

【治法／處方】

祛風除濕，清熱通絡（宣痹湯）。

防己 15 克　杏仁 15 克　滑石 15 克　連翹 9 克　梔子 9 克薏苡仁 15 克　半夏（醋炒）9 克　晚蠶沙 9 克　赤小豆皮 9 克

歌訣：宣痹湯中赤豆皮，苡仁杏仁與防己；

梔子夏滑翹蠶沙，骨節煩疼痹證宜。

用法：上藥用水 1400 毫升，煎煮成 500 毫升，分 3 次溫服，每天服 2~3 次。

【解說】

本證的治療重在針對風、濕、熱三種病邪，所以除了要用寒涼清熱之品外，祛風濕之物也應力避溫燥者。本方中用防己、蠶沙、薏苡仁、赤小豆皮，皆為祛風除濕、疏利經絡之品，而性質又不辛溫而偏於清涼，再配合連翹、梔子、滑石可以清熱利濕。方中用杏仁是為了通過宣開肺氣而疏利全身氣機，既可助祛除濕邪，又可暢通經絡。半夏可辛通化濕，性雖偏溫燥，但與清熱藥同用，可制其溫燥之性。

據現代藥理研究，蠶沙、防己等藥有抗炎止痛作用，防己中含有興奮腎上腺皮質功能、抗過敏的成分。蠶沙、連翹、梔子等藥有抗菌作用。提示了本方對風濕熱、風濕性關節炎、紅斑狼瘡等疾病有一定的療效。

　　風濕熱證的病變部位和風濕熱三邪的側重有所不同，所以臨床表現及其相應治法也有所變化。病位以上肢為主者，可加片薑黃，或可用白虎桂枝湯。病位以下肢為主者，可加入蒼朮、黃柏、川牛膝、車前子、草薢等。關節氣血鬱滯較甚，腫痛劇烈者，可加海桐皮、威靈仙、赤芍等。局部紅腫熱痛較甚，或全身發熱、煩渴、苔黃、脈滑數者，為邪熱熾盛，可加入石膏、知母、金銀花藤、青風藤等。見關節紅腫痛劇，夜間尤甚，身熱，煩渴，舌質深紅，苔少而乾，為火毒內迫血分，可加入犀角(用水牛角代)、黃連、升麻、丹皮、生地等。伴見皮膚紅斑，或紅塊結節者，為熱毒與瘀血聚於肌膚，可加紫草、丹皮、地膚子、赤芍、生地、桃仁等，以涼血活血。熱盛傷陰者，可酌加養陰之品。

【注意事項】

　　本方性質偏寒涼，凡寒邪未去的痹證不可投用。如筋骨、肌肉、關節均呈寒象而裏有熱象者，每為風寒濕證兼有鬱熱，當辨證無誤，不可輕投本方。又因風濕熱所致的痹證較易內犯心臟，因而必須嚴密注意心臟的功能狀態，必要時可做心電圖檢查。

【每日練習】

1. 風濕熱引起的痹證有哪些主要的症狀表現？與風寒濕證的主要區別是甚麼？
2. 宣痹湯由哪些藥物組成？方中各藥的作用是甚麼？
3. 案例　金某，女，18歲

　　發熱惡寒5天，伴頭痛，咽痛，全身酸痛。經服解熱止痛藥片後，寒熱已退而身自汗出，時有惡風，兩膝、肘部疼痛漸劇，並伴皮色發紅，膝部有腫脹，捫之覺熱，行走時痛尤甚。小腿處又有紅色硬結 6 枚，按之疼痛。口苦而乾，心煩，小便黃。舌質紅，苔淡黃而膩，脈細滑數。請開中藥方。（答案：木防己 10 克　秦艽 10 克　連翹 10 克　生梔子 10 克　生薏苡仁 12 克　杏仁 10 克　滑石^包20 克　蠶沙^包10 克　法半夏 9 克　赤小豆皮 10 克　金銀花藤 15 克　赤芍 10 克　生甘草 3 克　水煎服）

第十一週

風濕痰瘀證 —— 身痛逐瘀湯

風濕痰瘀證是指感受了外界風濕之邪，阻滯氣血運行，日久不癒，形成痰濁、瘀血，以致風濕之邪與痰瘀互結，阻於經絡的一種病證。由此可知，本證往往是風濕證日久不癒，外邪阻滯經絡、筋骨、肌肉、氣血津液不能暢通，以致津液凝聚為痰濁、血脈瘀阻成瘀血。痰瘀一旦形成後，又與外邪互結，更加閉塞經絡、筋骨、肌肉，病邪更難祛除，終於成為慢性難癒的痼疾。本證多見於各類關節炎遷延不癒或反覆發作者，特別是類風濕關節炎日久而有關節腫大畸形、功能活動發生障礙等病。

【診斷】

本證的主要症狀為：關節疼痛時輕時重，長年不癒，關節腫大不消，或有關節畸形、強直、不能屈伸。其他見症可有：舌質暗紅，或紫暗，或有瘀點、瘀斑，苔白膩，脈細澀等。

本證由於有痰瘀等有形之邪聚於經絡，所以關節腫脹難消，日久難癒，並可影響關節的正常活動功能。如發於手部，可致手指攣急、變形、肌肉萎縮，甚至形如雞爪。如發於胸部脊椎關節，可致脊椎凸出不能挺直而成為駝背。至於舌質表現以及脈象細澀，均為瘀血、痰濁存在的佐證。

　　本證的特點是出現關節畸形、強直而造成的關節運動功能障礙，恢復則相當困難，此與風寒濕證、風濕熱證中因關節疼痛或暫時腫脹而引起的關節運動障礙是不同的，應注意區別。

【治法 / 處方】

　　搜風化痰，祛瘀通絡（身痛逐瘀湯）。

　　秦艽 3 克　川芎 6 克　桃仁 9 克　紅花 9 克　甘草 6 克　羌活 3 克　沒藥 6 克　當歸 9 克　五靈脂（炒）6 克　香附 3 克　牛膝 9 克　地龍（去土）6 克

　　歌訣：身痛逐瘀秦艽芎，桃紅沒歸膝地龍；

　　　　　　羌活香附甘五靈，風濕痰瘀身痛功。

　　用法：上藥加水 1400 毫升，煎取 250 毫升藥液溫服，再加水 800 毫升，煎成 250 毫升藥液溫服，每天服 2 次。

【解説】

　　身痛逐瘀湯中的當歸、川芎可養血活血，配合桃仁、紅花、五靈脂、沒藥、牛膝以活血化瘀，這樣，使得逐邪之中寓有補益之義，祛瘀血而不傷陰血。又因本證的瘀血是由風濕外邪久留經絡而形成的，所以方中又用羌活、地龍、秦艽祛風濕而疏通經絡。瘀血與風濕互結，必然影響人身氣機的運行，所以方中加用香附以疏理氣機，促使氣行，氣機暢通後，也有助於瘀血與風濕等病邪的祛除。方中雖未用化痰之品，但通過疏通經絡，使氣血運行暢通後，痰濁也每可隨之而消。

　　據現代藥理研究，桃仁、紅花、當歸、牛膝、秦艽、川芎、沒藥等均有擴張血管、改善局部血液循環等作用。其中有的藥物還分別具有鎮痛、鎮靜、抗炎、減少結締組織增生、抗過敏等作用。因而本方除一般的消炎止痛作用外，具有較複雜的藥理作用，對於改善局部運動功能有一定效果。

【治療參考】

風濕痰瘀證是一種頑固之證，因關節已有變形，所以恢復較困難，療程較長。在治療過程中，應根據風、濕、痰、瘀諸邪的消長和體質情況進行靈活的加減。風濕較甚而疼痛劇烈者，可加入羌活、防風、烏蛇、白花蛇、川桂枝等。瘀血較甚而關節變形顯著，可加入雞血藤、地鱉蟲、穿山甲等，以加強活血通絡之效。痰濁較甚，用一般祛風濕、活血藥效果不明顯者，可加入白芥子、膽南星等。如兼有寒象，痛處畏寒喜暖，肢體不溫，可加入附子、肉桂、製川烏、鹿角片、淫羊藿等。

【注意事項】

關節疼痛日久不癒者，除了易生痰瘀外，還可引起正氣虛衰。本方只適用於痰瘀與風濕相結而致的實證，如有明顯的正氣虛衰，則應配合扶正之藥。

風濕正虛證 —— 獨活寄生湯

風濕正虛證是指感受了外界風濕之邪後，日久不癒而體內氣血、肝腎虧虛的一種病證。顯然，本證屬正虛邪實、虛實夾雜。在一般痺證中，正氣也往往有程度不等的耗傷或不足，但若虛損的程度較輕，就不列入本節的範圍。本證的形成，是由於風寒濕熱等外邪久留於筋脈、關節、肌肉，造成氣血運行凝澀不暢，如此的後果，除可形成痰瘀等邪外，還必然影響氣血的化生運送而致氣血不足。又因筋骨與肝腎有密切的聯繫，所謂"肝主筋""腎主骨"，病邪久在筋骨，會導致肝腎失於榮養，出現肝腎虧虛。而正虛之後，風濕之邪仍然存在，所以形成正虛邪實之證。本證多見於各種關節炎、系統性紅斑狼瘡、痛風等慢性病。

【診斷】

本證的主要症狀為：關節疼痛反覆發作，長年不癒，肢體倦怠，腰脊無力，舌淡，脈弱。其他見症可有：面色萎黃無華，肢節屈伸不利或麻木不仁，心悸氣短，畏寒喜溫，舌苔白等。

本證一般發生於痹證反覆發作或久延不癒之後，從原來邪實之證轉化為正虛邪實之證。由於氣血不足，不能滋養人體，故見肢體倦怠乏力，面色萎黃無華，肢體麻木，心悸氣短。又因肝腎主人體的筋骨，肝腎虧虛後，筋骨失養則腰脊無力、屈伸不利。

【治法／處方】

祛風濕，補氣血，益肝腎（獨活寄生湯）。

獨活 9 克　桑寄生 6 克　杜仲 6 克　牛膝 6 克　細辛 6 克　秦艽 6 克　茯苓 6 克　肉桂心 6 克　防風 6 克　川芎 6 克　人參 6 克　甘草 6 克　當歸 6 克　芍藥 6 克　乾地黃 6 克

歌訣：獨活寄生芃防辛，歸芎地芍桂苓均；

　　　杜仲牛膝人參草，冷風頑痹屈能伸。

用法：上十五味藥研為粗末，用水 2000 毫升，煮取 600 毫升藥液，分 3 次溫服。治療期間注意保暖，勿使受涼。

【解說】

本證屬風濕未去而氣血、肝腎已虛，所以方中以溫燥祛風散寒化濕的獨活為主藥，同時又配秦艽、防風、細辛等加強祛風散寒化濕的作用。由於氣血已虛，所以方中又配人參、茯苓補氣健脾，並用當歸、川芎、地黃、白芍以養血活血。此外，方中的桂心又可溫通血脈而驅散寒邪，再佐以甘草調和諸藥。全方扶正祛邪並施，而扶正有助於祛邪，祛邪又有助於正氣的恢復，兩者相輔相成。

據現代藥理研究，本方中的獨活、秦艽、川芎、細辛、防風、杜仲等均有抗炎、鎮痛作用。人參、茯苓、當歸、地黃、白芍等則有調節人體免疫功能、抗過敏反應、強壯、增加紅細胞數等作用。肉桂配合川芎、當歸等藥，可以擴張血管、改善血液循環。這些藥物互相配合，對於關節的各種慢性炎症所造成的疼痛、腫脹有一定的治療作用。

【治療參考】

獨活寄生湯是一張攻補兼施的良方，在具體運用時尚須根據正虛與邪實的不同情況而調整藥物及用量。氣血不足較甚，全身軟弱無力，形寒畏冷，自汗出者，可加炙黃芪、枸杞子、白朮等，或用三痹湯 ❶。肝腎虧虛較甚，腰膝酸軟無力者，可加川斷、狗脊、淫羊藿等。寒象較甚，關節冷痛，四肢不溫者，可加附子、乾薑、巴戟天等。濕邪較甚，關節重着，肌膚麻木者，可加蒼朮、防己、海桐皮等。疼痛較甚者，可加製川烏、白花蛇、地龍等。夾有痰瘀等實邪者，可加乳香、桃仁、紅花、白芥子等。

【注意事項】

本方中有補益氣血、肝腎的藥物，如無明顯的正虛表現，本方不宜投用，所以不能作為治療所有痹證的通用方。

【附方】

❶ 三痹湯：即獨活寄生湯去桑寄生，加重黃芪、續斷，再加入生薑，水煎服。功用：益氣養血，祛風勝濕。主治：血氣凝滯，手足拘攣，風痹等。

【每日練習】

1. 風濕痰瘀證的臨床特徵是甚麼？
2. 身痛逐瘀湯由哪些藥物組成？方中藥物各有甚麼治療作用？
3. 風濕正虛證是如何形成的？其臨床特徵是甚麼？
4. 獨活寄生湯由哪些藥物組成？其中各藥的作用是甚麼？
5. 案例　陳某，男，41歲

周身關節疼痛，反覆發作 4 年餘。以四肢指、趾關節為主，小骨節均腫大，屈伸不利，受寒或陰雨天加劇，痛處皮色不變。舌質淡紫，脈沉細。請開中藥方。（答案：秦艽 10 克　羌活 6 克　桃仁 9 克　紅花 9 克　川芎 6 克　乳香 6 克　沒藥 6 克　炒延胡索 10 克　熟附片 9 克　地龍 10 克　當歸 10 克　炒五靈脂 10 克　炙甘草 3 克　水煎服）

6. 案例　黃某，女，36歲

患關節疼痛十餘年，以雙膝關節為着。面色萎黃，形寒肢冷，倦怠乏力，腰膝酸軟，頭昏耳鳴，食少口淡，苔白，舌質淡紅，脈細弱。請開中藥方。（答案：黨參 10 克　當歸 10 克　炒白芍 10 克　茯苓 10 克　肉桂 5 克　獨活 9 克　桑寄生 10 克　杜仲 10 克　川牛膝 10 克　細辛 3 克　防風 8 克　熟地 12 克　川芎 8 克　秦艽 10 克　雞血藤 8 克　炙甘草 3 克　水煎服）

週 2

十三、虛證開甚麼方

甚麼是虛證

虛證是人體正氣，包括陰陽、氣血、津液、各臟腑組織等虛弱所形成的一類病證。中醫學把所有的病證都劃分為虛證或實證兩大類，其劃分的依據是：凡以邪實表現為主者屬實證，以正虛表現為主者屬虛證。當然，還有許多正虛與邪實並存的虛實夾雜證。

【虛證的形成】

體內正氣不足的原因很多，大致有兩個方面：一是素體正氣不足，包括先天稟賦薄弱（多種遺傳性疾病、孕產期的失調等）、後天調養不當（飲食偏嗜、營養不良等）；二是由於過度煩勞、飲食不節、情志失調、感受各種病邪等原因，對人體正氣的耗傷或損害，特別是在患重病、久病之後，正氣的虛弱久不恢復，即形成虛證。由此可見，虛證之中，有的主要是體內正氣素虛而致，此時多表現為純虛之證；有的則因病而致虛，此時往往原來的致病久邪尚未盡去，多表現為虛實相雜之證。

由於虛證中正氣不足的種類各不相同，虛損的臟腑組織又各有區別，所以虛證的臨床表現十分複雜。總的來說，虛證的主要特徵是出現各種虛弱症狀，如面色蒼白或萎黃，精神委靡不振，疲倦無力，心慌氣短（活動後更甚），畏寒肢冷或五心煩熱，易出汗，大便稀，小便失禁，舌上少苔，脈虛弱無力等。如按陰陽氣血虛衰的不同，可出現一些相應的共同症狀。其中凡陰虛、血虛者，由於陰陽平衡失調，往往會表現出陽氣偏亢的症狀，即所謂虛熱。凡陽虛、氣虛者，由於失卻陽氣的溫煦作用，往往會表現出各種寒象，尤其是陽虛者，更易出現，此即為虛寒。關於虛寒證，在前面已經學習過幾種證型，所以在本單元內不作詳細討論。

虛證可見於各種疾病中。如外感病中各種傳染病、感染性疾病的恢復期或慢性階段，內傷雜病的臟器功能衰弱階段，以及各種營養缺乏症、低血糖症、低血壓症、貧血病、內分泌功能減退症、慢性白血病、神經衰弱症等。至於虛實相兼雜出現的病證，幾乎可見於任何疾病，只是邪正虛實的側重程度各不相同，應根據臨床表現進行具體分析。

虛證種類及治法

【虛證的種類】

虛證所包括的證型甚多，其分類方法通常是以陰陽氣血為經，以臟腑為緯，即大致分為陰虛、陽虛、氣虛、血虛四個基本類型，然後再按所虛臟腑的不同而分為若干具體的證型。由於這些證型內容較繁雜，故列下表以說明。

分類		臨床表現	
		共有症狀	各證型各自症狀
陰虛	肺陰虛證	潮熱，或五心煩熱，盜汗，口燥咽乾，舌紅少津，脈細數	乾咳，痰少而稠，聲音嘶啞
	心陰虛證		心悸失眠，心煩不安，口舌生瘡
	胃陰虛證		不思飲食，心中嘈雜，大便乾燥，乾嘔呃逆
	肝陰虛證		眩暈目花，耳鳴目澀，視物不明，爪甲不華
	腎陰虛證		腰膝酸軟，頭暈耳鳴，形體消瘦，遺精經少
	腸液虛證		大便乾結，便秘難解
陽虛	心陽虛證	倦怠少氣，形寒嗜臥，四肢不溫，小便清長，面白，舌淡而胖，脈弱	心悸自汗，心胸憋悶或作痛，唇舌青紫，脈遲
	脾陽虛證		食少便溏，腸鳴腹痛，嘔吐腹瀉，口流清涎，苔白，脈細弱
	腎陽虛證		腰膝酸冷，遺精陽痿，尿多或失禁，大便完穀不化，浮腫，苔白，脈沉細或微細
氣虛	表虛證	倦怠乏力，懶言聲低，舌淡脈弱	汗出畏風，時易感冒
	肺氣虛證		氣短自汗，動則尤甚，咳喘無力，畏寒面白
	脾氣虛證		不欲飲食，大便溏薄，食後腹脹，面色萎黃
	心氣虛證		心悸氣短，動則尤甚，驚悸失眠
血虛	心血虛證	頭暈眼花，面色不華，唇舌色淡，脈細弱	心悸健忘，失眠多夢
	肝血虛證		脅痛肢麻，爪甲不榮，筋脈拘急，眼睛乾澀，視物模糊

除上述證型外，還有陰陽氣血並虛或屬臟腑同病的情況，如氣血兩虛、陰陽兩虛、陽氣虧虛、陰血不足等，以及心腎陽虛、肺腎氣虛、肺胃陰虛、肝腎陰虛、脾胃氣虛、脾腎陽虛、脾肺氣虛、心肺氣虛、心脾兩虛等多種證型。本單元將學習虛證中的表虛證、肺胃陰虛證、肝腎陰虛證、氣虛證、中虛氣陷證、氣陰兩虛證、血虛證、氣血兩虛證等證型的診治。

【虛證的治法】

治療虛證的原則是"補益"，即屬八法中的"補"法。所謂補益，就是用藥物來補充體內正氣的不足。其作用具體地說，一方面可以補充氣血陰陽的不足，消除各種衰弱症狀，或抗衰老以益壽延年；另一方面對於正氣大虛而病邪未盡的病證，也可以通過補益正氣來增強人體抗禦或驅逐病邪的能力，即所謂"扶正以達邪"。補益藥物的作用不僅僅是補充人體所需的各種營養、氨基酸、維生素、微量元素等，更重要的是在於調節人體免疫功能、改善人體的各種狀態、中和毒素，甚至抗菌、抗病毒等方面的作用。所以不能把中藥的補益方藥簡單地等同於營養品。

由於虛證的種類極多，所以補益一法在臨床運用時，應視所虛的不同情況而有所區別。如大體地區分，有補氣、補血、補陰、補陽；更具體地區分，則有補五臟六腑之不同。本單元將學習益氣固表、滋養肺胃、滋補肝腎、補中益氣、補氣益陰、補養心血、補氣養血等幾種補益法。至於各種補益陽氣的治法，可參"虛寒證"。

在運用補益法時，首先應辨別病證的虛實真假。因某些邪實證在邪勢極盛的情況下，可出現類似虛證的表現，對此真實假虛之證切不可誤用補益法。同時，在使用補益方藥時，要十分注意病人的脾胃功能，有些脾胃極度虛弱的病人，投用補藥後非但不能吸收利用而發揮藥效，反而加重了脾胃的負擔，即所謂“虛不受補”。對這類情況，應先調治脾胃。此外，補益藥物中有許多是味厚滋膩之品，往往可以影響脾胃的運化功能，所以在補益方中每配合健脾和胃、理氣助運之品。

【每日練習】

1. 虛證是怎樣形成的？其診斷依據是甚麼？
2. 氣虛證、血虛證、陰虛證、陽虛證的主要臨床特徵是甚麼？
3. 甚麼是“補益法”？其作用是甚麼？
4. 在運用補益法時要注意哪些問題？

週 3

表虛證 —— 玉屏風散

表虛證是指人身衛外之氣虛弱，肌表疏鬆，以致時時汗出或經常易感受外邪的一種病證。人體的肺與肌表有密切的關係，肌表的毛竅閉合開啟與抗禦外邪的功能是由肺氣主宰的，故有"肺合皮毛"之說，因而表虛與肺氣不足每每相關。如素體肺氣不足，或肺有舊疾，或大病後肺氣已虛，肺氣調節肌表的功能衰退，可導致毛竅開洩而汗液不斷外洩，稱之為自汗。衛表之氣虛衰，不能抗禦外邪，所以易感受外邪。本證多見於身體一貫虛弱或病後、產後、自主神經功能紊亂、體內代謝失常等多種疾病中。

【診斷】

本證的主要症狀為：時時汗出，稍活動後尤甚，或經常感冒。其他見症有：汗出伴惡風，面色少華，倦怠乏力，氣短懶言，脈細弱等。

由於肌表之氣虧虛，不能控制毛孔的閉合，所以汗液自出。勞動之後必然耗氣，肌表更不能得到固攝而汗出更多。汗出則在表的陽氣亦隨之消耗，肌表失卻溫養致惡風覺冷。由於衛表之氣虛衰，所以容易感受外邪而經常發生感冒。肺氣不足不能充養人體，則面色少華而倦怠乏力、氣短懶言。

　　表虛證的主要特徵是自汗出，但自汗並非全屬於表虛證。以前所學習的表寒虛證也以自汗出為主症之一，但其是感受風寒之邪而致，尚有各種表證症狀；又如陽明氣熱證由於邪熱盛於裏而迫津外洩，也有自汗出，但必有各種裏熱症狀。以上兩證與表虛證均有自汗，但其他症狀有所不同，應予鑒別。

【治法／處方】

　　益氣固表（玉屏風散）。

　　黃芪 180 克　　白朮 60 克　　防風 60 克

　　歌訣：玉屏風散朮芪防，表虛氣弱汗多嘗。

　　用法：上藥研為粗末，每次用 6~9 克，開水送服，每天服 2 次。也可取上方劑量的十分之一，加水煎服。

【解說】

　　由於表虛證的自汗是肺衛之氣虛弱所致，所以方中以黃芪為主藥，補益肺氣而固攝肌表。同時配合白朮健脾，因脾為氣血生化之源，脾氣健則肺氣得充，而且白朮本身就有止汗之效，與黃芪相伍可以相得益彰。本證雖為虛證，但由於衛表之氣虛弱，外邪每易犯及，而且一旦犯及則難以祛除，所以方中配合防風，可以祛除在表的外邪，而且與黃芪一補一散，有固表而不留邪，祛邪而不損正的配伍妙用。

　　據現代藥理研究，黃芪是一味對體液及細胞免疫均有明顯促進或調節作用的藥物，能增強細胞的生命力和抵抗力。玉屏風散全方對人體的免疫功能又呈現雙向調節作用，即對免疫功能偏低者可提高之，偏高者則可降低之。

272

【治療參考】

　　玉屏風散不僅對於自汗屬表虛者有良好的療效，而且已成為增強人體免疫功能、治療上呼吸道多種疾病的常用方，特別對於有肺氣虛表現者，用之尤有良效。此外，本方也可用於各類腎小球腎炎或風濕熱病人，每因感冒而導致病情反覆者。

　　本方在臨床運用時每根據病情而有所加減。汗出較多，甚至終日身汗不斷者，可加浮小麥、糯稻根、五味子、牡蠣等，以收斂固表止汗。氣虛較甚，還可加入黨參、茯苓、黃精等，以助黃芪補氣之力。因表虛而感受外邪，外邪未去者，可加入桂枝、白芍以解散肌表風寒，調和營衛之氣（即與桂枝湯合方）。用本方治療慢性鼻炎、過敏性鼻炎反覆發作而屬表虛者，可加入辛夷花、蒼耳子等，以疏風通竅。如氣虛而致自汗、盜汗，也可用牡蠣散 ❶ 。

【注意事項】

　　本方以補益為主，只可用於因表氣虛而致的自汗，如外邪尚盛，不可輕用本方，以免助長邪勢或致邪戀難去。如屬陰虛內熱所致夜寐出汗，亦非本方所宜。

【附方】

　　❶ 牡蠣散：黃芪、麻黃根、牡蠣（煅）各 30 克。共為粗末。每次服 9 克，加小麥（或浮小麥）30 克，加水同煎，去渣熱服。或用原方劑量之半作湯劑煎服。功用：固表斂汗。主治：自汗，夜臥尤甚，心悸驚惕，短氣煩倦，舌淡紅，脈細弱。

【每日練習】

1. 甚麼是表虛證？其主要的臨床表現是甚麼？與表寒虛證的主要區別在何處？

2. 玉屏風散由何藥組成？該方有何功用？

3. 案例　陳某，女，23歲

　　自分娩後一直易汗出，現已歷2年，汗出仍多，雖隆冬亦時自汗，汗出後身惡風。由於汗後衣衫皆濕，時常受涼感冒。平素易疲勞，稍活動則周身汗出尤甚。面色無華，食少便溏，苔白薄，舌質淡紅，脈細弱。請開中藥方。（答案：生黃芪15克　防風8克　炒白朮10克　當歸10克　糯稻根18克　浮小麥18克　水煎服）

週 4

肺胃陰虛證 —— 沙參麥冬湯

肺胃陰虛證是指肺胃陰液不足，而致人體出現某些乾燥症狀的一種病證。人體的陰液有許多種類，包括了津液、精、血等在內，主要功能是營養和潤澤人體的內外上下、各臟器組織。而陰液主要來源於水穀的精微物質，即以胃陰為全身陰液的基礎。胃陰充沛則可滋養肺陰，如素體胃陰不足或病後胃陰耗傷，必然導致肺陰虧虛；另一方面，肺陰虧虛後也會耗傷胃陰。因而在臨床上，肺胃陰傷每同時並見而成為一個證型。本證多見於各種肺部感染性疾病（如肺結核、肺炎等）和呼吸道的多種傳染病（如白喉、猩紅熱等）的後期以及慢性胃炎等疾病中。

【診斷】

本證的主要症狀為：口乾咽燥，乾咳少痰，舌光紅少苔。其他見症可有：低熱，不思進食，胃中灼熱或隱痛，或嘈雜，大便乾燥，乾嘔，脈細數等。

由於肺胃陰液不足，不能滋潤於上，所以覺口乾咽燥。胃陰不足則無法行使正常的消化功能，所以不思進食，胃中嘈雜。胃中陰液不足，不能滋潤胃腸，氣機不暢，所以出現乾嘔，大便乾燥，胃中隱痛。如伴有胃中灼熱感，為胃陰不足而致虛熱內生之故。因肺陰不足，肺氣上逆，所以咳嗽而痰少，呈乾咳樣。舌光紅少苔，脈細數，皆是胃陰虧虛的表現。

本證在臨床表現上，有的側重於肺陰傷，有的側重於胃陰傷。如側重於肺陰傷，可見乾咳、胸痛較甚；如側重於胃陰傷，可見胃中嘈雜、隱痛、舌光紅。本證可見於內傷雜病，也可見於外感病，而見於外感病者，每側重於肺，且多兼有未盡的病邪，此時往往有低熱。

【治法 / 處方】

滋養肺胃（沙參麥冬湯）。

沙參 9 克　玉竹 6 克　生甘草 3 克　冬桑葉 4.5 克　麥冬 9 克 生扁豆 4.5 克　天花粉 4.5 克

歌訣：沙參麥冬扁豆桑，玉竹花粉甘草襄；

　　　　肺胃陰傷燥象見，胃嘈乾咳最堪嘗。

用法：上藥用水 1500 毫升，煮取 400 毫升，每天分 2 次溫服。

【解説】

本證由於屬肺胃陰液耗傷，所以方中用沙參、麥冬、玉竹、天花粉等甘寒生津藥物滋養肺胃之陰液。又配合生扁豆、甘草扶養胃氣，使胃氣恢復而津液自生。方中所用桑葉，其目的在於輕清宣透，以祛散肺部未盡的餘邪。全方對於肺胃陰傷而以乾咳為主症者尤其適用，可使肺陰恢復、餘邪消退而乾咳得止。

據現代藥理研究，沙參、麥冬、玉竹等藥分別具有解熱、祛痰、止咳、抑菌等作用，而且對於調節人體免疫功能有一定作用。

【治療參考】

沙參麥冬湯對肺陰不足及胃陰不足者均可適用，但在具體運用時，則須根據肺陰虛或胃陰虛的側重而有所變化。偏重於胃陰虛者，可加石斛，並重用玉竹、麥冬等；偏重於肺陰虛者，重用北沙參、梨皮等。胃部隱痛者，可加白芍，與方中甘草相合，既有酸甘化陰以補養陰液之效，又有緩急止痛之功。胃陰虛而胃氣鬱滯，見胃脘作脹，食後脹甚者，可加厚朴花、玫瑰花、佛手片等。大便乾燥難解者，可加火麻仁、瓜蔞仁、柏子仁等。肺餘熱不清，咳久不癒者，可加地骨皮、枇杷葉等。如肺陰不足，痰少難咳者，可加瓜蔞皮、海蛤殼、川貝母等。肺陰久傷不復者，可加百合、銀耳（另燉服）等。此外，由於胃陰一虛，脾胃的運化功能每隨之而減弱，氣機亦易壅滯，所以在投用滋養肺胃陰液藥物時，往往要配合少量疏理氣機、健胃助運的藥物，如陳皮、砂仁等，同時也可避免甘寒滋養的藥物更加妨礙脾胃的運化功能。

【注意事項】

使用本方要注意病人的脾胃運化功能。同時，對於肺熱較甚的乾咳、咽燥口乾者，不可投用本方，以免滋膩之品造成邪戀不解的後果。

【每日練習】

1. 肺胃陰虛證的主要臨床表現是甚麼？
2. 沙參麥冬湯由哪幾味藥組成？可治療哪些病證？
3. 案例　金某，男，27 歲

患大葉性肺炎 2 週，經治療後體溫已正常，但下午自覺面部烘熱，手足心發熱，乾咳陣作，胸部悶痛、口乾，飲食不香，大便較乾，小便黃，舌質紅、苔少，脈細數。X 線胸透示：肺部炎性病灶陰影尚未完全吸收。請開中藥方。（答案：麥冬 10 克　北沙參 10 克　玉竹 12 克　天花粉 10 克　冬桑葉 10 克　瓜蔞皮 12 克　地骨皮 8 克　白扁豆 12 克　生甘草 3 克　水煎服）

週5

肝腎陰虛證 —— 六味地黃丸

肝腎陰虛證是指肝腎陰液不足，而致人體出現失卻陰精滋養、虛火內動等症狀的一種病證。腎陰又稱為腎精、真陰，是人體結構組成和功能活動的先天基礎。肝陰來源於腎陰，所以腎陰不足一般就可導致肝陰不足，而肝陰耗傷後也可導致腎陰匱乏。因而在臨床上，肝腎陰傷每同時並見而成為一個證型。又因腎陰與腎陽在正常情況下是互相制約、維持平衡的，如腎陰不足，則可致陽火偏亢，稱之為"相火"，同樣，肝陰不足也會引起肝陽偏亢，從而可出現各種虛熱症狀。此外，胃陰與腎陰，一為後天，一為先天，胃陰以腎陰為本，並不斷地充養腎陰，因而胃陰大虛或久虛後，也可導致腎陰枯竭。本證多見於急性傳染病、感染性疾病的後期，也多見於各種慢性病中，如高血壓病、糖尿病、消渴病、神經症、慢性腎炎、慢性腎盂腎炎、各種結核病以及多種婦科病中。

【診斷】

本證的主要症狀為：腰膝酸軟，頭暈耳鳴，五心發熱，舌紅。其他見症可有：健忘失眠，視物昏花，口咽乾燥，顴紅盜汗，口渴引飲，男子遺精，女子月經量少或經閉，或崩漏，脈細數。

由於肝腎主筋骨，而肝腎陰液不足，不能充養腰膝，則可見腰膝酸軟。肝腎陰虛而虛火上擾，所以頭暈、耳鳴、健忘、視物昏花。五心煩熱，顴紅盜汗，舌紅等，均為虛熱之象；而口咽乾燥，口渴欲飲水等則為陰液不足的表現。精血不足，則婦女經少或經閉，但如虛熱內盛，血熱妄行，又可致崩漏不止。虛火內擾心神則致失眠，擾於精室則致遺精。

由於腎主骨生髓，而腦又是"髓之海"，全賴腎陰涵養，所以肝腎陰虛證的臨床症狀與腦的關係非常密切。又因腎主人體的泌尿和生殖功能，所以許多泌尿系統、生殖系統疾病每可出現肝腎陰虛證，這與肺胃陰傷證多出現於呼吸、消化系統疾病中有所不同。而在外感熱性病的後期所表現的肝腎陰虛證，每見於危重病證之後，除了可見上述有關症狀外，還可見低熱久留不去，或手足抽搐、強直等筋脈失於滋養、虛風內動的症狀。

【治法／處方】

滋補肝腎（六味地黃丸）。

熟地黃 24 克　山茱萸 12 克　乾山藥 12 克　澤瀉 12 克　茯苓（去皮）9 克　丹皮 9 克

歌訣：六味地黃益腎肝，山藥丹澤萸苓摻。

用法：上藥為末，煉蜜為丸，如梧桐子大。空腹用溫開水或淡鹽湯化下 6~9 克，每天 3 次。或用上藥加水 1500 毫升煎服。

【解說】

肝腎陰虛證的治療重點在於補益腎陰，腎陰充則肝陰也可得到補充，所以方中用熟地滋補腎陰為主藥。山茱萸既可助熟地補腎陰，又可補養肝陰，還兼有酸澀收斂之功，因而對腎陰虧虛而有尿頻、遺精、月經過多、汗出不止等滑脫不禁症狀者尤為適用。方中山藥補益脾胃之氣，通過加強脾胃的運化功能，使水穀之精微能補充肝腎之陰，即所謂"補後天以充先天"，傳統又認為山藥可補脾陰。由於肝腎陰液不足後造成肝腎功能減退或失調，所以方中又配合了清虛熱的丹皮，祛水濕的澤瀉、茯苓，以排除病理產物和調整臟腑功能，有助於肝腎陰液的恢復。所以前人稱本方的配伍是"補中有瀉"，即指出本方補而不膩、無戀邪助邪之弊。當然，全方的作用主要還是在於滋補，方中補藥的用量也較大。

據現代藥理研究，六味地黃丸有明顯增強細胞免疫功能的作用，可刺激和提高抗體形成，並有一定的強壯作用。本方又能促進尿素的排泄，所以可用於治療慢性腎炎；本方還對腎性高血壓有降壓和改善腎功能的作用，並可改善神經系統及性腺的功能，有延緩衰老、抗腫瘤的作用。方中熟地可降血糖、強心、利尿、抗過敏。山茱萸在大劑量使用時有較好的升血壓抗休克作用，對病理性高血壓則有降壓作用，顯示了對血壓的雙向調節作用。山藥富含營養成分和澱粉酶等，可強壯滋補，幫助消化。方中丹皮可擴張血管，改善毛細血管的通透性；澤瀉則可降血脂，減輕動脈粥樣硬化，改善腎臟功能；茯苓也可利尿，並增強細胞免疫功能。因而顯示本方對人體的免疫功能失常和多種臟器的病變有較好的治療作用。

【治療參考】

六味地黃丸是補腎陰或肝腎之陰的基本方，在臨床上適應的病證甚為廣泛。可用於高血壓病的陰虛陽亢型、食管上皮細胞增生症、糖尿病、尿崩症、慢性前列腺炎、功能性子宮出血、中心性視網膜炎、突發性耳聾、小兒營養不良、發育遲緩、口舌生瘡、再生障礙性貧血等。

在臨床具體運用本方時，有許多加減法。陰虛火旺症狀較顯著，出現五心煩熱或骨蒸勞熱，盜汗，口舌破碎生瘡等症狀，可將方中熟地改為生地，以增加涼血清熱之力，或加入知母、黃柏等以清虛熱，即知柏地黃丸 ❶。腎陰不足而腎氣上逆，不能收納而作喘、作呃者，可加入五味子收斂腎氣而止喘呃，即都氣丸 ❷。肝腎陰虛不能上養頭目，致眩暈、耳鳴、兩目昏花或乾澀等症狀較顯著時，可加入枸杞子、菊花，即為杞菊地黃丸 ❸。腎陰不足又兼肺陰不足，以致虛喘較甚時，可加麥冬、五味子，即為八仙長壽丸。如除了有腎陰不足外，還有腎陽不足的表現，如下半身清冷，小便清長，下肢水腫，舌淡而胖等，可加入桂枝（或肉桂）、附子，即為腎氣丸 ❹。

在外感熱性病的後期，如耗竭了肝腎陰液出現了肝腎陰虛證，而往往仍有邪熱遺留，所以補肝腎的藥物不宜過於滋膩收斂，熟地、山茱萸等不宜用，所以常用加減復脈湯 ❺，方中以乾地黃、阿膠、麥冬、白芍等以滋補腎陰，以麻仁、炙甘草扶正潤燥。如兼有汗大出而心慌嚴重，可加生龍骨、生牡蠣等；如兼有手足抽掣、強直、蠕動不自主表現，即屬虛風內動，可加入生牡蠣、生鱉甲、生龜甲等，以養陰潛鎮息風。

【注意事項】

六味地黃丸雖為"補中有瀉"之方，但畢竟以滋補為主，若肝腎陰虛而伴有明顯的水濕、虛火、痰濁、瘀血等病邪者，宜配合相應的祛邪藥物。

【附方】

❶ 知柏地黃丸：六味地黃丸加知母、黃柏。製成丸，每服 3~6 克，每天 2~3 次。功用：滋陰瀉火。主治：陰虛火旺，骨蒸潮熱，盜汗夢遺，小便黃赤。

❷ 都氣丸：六味地黃丸加五味子。製成丸，每服 3~6 克，每天 2~3 次。功用：斂肺補腎。主治：肺腎兩虛，氣喘咳嗽。

❸ 杞菊地黃丸：六味地黃丸加枸杞子、菊花。製成丸，每服 3~6 克，每天 2~3 次。功用：滋陰補腎，養肝明目。主治：肝腎不足，頭暈目眩，視力減弱或復視，兩目枯澀疼痛。

❹ 腎氣丸：乾地黃 24 克，山藥、山茱萸各 12 克，澤瀉、茯苓、牡丹皮各 9 克，桂枝、附子各 3 克。為末，煉蜜為小丸。每服 6~9 克，每天 1~2 次，開水或淡鹽湯送下，或按上劑量改為湯劑煎服。功用：溫補腎陽。主治：腎陽不足，症見腰痛腳軟，下半身常有冷感，少腹拘急，煩熱不得臥，小便不利或頻多，舌質淡而胖，脈虛弱尺部沉微。

❺ 加減復脈湯：炙甘草、乾地黃、生白芍各 18 克，麥冬（不去心）15 克，阿膠、麻仁各 9 克。以水 1200 毫升，煮取 900 毫升，分 3 次服，每天 3 次。功用：滋陰養血，補益肝腎。主治：邪熱耗傷肝腎陰液，低熱日久不去，手足心熱，口乾唇燥，心煩，心悸，脈虛大或促。

【每日練習】

1. 肝腎陰虛證的主要臨床表現是甚麼？腎陰與肝陰有何關係？
2. 六味地黃丸由哪些藥物組成？各味藥物的主要作用是甚麼？
3. 請舉出 3 個以六味地黃丸加味而成的處方。
4. 案例　陳某，女，36 歲

患腎結核1年餘，經治後小便化驗檢查已正常，但腰部仍有酸痛，不能久坐久立，手足心發熱，形體消瘦，兩顴微紅，心煩失眠，夜間口渴，舌面乾燥，雙目發澀，舌質紅而舌形瘦小，苔少，脈細數。請開中藥方。（答案：生地15克　山茱萸10克　丹皮6克　澤瀉10克　炒山藥12克　茯苓10克　知母10克　夜交藤18克　水煎服）

第十二週

氣虛證 ── 四君子湯

氣虛證是指脾肺之氣虛衰而致的一種病證。氣虛從廣泛的含意來說，是指全身的氣不足，因而五臟六腑均可以出現氣虛證。但由於脾為氣血生化之源，而肺為全身氣機運行的總司，脾氣又與肺氣密切聯繫，同盛同衰，所以人體的氣虛每以脾肺氣虛為主。一般所說的氣虛證，除了特別加以說明者外，多亦指肺脾之氣虛衰。本證多見於各種慢性疾病中，如慢性胃炎、慢性腸炎、慢性腎炎、慢性肝炎、貧血、營養不良、神經衰弱症等，在急性熱病的恢復期階段也可出現。

【診斷】

本證的主要症狀為：面色蒼白或萎黃，倦怠乏力，食少便溏。其他見症可有：少氣懶言，語聲低微，舌質淡，苔薄，脈細緩或細軟。

人體的氣有充養全身，維持生命活動等重要作用，如發生虧虛，則面色蒼白或萎黃，周身無力，倦怠委靡，舌質淡。又因脾氣不足不能運化水穀，所以食少而大便稀溏；肺氣不足則少氣而聲音低微。氣虛無力鼓動血脈則脈細緩或細軟無力。

氣虛證和陽虛證都有人體功能活動衰退的表現。一般來說，陽虛證都兼有氣虛的症狀，而氣虛證如進一步發展也會形成陽虛證。兩者的主要區別在於：陽虛證由於陽氣不足，必有虛寒內生而出現畏寒、四肢不溫、得暖稍舒等寒象；氣虛證則無明顯的虛寒症狀。

【治法／處方】

補氣健脾（四君子湯）。

人參（去蘆）10 克　白朮 9 克　茯苓（去皮）9 克　甘草（炙）6 克

歌訣：四君子湯補脾氣，參朮茯苓甘草比。

用法：上藥為細末，每次用 6 克，加水 800 毫升，煎至 200 毫升溫服，不論時候。或按上方劑量加水煎服。方中人參亦可用黨參代，但功效稍遜。

【解說】

四君子湯中以人參大補元氣，補脾益肺，是本方的主藥。配合白朮、茯苓健脾燥濕而補益脾氣，再加炙甘草補益脾胃而調和諸藥。全方通過補益脾氣，恢復運化功能，使氣血資生之源充實，則氣虛可以得到補養而恢復。

據現代藥理研究，四君子湯可增加肝糖原的合成，增強胸腺素活性，提高細胞和體液免疫的功能。該方又可調整胃腸功能，促進骨髓的造血功能，特別是可以加速紅細胞的生成，所以在補血劑中經常配合本方以加強補血作用。此外，本方可通過調節神經系統、心臟和內分泌而促進血壓上升，有助糾正休克。方中人參可增加紅細胞、血紅蛋白、白細胞，促進新陳代謝，增強神經系統和腎上腺皮質功能，並有強心、降血糖、抗過敏等多種作用。白朮可保護肝臟，防止肝糖原減少，並可利尿。茯苓、白朮除有利水作用外，還與人參一樣具有促進入體免疫功能的作用。甘草有類腎上腺皮質激素的作用，能解毒，解痙，保護胃黏膜。

【治療參考】

四君子湯是補氣的基本方，對於體質氣虛、病後失調或久病氣虛者均可應用，並宜於久服。在臨床上可用以治療各種慢性消化道疾病、貧血、乳糜尿、尿崩症、小兒營養不良、婦女妊娠嘔吐、神經衰弱症等疾病。

前人有許多補氣方都是在本方基礎上加減變化而來。如本方加陳皮，名異功散 ❶ ，對於脾胃虛弱而又有氣滯，見脘腹脹滿者，更為適用。本方加陳皮、半夏，即為六君子湯 ❷ ，對於脾胃虛弱又有痰濕內阻，見噁心嘔吐、咳痰稀白而苔膩者，較為適宜。六君子湯再加香附（或木香）、砂仁，名香砂六君子湯 ❸ ，其補氣益脾、理氣化痰祛濕的作用較全面。四君子湯加扁豆、薏苡仁、山藥、蓮子、砂仁、桔梗等，名參苓白朮散 ❹ ，對於脾胃虛弱而嘔吐腹瀉、四肢無力，或小兒發育不良者，可以長期服用。

【注意事項】

本方藥性平和，副作用小，所以稱為“四君子湯”，但畢竟以補益為主，祛除病邪作用較弱，所以對正氣虛而病邪存在者，一般不宜單投本方。

【附方】

❶ 異功散：四君子湯加陳皮 6 克，或與四君子湯諸藥等份，為細末，每服 6 克，加生薑 5 片，大棗 2 枚，水煎，食前溫服。或按原劑

量水煎服。功用：益氣健脾，理氣助運。主治：脾胃氣虛兼氣滯，症見食慾不振，胸脘痞悶不舒，嘔吐洩瀉。

❷ 六君子湯：四君子湯加陳皮、半夏各 6 克。水煎服。功用：益氣健脾，燥濕化痰。主治：脾胃氣虛兼痰濕，症見食少便溏，胸脘痞悶，咳嗽痰多色白，噁心嘔吐。

❸ 香砂六君子湯：六君子湯加香附（現代多用木香）、砂仁各 6 克。水煎服。功用：益氣補中，健脾和胃，理氣止痛。主治：脾胃氣虛，濕阻氣滯，症見納呆，噯氣，脘腹脹滿或疼痛，嘔吐洩瀉。

❹ 參苓白朮散：蓮子肉（去皮）、薏苡仁、人參、白朮、桔梗（炒令深黃色）各 10 克，縮砂仁、甘草（炒）各 5 克，白扁豆（薑汁浸去皮，微炒）15 克，白茯苓、山藥各 20 克。共為細末，每服 6~9 克，棗湯調服。或作煎劑。功用：益氣健脾，和胃滲濕。主治：脾胃氣虛夾濕，症見四肢無力，形體消瘦，飲食不化，或吐或瀉，胸脘悶脹，面色萎黃，舌質淡苔白膩，脈虛緩。

【每日練習】

1. 氣虛證有哪些主要臨床症狀？
2. 四君子湯由哪幾樣藥物組成？有甚麼治療作用？
3. 案例　王某，男，31 歲

　　自幼多病，近半年來食慾不振，大便時溏，每天 2~3 次，周身乏力，經常頭昏心慌，活動後易出汗，注意力不易集中，口淡不渴，苔白舌質淡，脈細軟無力。請開中藥方。（答案：黨參 10 克　炒白朮 10 克　茯苓 10 克　炒扁豆 12 克　陳皮 6 克　炒山藥 12 克　炙甘草 3 克　水煎服）

———— 週 2 ————

中虛氣陷證 —— 補中益氣湯

中虛氣陷證是指脾胃之氣虛衰後，不能行使升舉職能而致的一種病證。所謂脾胃的升舉職能主要表現在脾胃運化輸佈水穀精微之氣時，必須向上升發提舉才能由肺佈散到全身，同時，人體的許多臟器組織能固定在某一部位，也有賴於脾胃的升舉職能。因而當脾胃升舉職能反常時就會出現"下陷"的病理變化，即稱為中虛氣陷。其具體表現在水穀運化輸佈方面的障礙，精微物質不能向上輸佈全身，反從下通過大小便排出體外，即為腹瀉、乳糜尿等；某些臟器組織，特別是胃、肝、腎、肛門直腸、子宮等下墜甚至有肛門、直腸、子宮外脫。本證多見於各種慢性腸炎、痢疾、腸道功能紊亂、脫肛、子宮脫垂、胃下垂、肝下垂、腎下垂、婦女月經過多、流產、乳糜尿等證。由此可見，本證實際上即為氣虛證中的一個類型，即氣虛而見有無力升舉、中氣下陷症狀者。

【診斷】

本證的主要症狀為：胃脘或腹部墜脹，肛門、子宮等臟器組織下垂或外脫，腹瀉日久不止。其他見症可有：倦怠乏力，氣短懶言，頭目昏花，舌淡苔白，脈細弱。

由於脾胃氣虛，中氣下陷，升舉無力，所以胃脘或腹部覺下墜、脹滿不舒，並有肛門或其他臟器下垂或外脫的表現。因全身氣虛，功能衰退，所以倦怠乏力，氣短懶言。又因人體清陽之氣不能上升，所以也可見頭目眩暈，但一般以頭昏沉重為主，與肝腎陰虛所致的頭暈而覺旋轉者不同。

【治法／處方】

補益脾胃，升提中氣（補中益氣湯）。

黃芪 3 克　甘草（炙）1.5 克　人參（去蘆）1 克　當歸（酒焙乾，或曬乾）0.6 克　橘皮（不去白）1 克　升麻 1 克　柴胡 1 克　白朮 1 克

歌訣：補中益氣芪朮陳，參柴升草當歸身；

　　　　勞倦內傷功獨擅，氣虛下陷用之神。

用法：上藥研為粗末，加水 600 毫升，煎取 200 毫升藥液，空腹溫服，每天 2 次。也可用上列劑量的 5 倍，以水煎服，或製成丸劑（補中益氣丸），每服 6~12 克，每天 2~3 次，以溫開水或薑湯送下。

【解說】

本方以黃芪補益脾胃之氣作為主藥，配合升麻、柴胡等升散藥後，就有升提中氣的作用，這是本方的配伍特點。同時，方中又配伍人參、白朮、炙甘草以益氣健脾，增強本方補氣之效。方中又佐陳皮疏理氣機，以防補益之品壅滯氣機。人體氣血可互相滋生，故方中配伍當歸養血，血充則有助於氣的化生。因而全方在補益脾胃中氣的同時，升提下陷之氣，對於中虛氣陷而引起的久瀉、出血、臟器下垂或外脫之證較為適用。

據現代藥理研究，補中益氣湯對子宮等內臟有興奮作用，升麻、柴胡在方中有明顯的協同作用。全方可以改善全身狀態，還可減輕放射線或其他化學藥物對人體的損害，增強免疫功能。實驗又表明，本方對腸道有雙向調節作用，當腸蠕動亢進時，本方有抑制作用，當腸張力下降時，本方又有興奮作用。方中黃芪有類性激素和興奮中樞神經系統的作用，與人參相配合，有較顯著強壯和調整人體臟器功能的作用。當歸能改善體內的血循環，有助於臟器功能的恢復。

【治療參考】

補中益氣湯在臨床上的運用較為廣泛，凡屬於氣虛而有氣機下陷的病證，都可投用，如內科雜病中的胃下垂、腎下垂、潰瘍病、慢性腸炎、脫肛、腹股溝疝、乳糜尿等；婦科病中的子宮脫垂、妊娠或產後小便不通、膀胱陰道壁膨出、陰道大出血或其他出血病證、白帶頻下等；眼科病中的麻痹性斜視、眼瞼下垂等。此外，本方對因脾胃虛弱而致的虛熱之證也有較好的益氣除熱作用，即所謂"甘溫除大熱"。

本方在臨床運用時變化較多。如取其中的人參、黃芪、炙甘草、升麻、白朮作為湯劑，即為舉元煎 ❶，適用於各種氣虛下陷或陽氣外脫所致的血崩、大汗、虛脫病證，方中黃芪、人參用量較大。如補中益氣湯再加入蒼朮、木香，名調中益氣湯 ❷，治氣虛而濕濁中困者。如中氣虛弱而清陽不升所致的頭痛，可加入白芍、細辛、川芎、蔓荊子；如在氣虛下陷的基礎上又見有形寒肢冷等陽虛症狀，可酌加肉桂、附子、乾薑等；如腹瀉不止或汗出不止，可酌加烏梅、五倍子、訶子等。在治療胃下垂時，可酌加茯苓、郁金、枳殼、山楂、雞內金、山藥、大棗等健脾益氣、幫助運化的藥物；在治療產後小便不通時，可加茯苓、冬葵子。治療小兒秋季腹瀉，如兼夾食積，可加神曲、山楂；如瀉下不暢而大便有黏液，可加木香、川連；如有熱而傷陰者，則可加胡黃連、白芍；有肛門直腸脫垂者，可加御米殼、訶子、兒茶等。

【注意事項】

由於本方性質溫而上升，所以屬虛火上炎而致的面赤、口苦、眩暈、口咽乾燥及氣機上逆所致的噁心嘔吐、胃脘膨脹等病證，均不宜投用本方。

【附方】

❶ 舉元煎：人參、炙黃芪各 12 克，炙甘草、白朮各 5 克，升麻 3 克。水煎服。功用：益氣舉陷。主治：氣虛下陷，血崩血脫，亡陽垂危等證。

❷ 調中益氣湯：人參 9 克，黃芪 12 克，甘草、升麻、木香各 4 克，陳皮、柴胡、蒼朮各 6 克。水煎服。功用：益氣升陽，燥濕健脾。主治：脾胃氣虛而有濕困者。

【每日練習】

1. 甚麼是中虛氣陷？其臨床表現有甚麼特點？
2. 補中益氣湯由哪些藥物組成？其配伍特點是甚麼？
3. 案例　程某，女，34 歲

素體多病，體形瘦長，平素倦怠乏力，納穀不香，食入則腹部膨脹不適，時時噯氣，大便稀溏，苔白質淡紅而胖嫩，脈細弱。體檢發現胃下垂、子宮脫垂。請開中藥方。（答案：黨參 10 克　炙黃芪 15 克　炒白朮 10 克　陳皮 6 克　炒柴胡 3 克　炙升麻 3 克　當歸 10 克　茯苓 10 克　炒枳殼 12 克　炙甘草 3 克　水煎服）

週 3

氣陰兩虛證 —— 生脈散

氣陰兩虛證是指人體陰液與氣，主要是心、肺氣陰均有虧損而致的一種病證。人體臟腑都有陰陽，其中出現陰陽俱虛者甚多，如胃、腎、肝、心、肺等常有陰陽兩虛的證型。但通常所說的氣陰兩虛證主要指心、肺陰液與氣的虧損。其發生的原因，有的是因為外感熱性病過程中裏熱亢盛，迫津外洩而消耗了心肺之氣陰；有的是因肺虛久咳不已而致肺之氣陰兩虧；有的是因思慮、勞倦過度而耗傷了心之氣陰等。本證多見於內傷雜病中的肺部慢性疾病（如矽肺、肺癌、肺結核）、風濕性心臟病、心肌炎、冠心病等，以及急性熱病大汗虛脫、心力衰竭、休克等病證。

【診斷】

本證的主要症狀為：倦怠乏力，氣短，口乾渴，汗出。其他見症可有：渴欲飲水，嗆咳少痰，舌乾紅無津或苔薄舌淡而乾，脈虛細、虛數或散大無力。

心肺之氣不足，則可致倦怠乏力，氣短，甚至可致氣急而喘。汗出過多不僅會消耗陰液，還可耗散氣：心肺陰液不足則口乾而渴，或渴欲飲水，舌苔乾燥少津；氣的耗傷則進一步加重了氣虛的症狀。嗆咳少痰是由於肺陰不足、肺氣上逆而致。脈虛無力則是正氣虛衰的表現。

本證如發生於外感熱病中，如氣陰虛極而欲脫，還可見汗出淋漓，高熱驟降等症狀。如結合檢查血壓，可見血壓下降。本證如進一步發展，則可因汗出不止，氣陰不斷耗傷而致虛脫。

【治法／處方】

益陰補氣（生脈散）。

人參 10 克　麥冬 10 克　五味子 6 克

歌訣：生脈麥味與人參，氣陰兩虛急煎斟。

用法：上藥加水 800 毫升，煎取 300 毫升藥液，去藥渣，一天中不拘時候服完。方中人參可用黨參代，但功效稍遜。

【解說】

本方又名生脈飲。方中以人參為主藥，其性甘溫，為大補元氣之品，既可補氣，又能生津養陰。再配合甘寒的麥冬，可養陰生津，尤其善於養心陰。還佐以五味子，性酸，可以止汗，又可收斂肺氣而止咳喘。因而全方可補益心肺之氣陰，有益氣、生津、養心、補肺、斂肺之效。

據現代藥理研究，生脈散用於各種冠心病和休克，有顯著的增強心肌收縮力、改善血液循環，特別是改善冠狀動脈血循環的作用，並能促進全身內分泌腺的分泌，調整全身的功能，有明顯而持久的升血壓、強心作用。生脈散對人體的免疫功能也有的調節作用。由此可見，生脈散對人體有較廣泛的作用。

【治療參考】

　　生脈散既可用於急重病證，又可用於許多慢性病，是一張臨床常用的補氣陰之方。本方除了可用於心肺氣陰兩虛證，也可用於治療其他臟腑的氣陰兩虛者；在臨床運用時，既可單獨使用，也可加入其他藥物使用。現代已將其製為口服液、注射液，更方便使用。本方可用於多種心、肺疾病及心力衰竭、休克的治療。

　　在具體使用本方時，有許多加味方法。如對急性熱病中出現大汗、神情萎頓、四肢發冷、脈微細的陰陽兩脫證，可加入附子、肉桂、乾薑等；對心肺之氣大虛而自汗、心悸者，可加黃芪、炙甘草等；對形瘦久咳、不思進食，夜寐不安者，可加懷山藥、茯苓、蓮子、白朮等；對心陰不足而失眠、心煩、汗出者，可加茯神、丹參、龍骨、牡蠣等；對有心動過速者，可酌加茯神、龍齒、磁石、酸棗仁、生地、炙甘草等。

【注意事項】

　　本方系補虛之劑，對於邪熱熾盛於裏而致大汗、大渴之證不可誤投。前人用本方治暑熱病證，並非以其清暑熱，而只是用以治療暑熱耗傷氣陰的病證。

血虛證 —— 四物湯

　　血虛證是指體內血液不足而引起的一種虛衰病證。脾胃虛弱而生化之源不足，或出血過多，或久病而耗傷血液，都可導致血虛證。本證多見於各種貧血、病後康復階段和多種婦科病。

【診斷】

本證的主要症狀為：面色萎黃，唇爪蒼白無血色，頭暈目眩，舌淡。其他見症可有：心悸失眠，婦女月經量少或經閉，產後乳少，不孕，脈細等。

血液主要功能是滋養臟腑和形體，血虛必然導致內臟功能的減弱，尤其是對心肝兩臟的影響為大。因血液不能上養頭目，所以見面色萎黃、唇色蒼白、頭暈目眩、舌質色淡不紅。心血不足，心神不能內守，所以心悸失眠，或表現為健忘。血液不足，月經之源虧虛，則有月經量少、愆期或經閉。因血虛不能化生為乳汁，所以產後乳少或無乳。血液虧損不能充盈脈管，則脈象細。

【治法 / 處方】

補血（四物湯）。

當歸（去蘆，酒浸炒）10 克　川芎 10 克　白芍 10 克　熟地黃（酒蒸）10 克

歌訣：四物歸地芍與芎，陰血不足此方宗。

用法：上藥研為粗末，每用 9 克，以水 400 毫升，煎取 200 毫升藥液，去藥渣乘熱空腹服，每天早、中、晚服三次。

【解說】

四物湯中當歸可補血、活血，熟地則甘溫補養陰血，兩藥配合作為本方主藥。川芎有辛通疏理氣血之效，使本方在補血之中又兼能活血。白芍性酸，補陰血而兼收斂。因而全方補血而不滯血，行血而不破血，補中有散，散中有收，成為一張補血的基本方劑。

據現代藥理研究，四物湯可改善血液循環，促進紅細胞的形成。

在體外試驗證明，本方可促進細胞免疫和體液免疫功能。這些研究提示，本方不僅可改善貧血狀態，而且可以調整全身的多種功能活動。

【治療參考】

四物湯是補血和婦科調經的常用方。在臨床上除了治療各種貧血和病後虛弱病證外，還用於各種月經不調、痛經、經閉、妊娠腹痛、胎死腹中、先兆流產等婦科病。

在臨床運用本方時，有許多加減方法。血虛而兼有下焦寒盛，小腹疼痛發冷，月經量少而色淡，經期推遲者，可加入艾葉、阿膠，即膠艾四物湯 ❶。血虛而兼有瘀血，月經色紫質黏稠，有血塊而腹痛甚者，可加桃仁、紅花，即為桃紅四物湯 ❷，瘀甚還可加入丹參、桂枝、乳香等。血虛而兼氣虛，以致不能固攝血液而月經先期、量多、經色淡者，可加入人參、黃芪，即為聖愈湯 ❸。血虛而兼有鬱熱者，可加黃芩、地骨皮、丹皮等，方中熟地可改用生地。用本方治療高血壓病屬血虛動風者，可加菊花、白蒺藜等。治療多種蕁麻疹，必要時可加蟬衣、僵蠶、苦參、丹皮、梔子等。此外，本方還可通過加減後治療過敏性紫癜、鼻衄、神經性頭痛、百日咳、血管神經性水腫等多種疾病。

【注意事項】

本方組成的藥物性質滋膩或酸澀，對於病邪尚盛或脾胃虛弱、消化不良的病人不宜投用。方中熟地、當歸都有通下大便的作用，故對於大便稀溏者不宜用。

【附方】

❶ 膠艾四物湯：四物湯加阿膠 8 克，艾葉 10 克。水煎去渣，入阿膠溶化，溫服。功用：養血止血，調經安胎。主治：婦女崩漏下血，月經過多，淋漓不止，產後或流產下血不絕，或妊娠下血，腹中疼痛。

❷ 桃紅四物湯：四物湯加桃仁 6 克，紅花 4 克。水煎服。功用：補血，活血，祛瘀。主治：婦女月經超前，量多，色紫質黏稠，或有血塊，腹痛，腹脹。

❸ 聖愈湯：熟地 20 克，白芍（酒拌）、人參各 15 克，川芎 9 克，當歸（酒洗）、黃芪（炙）各 12 克。水煎服。功用：益氣，補血，攝血。主治：婦女月經先期而至，量多色淡，精神倦怠，四肢乏力。

【每日練習】

1. 如何診斷氣陰兩虛證？其屬於急性病證還是慢性病證？

2. 生脈散由哪幾味藥組成？可治療哪些病證？

3. 王某，女，63 歲

因慢性支氣管炎合併氣管肺炎繼發心力衰竭而住院，給予抗感染、利尿、強心劑治療。傍晚突然發生面色蒼白，倦怠無力，汗出淋漓，胸悶氣急，伴噁心嘔吐，口乾渴，舌乾紅，脈細緩（每分鐘 46 次）。查血壓：75/20 毫米汞柱。請開中藥方。（答案：黨參 10 克　麥冬 10 克　五味子 6 克　丹參 12 克　炙黃芪 15 克　炙甘草 3 克　水煎服）

4. 如何診斷血虛證？

5. 四物湯有幾味藥物？請舉出 3 個以四物湯加味而成的方劑。

6. 案例　時某，女，26 歲

月經 17 歲初潮，每次行經量少而色淡，週期為 45~50 天，經至則少腹疼痛而有冷感，面色萎黃，時頭暈心悸，舌淡而少苔，脈細弱。請開中藥方。（答案：熟地 12 克　當歸 12 克　炒白芍 10 克　川芎 8 克　製香附 10 克　枸杞子 12 克　水煎服）

$$週\ 4$$

氣血兩虛證 —— 歸脾湯

氣血兩虛證是指氣虛與血虛並見的一種虛衰病證。本證可由氣虛證發展而來，也可由血虛證發展而來，多見於各種貧血、病後失調、神經衰弱、多種心臟病、營養不良、慢性消耗性疾病及婦科病。

【診斷】

本證的主要症狀為：倦怠乏力，面色無華，頭暈心悸，舌淡，脈細弱。其他見症可有：少氣懶言，自汗，視物昏花，失眠健忘，婦女月經稀少或經閉，或崩漏下血不止。

本證是氣虛症狀與血虛症狀並見，在臨床上的表現以臟腑功能的衰退和臟腑組織失於濡養為主，尤以心、脾兩臟的病變更為多見，這是由於這兩臟與氣血的生成運輸關係特別密切。由於氣虛，所以倦怠乏力，少氣懶言。氣虛不能固表，可出現自汗。頭面失於血液和氣的充養，故頭暈，視物昏花，面色或蒼白或萎黃而無紅潤之色，舌色、唇色均淡而不紅。血不能養心，則心悸、失眠、健忘。氣血不足，不能充盈脈道，推動血行，所以脈多細弱。

氣血兩虛證多與心脾有關，所以有時也稱為心脾兩虛證，這與氣陰兩虛證主要是心肺兩臟虧損有所不同。

【治法／處方】

益氣補血（歸脾湯）。

白朮 30 克　茯神（去木）30 克　黃芪（去蘆）30 克　龍眼肉 30 克　酸棗仁（炒，去殼）30 克　人參 15 克　木香（不見火）15 克 甘草（炙）8 克　當歸 3 克　遠志（蜜炙）3 克

歌訣：歸脾湯用朮參芪，歸草茯神遠志齊；

　　　酸棗木香龍眼肉，煎加薑棗益心脾。

用法：上藥製成粗末，每次用 12 克，加水 500 毫升，生薑 5 片，棗 1 枚，煎取 300 毫升藥液，去藥渣溫服，不拘時候。或用上方劑量的三分之一，加生薑 5 克，紅棗 3 枚，以水煎服。或按上方比例製成蜜丸，每丸約重 15 克或如梧桐子大（名歸脾丸），每服 1 丸或 9 克，空腹開水送下，每天 3 次。

【解說】

歸脾湯中以人參、黃芪、白朮、甘草、生薑、大棗等甘溫之品補氣，又以當歸、龍眼肉補養陰血，以取氣血雙補之功，方中以參、芪、歸三藥為補氣血之主藥。針對心血不足而致心悸、失眠、健忘等症狀，又配合茯神、酸棗仁以養心安神，配合遠志以定志寧心。方中又加入木香，既可理氣健脾助運化，又可防止補益氣血藥滋膩而有礙於氣機運行和脾胃功能。綜合全方的作用可以補益氣血，尤其善於健脾養心，脾有統攝血液運行的作用，所以在脾氣大虛後，可因統攝無力而出現各種出血病證，如吐血、便血，在婦女則可見崩漏下血不止，血出過多則又進一步加重了氣血虧虛的程度。本方通過補益心脾，可

以加強脾的統血功能，所以方名歸脾湯，取其養血歸脾之意。

據現代藥理研究，歸脾湯可以升高血糖、抗燙傷性休克、升高血紅蛋白、改善凝血功能，這與方中的人參、當歸、黃芪等藥物具有的強壯、興奮神經系統和內分泌功能等複雜的藥理作用有關。

【治療參考】

歸脾湯為治療心脾不足、氣血兩虛的常用方。該方的主治病證從原來以治療思慮過度、勞傷心脾而致健忘、心悸為主，逐步擴大為治療氣血虧損諸證以及脾不統血而致的各種出血病證。現代臨床上進一步用本方治療脾虛而濕濁下注所致的婦女帶下、盜汗、神經衰弱症、血小板減少性紫癜、功能性子宮出血、多發性紅斑、過敏反應、腦外傷後綜合征、心臟病及慢性心衰等多種疾病。

臨床上氣血兩虛證甚為多見，但具體表現各不相同，所以益氣補血法的運用變化較多。以歸脾湯而言，治療血虛偏甚之證，可加入熟地、枸杞子；治療下血過多之證，可加入阿膠珠、血餘炭、藕節炭等；治療更年期綜合征時，可加入龍骨、牡蠣；伴有虛熱而見面赤、五心煩熱，可加地骨皮、丹皮；兼有水腫，可加茯苓、澤瀉等。此外，還有其他許多益氣補血方可供選用，如前所述及的聖愈湯也是氣血兩補之方；以四君子湯與四物湯相合，即為八珍湯 ❶，也是通治氣血兩虛的方劑。氣血不足而虛陽外越，以致發熱面赤，煩渴欲飲，脈洪大而虛，或婦女月經來潮時血虛發熱頭痛者，可重用黃芪配合當歸以補氣養血，即當歸補血湯 ❷。

【注意事項】

本方雖然藥性平和，但對伴有中氣下陷、病邪未盡者不宜投用。

302

如病人脾胃功能不好，食少便溏者，用本方也應慎重，以防滋膩而有礙脾胃功能。

【附方】

❶ 八珍湯：當歸（酒拌）、白芍、白朮（炒）各9克，熟地黃（酒拌）12克，人參、茯苓、川芎各6克，炙甘草3克。加生薑3片，大棗2枚，水煎，食前服。功用：補益氣血。主治：氣血兩虛，面色蒼白或萎黃，頭暈目眩，四肢倦怠，氣短懶言，心悸怔忡，食慾不振，舌質淡，脈細弱。

❷ 當歸補血湯：黃芪30克，當歸（酒洗）6克。水煎服。功用：補氣生血。主治：血虛發熱，肌熱面赤，煩渴欲飲，脈洪大而虛，婦人經期或產後發熱頭痛，或患瘡瘍潰後，久不癒合。

【每日練習】

1. 氣血兩虛證有哪些臨床表現？
2. 歸脾湯由哪些藥物組成？適用於何種病證？
3. 案例　趙某，女，22歲

面色蒼白，倦怠無力，頭暈心悸，飲食不香，月經量多，色淡紅，時有牙齦出血，皮膚上經常有紫色斑塊，舌質淡，脈細弱。查血小板計數 42×10^9/升。請開中藥方。（答案：黨參10克　炙黃芪12克　炒白朮10克　當歸10克　木香5克　炒酸棗仁12克　茯神10克　生地12克　炒白芍10克　仙鶴草15克　炙甘草3克　水煎服）

週5

十四、夾雜證開甚麼方

甚麼是夾雜證

前面已學習了表證、裏證、寒證、熱證、虛證和各種病邪所致實證的診斷和治法處方。然而在臨床上，疾病的性質往往不是單純的，以八綱而言，就有表裏同病、寒熱夾雜、虛實並見等情況，這一類病證稱為夾雜證。當然，就夾雜而言，病邪的性質也可夾雜，如邪熱夾濕、夾飲、夾痰、夾氣滯、夾食積等，但是本單元所學習的夾雜證，主要是指疾病的八綱性質相反的兩個方面同時並見的病證。

【夾雜證的特徵】

由於夾雜證中有性質相反的兩個方面症狀同時出現，所以臨床表現更為複雜，加之夾雜證有表裏、寒熱、虛實等不同的夾雜情況，所以包含範圍甚廣，很難歸納出統一的臨床特徵。在臨床診斷時，主要掌握在病證中同時出現了表證和裏證，或寒證和熱證，或虛證和實證的症狀，此時即可診斷為夾雜證。這就要求對表裏、寒熱、虛實各證的臨床表現比較熟悉，在此基礎上才能對夾雜證做出準確的判斷。

夾雜證種類及治法

【夾雜證的種類】

　　按表裏、寒熱、虛實的夾雜情況來分類，夾雜證大致可分為表裏同病、寒熱夾雜、虛實並見等病證。如進一步按夾雜的邪正性質、病變部位等情況不同，又可分為許多具體的病證類型，如表寒裏熱、表熱裏寒、上熱下寒、下熱上寒、氣虛夾滯、氣虛夾瘀、血虛夾瘀、陽虛表寒、陰虛腑實、脾虛濕阻、肺虛痰壅、肝強脾弱、內閉外脫等。本單元將學習其中的陽虛表寒、表寒夾飲、中焦寒熱錯雜等證的診治。至於其他病證有的在前面已經論及，有的則不在本書中介紹。

【夾雜證的治法】

　　治療夾雜證應針對邪正盛衰和病邪性質而採取相應的治法，所用的治法往往也是性質相反的藥物同時並用。表裏同病者，治以解表清裏（或解表攻下、解表溫陽等）；寒熱夾雜者，清熱祛寒並施；虛實並存之證，又當補虛與祛邪同用，如補氣行氣、補氣化瘀、補氣消食、補氣化濕、補血行瘀、滋陰攻下等。

　　夾雜證的診斷與治療都比較複雜而困難，然而在臨床上夾雜證的情況又十分常見，尤其是虛實並見者更多見。在診斷和治療時要着重注意以下幾個方面：一是抓住關鍵。即在辨證時，要從錯綜複雜的臨床表現中，特別是從一些矛盾的症狀中，掌握能夠確定表裏、寒熱、虛實的關鍵症狀，這樣才能根據病變的夾雜性質而確定相應的治法。二是分析側重。即在夾雜證中，其性質不同甚至相反的兩個方面往往不是均等的，而多有所側重。如表裏同病證，其中有以表證為主而兼裏者，也有以裏證為主而兼表者；在寒熱夾雜證中，有寒甚於熱者，也有熱重於寒者；在虛實並存證中，有以正虛為主者，也有以邪實為主者。所以在確立治法時就應分清主次，有所側重。三是適當兼顧。即在夾雜中既然有性質相反的病理變化存在，就與單一的病證不同，立法用藥時更應審慎，不能顧了一方面而給另一方面造成麻煩。例如治療表寒裏熱證時，使用散表寒的藥物，應注意不可辛溫發散過度，以免助長裏熱之勢；治療寒熱夾雜之證，要防止過用寒涼而助寒邪，或過用溫熱而助熱邪；治療虛中夾實之證，要防止過用滋補而戀邪難解，又要防止攻邪太過而更傷正氣。

【每日練習】

1. 甚麼是夾雜證？大體有哪些種類？
2. 在臨床上如何判斷夾雜證？
3. 雜證的治療大法是甚麼？在診治夾雜證時應注意哪些問題？

第十三週

陽虛表寒證 —— 麻黃附子細辛湯

　　陽虛表寒證是指素體陽氣虛衰者，感受了風寒外邪而致的一種表裏同病病證。本證多見於某些特殊的感冒或其他感染性疾病初起，也可見於腎炎、克山病、神經血管性頭痛的急性發作者。從病證性質來看，本證既是表裏同病，又是虛實相兼。

【診斷】

　　本證的主要症狀為：發熱惡寒，無汗，四肢發冷，脈沉。其他見症可有：頭痛，神情倦怠，面色無華，苔白潤，舌質淡。

　　本證為陽氣內虛與風寒犯表相夾，由於陽氣虛衰，在表的衛陽之氣無力驅除外犯的風寒之邪，而風寒之邪又可進一步阻遏和損傷衛表陽氣，所以本證比一般的風寒表證病情要重得多。風寒犯表為太陽病，陽氣內衰為少陰病，所以本證又稱太陽少陰同病，或稱寒邪直犯少陰經。由於風寒在表，所以發熱惡寒、無汗頭痛，又因陽氣虛衰，所以四肢發冷、面色無華、神情倦怠而舌淡。本證因人身陽氣不能振奮，所以發熱之勢多不高。

本證與一般風寒表證的區別主要在於見有肢冷、脈沉症狀，這是陽氣虛衰的重要提示。

【治法／處方】

溫陽發汗（麻黃附子細辛湯）。

麻黃（去節）5克　附子（炮，去皮，每枚破成 8 片）3 克　細辛 3 克

歌訣：麻黃附子細辛湯，溫經解表最相當。

用法：用水 2000 毫升，先煮麻黃，待水減少 400 毫升後，去上沫，再加入其餘兩味藥，煮成 600 毫升藥液，去渣後溫服，每次 200 毫升，每天服 2 次。

【解説】

本方又稱麻附細辛湯。方中麻黃可發汗解表，附子則溫補心腎之陽氣，以振奮陽氣而祛邪，細辛則可溫通經脈而發散風寒之邪。對於陽氣大虛而又感受風寒者，如只投以辛溫發散之品，每因陽氣無力振奮而達不到發汗逐邪的目的，如強使發汗，則可使已衰的陽氣因汗出而更加耗散，甚至導致亡陽變證，所以方中加入附子既可促使解散表邪，又可使解表而不傷陽氣。

據現代藥理研究，附子有增強心肌收縮力的作用，在循環衰竭或心功能不全時，附子可改善全身的循環功能。當風寒表證的病人出現了陽衰現象時，提示其周圍循環障礙或有心功能不全，所以用附子是十分必要的；另一方面麻黃、細辛不僅有發汗散熱作用，也可擴張血管，從而協助附子改善體內血循環。

【治療參考】

　　麻黃附子細辛湯對於素體陽氣虛衰或患有其他慢性疾病（如心臟病、肺部感染、腎炎等）而致陽氣虛衰者，在感受風寒外邪後出現的陽虛表寒證較為適用。本方還可用於感受風寒而突然失音，咽部無明顯紅腫、舌質淡者。也可用於腎炎急性發作而呈表實裏虛者。對於感受風寒而頭痛連腦者，前人認為屬少陰經受寒，也可投用本方，或加入川芎、生薑以增加辛散溫通之力。

　　在臨床運用時，如外感風寒之邪較輕而陽氣虛衰較嚴重，可用本方去細辛加入甘草，即麻黃附子甘草湯 ❶，則發汗之力減弱而藥性較為平和。對於陽氣虛而感受外寒者，後人取本方配伍之意而製再造散 ❷，不僅可溫陽發汗，還可補氣扶正，作用更為全面。

【注意事項】

　　如陽氣虛衰已極，甚至出現腹瀉清水，完穀不化，脈微欲絕者，為亡陽之先兆，即使有表寒見症，應先投用回陽救逆方，不可再投麻黃、細辛等辛散之劑。

【附方】

　　❶ 麻黃附子甘草湯：麻黃、炙甘草各 6 克，熟附子 9 克。水煎服。功用：助陽解表。主治：陽虛外感表寒輕證，惡寒重，發熱輕，無汗，脈沉。

　　❷ 再造散：附子、細辛、桂枝、芍藥、生薑、大棗、炙甘草、黃芪、人參、川芎、羌活、防風。水煎服。功用：益氣助陽，散寒解表。主治：陽虛氣弱，外感風寒，症見惡寒發熱，寒重熱輕，頭痛，無汗，肢冷，倦怠嗜睡，面色蒼白，語言低微，舌淡苔白，脈沉無力。

表寒夾飲證 —— 小青龍湯

表寒夾飲證是指素有水飲內停，又感受外界風寒之邪所致的咳喘發作病證。其所說的水飲內停，主要是指水飲停留於肺、胃，即古人所說的"心下有水氣"。本證也屬表裏同病，多見於慢性支氣管炎而又患感冒或流行性感冒、哮喘、肺氣腫、百日咳等多種肺部疾病。

【診斷】

本證的主要症狀為：惡寒發熱，無汗，咳喘，吐清稀痰涎。其他見症可有：頭痛，身痛，嘔吐，口渴喜熱飲，肢面浮腫，小便不利，小腹脹滿，苔薄白而潤，脈浮或弦。

由於有風寒在表，所以出現惡寒發熱、無汗、頭身疼痛等表寒症狀。又因有水飲內停，阻遏胸背陽氣運行，所以往往有背部惡寒顯著。水飲夾寒邪阻於肺，必致肺氣不能宣降而咳喘。咯吐清稀痰涎為內有水飲停留的徵象。水飲如外溢於肌膚，則可導致肢面浮腫；水飲內停則小便不利，小腹作脹。胃中如有水飲內停則胃氣易上逆而嘔吐。口渴喜熱飲，苔薄潤均為寒飲內停之象。

在臨床上，對本證的診斷尤以咳喘、痰多而清稀或多泡沫為主要依據，至於發熱則可有可無。其中惡寒一症可由表證引起，也可無表證而由陽氣被水飲阻遏而致。因而本證既可見於外感病，也可見於慢性內傷雜病中，不必拘於表裏同病。

【治法／處方】

外解風寒，內散水飲（小青龍湯）。

麻黃（去節）9克　芍藥9克　細辛3克　乾薑3克　甘草（炙）6克　桂枝（去皮）6克　半夏（洗）9克　五味子3克

歌訣：小青龍湯桂芍麻，乾薑辛草夏味加；

風寒外束內停飲，解表化飲效堪誇。

用法：上八味藥，用水 2000 毫升，先加入麻黃煮，減去 400 毫升後，去上沫，再加入其他藥，煎取 600 毫升，去渣，每次溫服 200 毫升。

【解說】

本方中以麻黃、桂枝發汗解表，表邪一去，肺氣也易於宣通，有助於止咳平喘，所以是本方主藥。同時又配合細辛、乾薑助麻、桂祛除風寒外邪，又可借其溫通之性以暖肺化飲。在使用以上辛散宣肺藥的同時，方中又配合了五味子、芍藥酸斂之品。從而本方的作用有開有合，有散有斂，有利於恢復肺的宣降功能。此外，方中又佐用半夏以溫化痰飲而和胃，炙甘草益氣而調和諸藥。因而全方既可散表寒，又可祛除水飲、宣降肺氣以止咳平喘，即使不是表寒夾飲的表裏同病之證，只要屬水飲擾肺而引起的咳喘、咳清稀而多泡沫痰者，也可投用本方。

據現代藥理研究，小青龍湯可弛緩支氣管平滑肌，有抗組胺作用。方中麻黃與芍藥配合，能解除氣管的痙攣。半夏、麻黃、甘草可祛痰止咳。桂枝又可促進血液循環，改善血行。五味子可鎮咳，增強腎上腺皮質功能。

【治療參考】

小青龍湯主要用於治療素有痰飲而又感受風寒所誘發的咳喘證，在臨床上多用於治療慢性氣管炎、哮喘、肺氣腫、肺心病又合併外感者，或雖未合併外感而見咳痰清稀、泛吐清水、背惡寒而口不渴者。

對於本方中的藥物，可根據病情而變化運用。表實無汗者，麻黃可用生者，並去芍藥；表虛有汗者，麻黃可用蜜炙麻黃，必用芍藥；只有咳喘而不發熱者，可用蜜炙麻黃，去桂枝；肺寒而停飲較甚者，乾薑用量需倍於五味子；肺氣久虛而咳者，則五味子用量可酌加，甚則倍於乾薑；肺虛可用蜜炙乾薑。

如水飲鬱久化熱，症見口渴，痰黃稠，苔黃，脈數，則方中可加石膏，即小青龍加石膏湯 ❶。水飲鬱結而表證不着，可用本方去芍藥、桂枝、乾薑、甘草，加入射干、生薑、紫菀、款冬花、大棗，即為射干麻黃湯 ❷。水飲夾寒氣較甚而致噎膈者，可加附子；水飲內阻而小腹滿，小便不利者，可加茯苓。

【注意事項】

本證原無口渴症狀，如服本方後出現口渴者，為水飲將去的表現，不一定是化熱之象。

【附方】

❶ 小青龍加石膏湯：小青龍湯加石膏 6 克。水煎服。功用：解表化飲，清熱除煩。主治：心下有水氣，咳喘，煩躁口乾，脈浮。

❷ 射干麻黃湯：麻黃、生薑、半夏各 9 克，細辛、五味子各 3 克，射干、紫菀、款冬花各 6 克，大棗 2 枚。水煎服。功用：宣肺化痰，止咳平喘。主治：咳喘，喉中痰鳴如水雞之聲。

【每日練習】

1. 甚麼是陽虛表寒證？有哪些主要臨床表現？
2. 麻黃附子細辛湯的作用是甚麼？可用以治療甚麼病證？

3. 表寒夾飲證有哪些臨床表現？

4. 小青龍湯由哪些藥物組成？主要治療何種病證？

5. 案例　鄭某，男，54 歲

　　患咳喘已十餘年，每年冬季為甚。今年入冬後咳喘又作，夜不能平臥，身惡寒，背部尤甚，咳吐稀痰，量多盈碗，苔薄白微膩，脈弦緊。請開中藥方。（答案：生麻黃 9 克　桂枝 6 克　細辛 3 克　乾薑 3 克　白芍 9 克　法半夏 9 克　五味子 3 克　射干 10 克　炙款冬花 10 克　炙甘草 6 克　水煎服）

中焦寒熱錯雜證 —— 半夏瀉心湯

中焦寒熱錯雜證是指脾胃陽氣不足，虛寒內生，又有熱邪乘虛而犯於脾胃，以致脾胃升降失職、中焦寒熱錯雜的一種病證。本證可發生於外感熱病過程中，由於病人素體脾胃陽氣衰弱，或誤用攻下而損傷了脾胃陽氣，熱邪又內犯脾胃所致；也可發生於內傷雜病中，由於脾胃陽氣素虛，又兼有鬱熱在中焦而形成寒熱錯雜之證。本證多見於多種外感熱病過程中胃腸宿疾發作以及多種急、慢性胃炎或腸炎、潰瘍病、慢性膽囊炎、慢性肝炎及胃腸神經症等病。

【診斷】

本證的主要症狀為：胃脘部痞滿不舒，乾嘔或嘔吐，腸鳴腹瀉，苔滑膩。其他見症可有：胃脘按之柔軟不痛，脈弦數。

由於脾胃陽氣不足，熱邪中阻，導致氣機不暢，因而胃脘部痞滿不舒，但又沒有痰飲、瘀血、食滯之類有形實邪內結，所以按之柔軟而不痛。脾胃虛弱，運化水穀功能下降，再加上熱邪影響了脾胃功能，所以造成脾胃升降失常，胃氣上逆則乾嘔或嘔吐，水穀不能運化而下行，則致腸鳴腹瀉。在診斷時，要注意有腹瀉、胃脘痞滿、腹中腸鳴如打雷這些臨床特徵，反映了寒熱錯雜的病理特點。從病證性質來說，本證不僅寒熱錯雜，而且也是虛實並存、正虛邪實。

【治法／處方】

溫中洩熱，調和腸胃（半夏瀉心湯）。

半夏（洗）9 克　黃芩 6 克　乾薑 6 克　人參 6 克　甘草（炙）6 克　黃連 3 克　大棗（劈）4 枚

歌訣：半夏瀉心黃連芩，乾薑棗草配人參；

辛苦甘溫消中痞，吐瀉腸鳴此方行。

用法：上七味藥，用水 2000 毫升，煎取 1200 毫升，去藥渣後再煎成 600 毫升藥液，每次溫服 200 毫升，每天服 3 次。也可以加水煎取頭汁、二汁分兩次在一天內服下。

【解說】

本方中用黃連、黃芩苦寒之品以除中焦的邪熱或鬱熱，又用乾薑、半夏性味辛溫之品，以溫脾胃陽氣而散寒氣。方中配合人參、甘草、大棗等甘溫藥物以補益脾胃之氣。方中寒熱藥並用，補氣和中，特別是辛味藥與苦味藥並用，稱為辛開苦降，最擅於調整脾胃的升降功能。所用的辛苦藥可燥濕，苦寒藥可清熱，因而本方也可以祛除濕熱之邪，辛開苦降法也是治療中焦濕熱證的大法。

據現代藥理研究，半夏有止嘔、祛痰作用，黃連有廣譜抗菌和抑制病毒作用，還可興奮腸胃平滑肌。黃芩也有抗菌、抗過敏作用，與黃連都有利膽、增強人體免疫功能的作用。人參、甘草等有強壯作用。可見本方是通過多方面的作用來調整胃腸消化吸收功能。

【治療參考】

對於半夏瀉心湯的運用，不必拘泥於寒熱錯雜的傳統說法，只要是脾胃功能衰退而伴有胃腸器質性病變和機能失調的病證以及濕熱蘊阻中焦的病證，往往用之都能取效。臨床上可廣泛用於消化系統的各種病證，如消化不良、急性胃腸炎、慢性腸炎、慢性痢疾、慢性胃炎、消化道潰瘍、慢性膽囊炎、慢性肝炎、胃腸神經症等。還可用於濕熱引起的口舌糜爛和白塞綜合征等。

本方為辛開苦降的代表方，在具體運用時有許多加減法。減乾薑而加入生薑，即為生薑瀉心湯 ❶，溫散腸胃水氣的力量較強。加重甘草，名甘草瀉心湯 ❷，補中焦之氣的力量較強。去黃芩，加入桂枝，加重黃連，名黃連湯 ❸，可清胸中之熱，祛胃中之寒。

【注意事項】

由於本方係寒熱藥並用，在具體運用時應根據脾胃陽氣衰弱與邪熱或鬱熱側重的不同而調節寒熱藥的主次。在治療中焦濕熱性病證時，如中虛不甚，可去人參、甘草、大棗等甘溫之品，以免戀邪難解。

【附方】

❶ 生薑瀉心湯：半夏瀉心湯中乾薑減為 4 克，加生薑 12 克。水煎服。功用：和胃消痞，散結除水。主治：中虛水熱內阻，心下痞硬，噯氣有腐臭味，腹中腸鳴，腹瀉。

❷ 甘草瀉心湯：半夏瀉心湯加甘草至 9 克。水煎服。功用：益氣和胃，消痞止嘔。主治：胃氣虛弱，腹中腸鳴，腹瀉，有不消化食物，心下痞硬而脹滿，乾嘔心煩。

❸ 黃連湯：黃連、炙甘草、乾薑、桂枝各 6 克，人參 3 克，半

夏（洗）9 克，大棗（劈）4 枚。水煎服。功用：平調寒熱，和胃降逆。
主治：胸中有熱，胃中有寒，胸中煩悶，欲吐，腹痛，腸鳴，腹瀉，
苔白滑，脈弦。

【每日練習】

1. 中焦寒熱錯雜證有哪些臨床表現？
2. 半夏瀉心湯由哪些藥物組成？可治療甚麼病證？甚麼是辛開苦降法？
3. 案例　陳某，男，38 歲

　　胃脘痞悶疼痛反覆發作已四五年。近一月來疼痛加劇，喜溫喜按，
有時泛吐清水，入夜則嘔吐不止，伴口苦，胸悶，不思進食，全身倦怠，
面色無華，舌苔微黃而膩，脈細弱。請開中藥方。（答案：黨參 10 克
薑半夏 9 克　黃芩 10 克　黃連 3 克　乾薑 3 克　吳茱萸 3 克　炒白朮
10 克　炒延胡索 10 克　炙甘草 6 克　大棗 4 枚　水煎服）

週 3

十五、呼吸系統疾病開甚麼方

前面學習了表裏寒熱虛實各種病證的一些代表證型的診治處方內容。本書的最後階段，則在進一步複習和歸納已學過的中藥方，以便有助於運用到臨床實際的同時，再介紹一些治療人體各系統常見病的藥方。

呼吸系統在中醫學主要屬肺，包括了肺臟、氣管、支氣管及上連的咽喉、鼻在內。肺主全身的氣，司呼吸，既能宣發，又可肅降，並可輸佈水穀精微，通調水液的運行。因而肺的病理變化以肺失宣降、通調水道失職、毛竅開合失司為主。其病變有虛實之別：實證多由六淫外邪侵襲於肺或水飲痰濕阻肺所致；虛證則有肺氣虛和肺陰虛之別。其臨床表現有咳嗽、氣喘、咳血、咽喉腫痛及鼻部炎症或出血等。

治咳嗽方 —— 止嗽散

咳嗽是肺氣上逆而引起的一種常見症狀。引起咳嗽的原因甚多，如外感六淫之邪，內傷中的氣火上炎、痰濕內阻、水氣上乾、肺氣虛損等，均可導致咳嗽。在以前所學的中藥方裏，有一些可以用以治療咳嗽。如屬風寒犯肺者，可用麻黃湯或三拗湯；屬風熱犯肺者，可用銀翹散或桑菊飲；屬痰濕阻肺者，可用二陳湯合平胃散；屬肺熱壅盛者，可用麻杏石甘湯；屬表寒夾飲者，可用小青龍湯；屬肺陰虧損者，可用沙參麥冬湯；屬肺之氣陰兩虛者，可用生脈散等。下面介紹一張治療外感所致咳嗽的方劑。

【治法／處方】

化痰止咳，疏表宣肺(止嗽散)。

桔梗(炒)10克　荊芥10克　紫菀(炙)10克　百部(炙)10克　白前(炙)10克　炙甘草3.5克　陳皮5克

歌訣：止嗽散中用桔梗，紫菀荊芥百部陳；

白前甘草共為末，化痰止咳效如神。

用法：共為細末，每服9克，溫開水調服。如初感風寒，以生薑湯調服。或作湯劑煎服。

主治：感受外邪後咳嗽，咽癢，咳痰色白，苔薄白。

【治療參考】

止嗽散原方主要適用於外感風寒所致的咳嗽，但如適當加減後，可用於多種病邪所引起的咳嗽。外感風熱病邪而致咳嗽，咽癢，痰稠，舌紅，苔黃者，方中可加金銀花、連翹、牛蒡子、蘆根；外感風寒而表證明顯者，可加蘇葉、杏仁、防風等；外感暑熱而身重頭重，咳嗽，胸脘痞滿，心煩，苔白膩者，可加藿香、佩蘭、大豆卷，兼有惡寒、無汗、身疼痛拘急者，可加香薷；燥邪犯肺而乾咳陣作者，可加瓜蔞皮、枇杷葉、貝母、梨皮等。

治氣喘方 —— 定喘湯

氣喘是肺的宣降功能失常而引起的一種症狀。其中又有哮與喘之別：哮指喉中有哮鳴音，喘則指呼吸氣促困難。兩者可並見，如哮必兼喘，但喘不一定有哮。引起氣喘的原因甚多，但也不外感受外邪或病邪阻肺、肺氣不足等。一般初發者多屬外感，以邪壅於肺為主；久病者多屬內傷或外感誘發內傷，以正虛而痰氣阻肺為主，亦有純由肺腎大虛而致喘者。由於氣喘一症與咳嗽在致病機制和治法上有相似之處，故處方也大致相似，如治風寒致喘者，可用麻黃湯或三拗湯；治肺熱致喘者，可用麻杏石甘湯；治表寒水飲致喘者，可用小青龍湯；治痰濕阻肺致喘者，可用二陳湯合平胃散；治療肺之氣陰不足致喘者，可用生脈散等。此外，如屬陽虛水泛致喘者，可用真武湯、五苓散；肺腎兩虛而喘者，可用腎氣丸等。下面介紹一張治療氣喘較通用的方劑。

【治法 / 處方】

宣肺降氣，定喘化痰（定喘湯）。

白果（去殼，砸碎，炒黃）9克　麻黃9克　蘇子6克　甘草3克　款冬花9克　杏仁9克　桑白皮9克　黃芩6克　半夏9克

歌訣：定喘白果與麻黃，款冬半夏白皮桑；

蘇子黃芩甘草杏，表寒裏熱哮喘嘗。

用法：水煎服。

主治：哮喘發作，咳痰黃稠，胸膈脹悶，苔黃膩，脈滑數。

【治療參考】

定喘湯對於素有痰熱內蘊，又感受風寒之邪而致肺氣壅閉的氣喘較為適用。如痰熱較甚，咳吐痰黃稠，口乾苦而渴，舌質紅者，可加全瓜蔞、金蕎麥、魚腥草、冬瓜仁等；如痰濕壅盛，喉中痰鳴，但熱象不明顯，可去黃芩、桑白皮，加厚朴、射干等。

治咯血方 —— 咳血方

咯血是血由肺或氣管溢出，經口咳出的一種症狀，又稱為嗽血或咳血。發生咯血的直接原因是肺絡破損，而肺絡受損又多由火熱之邪引起。其中有實火與虛火之別：實火是指肺熱亢盛，包括肺中熱熾、燥熱傷肺、肝火犯肺等；虛火是指肺陰不足後，虛火內盛。在以前所學的中藥方裏，有一些可以用來治咯血。如肺部血熱亢盛而咯血者，可用犀角地黃湯；肝膽火旺，上犯於肺而咯血者，可用龍膽瀉肝湯；肺陰不足而虛火致咯血者，可用沙參麥冬湯等。在實際運用時還可酌加白茅根、藕節、側柏葉、血餘炭、參三七等止血藥。下面再介紹一張治療肺熱咯血的常用方。

【治法 / 處方】

清火止血，化痰止咳（咳血方）。

青黛（水飛）6克　瓜蔞仁 9 克　訶子 6 克　海浮石 9 克　梔子（炒黑）9 克

歌訣：咳血方中訶子收，海石梔子共瓜蔞；

青黛瀉肝又涼血，咳嗽痰血服之瘳。

用法：共研為末，以蜜同薑汁為丸，噙化，每次 9 克。也可作湯劑煎服。

主治：咳嗽痰中帶血，痰黏，咳吐不爽，心煩口渴，頰赤便秘，苔黃，脈弦數。

【治療參考】

咳血方一般用於肺熱或肝火上犯所致的咯血。肺熱壅盛而身熱、咳喘者，當配合金銀花、連翹、魚腥草、虎杖等清熱解毒藥物；咳勢較劇而痰少難咳，可加杏仁、浙貝母、枇杷葉、天竺黃、南沙參等；伴有肺陰耗傷，本方可加入北沙參、麥冬；久虛者可加百合、阿膠珠；出血較多，可酌加白及、參三七，或加用市售雲南白藥，每次 1 克，每天 3 次。

【每日練習】

1. 歸納已經學過的治療咳嗽、氣喘的方劑，比較這些方劑適應證的不同。
2. 止嗽散由哪幾味藥組成？其作用是甚麼？
3. 定喘湯由哪幾味藥組成？適用於何種病證？
4. 咳血方由哪幾味藥組成？適用於何種咯血？

週 4

治肺膿瘍方 —— 葦莖湯

　　肺膿瘍中醫學稱為肺癰，是肺部生瘡，形成膿腫的一種病證。其發生原因為感受風熱之邪內犯於肺。或痰熱蘊肺，以致鬱滯蘊釀，血敗肉腐而成膿腫。其臨床特徵為：發熱，咳嗽，胸痛，咳吐腥臭膿血濁痰。本病初起屬邪熱犯肺，可用銀翹散治療，如肺熱不去而致痰熱內蘊，有化膿之勢，則須投用下方。

【治法 / 處方】

　　清肺化痰，逐瘀排膿（葦莖湯）。

　　葦莖 60 克　薏苡仁 15 克　冬瓜子 15 克　桃仁 9 克

　　歌訣：葦莖桃苡冬瓜仁，清熱祛瘀癰難成。

　　用法：用水先煎葦莖（現代多用鮮蘆根）取汁，再加其他藥煎，分 2 次服。

　　主治：肺癰熱瘀痰結，咳吐腥臭黃痰膿血，胸中隱隱作痛，咳時尤甚，身熱，口乾，心煩，苔黃膩，脈滑數。

【治療參考】

　　葦莖湯治療肺膿瘍有較好效果，膿未成者可消，膿已成者又可促進排膿。在具體運用時，對未成膿者，或一般的大葉性肺炎，可加重清熱解毒藥物，如魚腥草、黃連、黃柏、梔子、黃芩、紅藤、金蕎麥、敗醬草等。如已化膿，咳痰腥臭，或突然痰量增多，有大量膿血吐出，可加浙貝母、桔梗（用量宜大，在 10~15 克以上）、葶藶子等，並重用敗醬草、金蕎麥（用量均在 30 克以上），以清熱化瘀排膿，魚腥草不宜久煎，可用鮮草 60~90 克搗汁兌入煎液中服。

治鼻炎方 —— 蒼耳子散

　　鼻炎的種類較多，有急性鼻炎、慢性鼻炎之分，慢性鼻炎中又有單純性、肥厚性、過敏性等不同。其發生多與感受外邪，肺氣虛寒或痰熱內蘊有關。以前學習過的桂枝湯可治風寒外襲所致的鼻炎，玉屏風散可治衛表不固的過敏性鼻炎，銀翹散可治風熱犯於肺衛所致的急性鼻炎。下面再介紹一張治療風熱所致鼻炎及鼻竇炎的常用方。

【治法 / 處方】

　　祛風清熱，疏通鼻竅（蒼耳子散）。

　　蒼耳子（炒）8 克　辛夷 15 克　香白芷 30 克　薄荷（後下）1.5 克

　　歌訣：蒼耳子散用辛夷，薄荷白芷共配齊；

　　　　　　為末蔥茶調服下，鼻塞流涕頭痛已。

　　用法：上藥共為細末，每服 6 克，飯後用蔥白、茶葉煎湯送服。

　　主治：鼻塞不能聞香臭，流黃濁鼻涕，前額疼痛。

【治療參考】

本方主要適用於風熱上壅而致的各類慢性鼻炎和鼻竇炎。熱勢較甚，鼻涕似膿，頭昏脹而前額痛甚者，可加入生石膏、連翹、黃芩、菊花等；屬風寒性質的鼻炎，可見鼻流清涕，過冷則加劇，苔白，方中去薄荷，加入蘇葉、升麻、防風、荊芥、細辛等。

治鼻衄方 —— 十灰散

鼻衄是鼻腔的出血，可因鼻腔局部或全身性疾病而引起。其發生的原因多為火熱亢盛，迫血妄行，溢於脈外，然而火熱有因外感者，有因臟腑鬱熱或陰虛而生熱者。以前所學的中藥方中有幾個方劑可以用來治鼻衄，如風熱犯肺致鼻衄者，可用桑菊飲加減；胃熱熾盛，上炎傷絡而致鼻衄者，可用白虎湯；血熱亢盛而鼻衄者，可用犀角地黃湯；肝火上炎而鼻衄者，可用龍膽瀉肝湯；陰虛火旺而鼻衄者，可用知柏地黃湯；氣血虧虛，不能統攝血行而鼻衄者，可用歸脾丸等。下面再介紹一張止鼻衄及其他出血的通用方。

【治法 / 處方】

涼血止血（十灰散）。

大薊、小薊、荷葉、側柏葉、白茅根、茜草根、梔子、大黃、牡丹皮、棕櫚皮各等份

歌訣：十灰散用十般灰，柏茜茅荷丹櫚隨；

二薊梔黃皆炒黑，涼降止血此方推。

用法：各藥燒灰存性，研極細末，用時先將藕汁或蘿蔔汁磨京墨適量，每次調服 9~15 克。也可製成丸劑，名十灰丸，每服 9 克，溫開水送下；還可作湯劑煎服。

主治：血熱妄行，嘔血，吐血，鼻衄，咯血。

【治療參考】

十灰散可用於各種血熱引起的出血病證，一般作內服，但治鼻衄也可外用，即以本藥末吹鼻腔內。本藥是急救止血之方，以治標為主，血止後仍當針對出血的原因進行治療，才能杜絕再度出血的可能。

【每日練習】

1. 歸納已經學過的治療鼻炎、鼻衄的方劑，比較這些方劑適應證的不同。
2. 葦莖湯由哪幾味藥組成？其作用是甚麼？
3. 蒼耳子散由哪幾味藥組成？臨床有哪些主要加減法？
4. 十灰散由哪些藥組成？使用時應注意甚麼？

週 5

十六、消化系統疾病開甚麼方

消化系統在中醫學主要屬脾胃，並與小腸、大腸、肝、脾等臟腑有關。脾主運化水穀，向上轉輸於肺而將精微敷佈到全身，又可統攝全身血液；胃則主受納和腐熟水穀。而飲食的消化、吸收、運輸功能又需有大小腸的傳導、分清泌濁功能和肝膽疏洩功能相輔助。消化系統的疾病多以運化升降失常為主要表現，而病證有虛實之別：實證多由寒濕、濕熱、瘀血、痰飲、食滯等病邪內阻所致；虛證則有氣虛、陽虛、氣陷、陰虛等不同。其臨床表現主要有腹脹疼痛，大便異常，嘔吐、噯氣、浮腫，不欲飲食，便血等。

治胃痛方 ── 香砂養胃丸

引起胃痛的原因甚多，主要有寒邪客胃、飲食傷胃、惱怒傷肝或憂思傷脾、體虛久病等造成胃氣鬱滯、胃失所養均可產生胃痛。在以前所學的中藥方裏就有一些可用來治療胃痛。如胃寒而致痛者，可用理中湯、吳茱萸湯；寒濕阻胃而致痛者，可用藿香正氣散；食滯阻滯氣機而致痛者，可用保和丸；肝鬱犯胃而致痛者，可用四逆散、柴胡疏肝散；中焦寒熱錯雜而致痛者，可用半夏瀉心湯；胃陰不足而致痛者，可用沙參麥冬湯等。下面介紹一張治療由濕阻、寒凝、氣滯所致胃痛的方劑。

【治法／處方】

健脾利胃，理氣化濕（香砂養胃丸）。

白朮 12 克　香附 4 克　砂仁 4 克　茯苓 4 克　厚朴 4 克　枳殼 4 克　藿香 4 克　半夏 4 克　橘皮 2 克　甘草 2 克　豆蔻 2 克　木香 2 克　大棗 1.6 克（或 1 枚）　生薑 0.4 克（或 1 片）

歌訣：香砂養胃朮香附，砂仁夏朴枳殼茯；

橘皮藿草蔻木香，專治胃痛脹滿苦。

用法：製丸，如梧桐子大。每次服 6~9 克，每天服 2 次。也可按上量作湯劑，但不宜久煎。

主治：濕阻氣滯或寒濕氣滯所致胃脘脹滿疼痛，不思飲食。

【治療參考】

本方實係二陳湯與枳朮丸合成，又加入了理氣溫胃化濕的藥物。臨床上對多種類型的胃痛，只要沒有明顯的熱象、虛象，均可收到良效。

治呃方 —— 旋覆代赭湯

呃逆，俗稱打呃忒、打嗝，即氣逆上衝，喉中呃呃作聲，音短而頻，不能自制。其發生是由胃氣上逆動膈而成，其原因有寒氣客胃、胃火上逆、痰濕中阻、脾胃陽衰、胃陰不足等。對於脾胃陽衰或胃陰不足所引起的呃逆，可分別採用已學過的理中湯或沙參麥冬湯。如屬胃氣虛弱而痰濕中阻致呃者，可用下面介紹的中藥方。

【治法／處方】

降逆化痰，益氣和胃（旋覆代赭湯）。

旋覆花（紗布包）9克　代赭石12克　人參6克　生薑15克
炙甘草9克　法半夏9克　大棗4枚

歌訣：旋覆代赭用甘草，半夏人參及薑棗；

呃逆不除心下痞，降逆化痰治相當。

用法：水煎服。

主治：呃逆，心下痞硬，嘔吐，舌苔白滑或膩。

【治療參考】

旋覆代赭石可用於胃虛或有痰濁內阻的神經性嘔吐、膈肌痙攣、胃擴張、幽門不完全性梗阻，或其他胃腸疾病所致的噯氣、呃逆、嘔吐。在臨床運用時，如見胃氣不虛者，可去人參、大棗；痰濕重，胃脘痞滿者，可加茯苓、厚樸、陳皮；兼有寒邪客胃，脾胃陽氣不足者，可加丁香、柿蒂、刀豆，方中生薑改用乾薑；屬胃中有虛熱而呃逆者，可加竹茹、蘆根、石斛等以清胃止呃。

治痛瀉方 —— 痛瀉要方

腹瀉在中醫學又稱為下利，包括了泄瀉和痢疾兩大類：泄瀉是指大便次數增多，糞質清稀，甚至如水樣；痢疾則指腹痛、裏急後重、大便有紅白黏液。發生泄瀉的因素甚多，主要與脾失健運和濕勝有關，並與大腸、小腸功能失常以及肝氣犯脾、腎陽不足等原因有關。以前所學的中藥方裏，有不少可以用來治泄瀉。如寒濕致瀉者，可用藿香正氣散；濕熱致瀉者，可用葛根芩連湯；傷食致瀉者，可用保和丸；脾虛致瀉者，可用四君子湯或參苓白朮散；脾陽虛衰致瀉者，可用理中湯或附子理中湯等。下面介紹一張專治肝氣犯脾所致腹痛、洩瀉的方劑。

【治法／處方】

瀉肝補脾止瀉（痛瀉要方）。

白朮（土炒）9 克　白芍（炒）6 克　陳皮（炒）4.5 克　防風 6 克

歌訣：痛瀉要方用陳皮，朮芍防風共成劑；

　　　　腹鳴洩瀉腹又痛，治在瀉肝與健脾。

用法：共為粗末，每次用 9~15 克，水煎去渣溫服。或按上量作湯劑煎服。

主治：由肝鬱脾虛而致腸鳴，腹痛，大便洩瀉，瀉前必腹痛，瀉後痛減，苔薄白，脈弦而緩。

【治療參考】

本方對急性腸炎、慢性腸炎、精神神經性腹瀉等病出現肝旺脾虛者，有較好的療效。如夾有濕熱，可加辣蓼、地錦草。

治五更瀉方 —— 四神丸

在洩瀉中，有因腎陽虛衰不能溫暖脾土，致脾運失常而瀉者，其臨床特徵為每至黎明腹痛腸鳴即洩，瀉後痛減，稱為腎洩，又名五更瀉。古有專治本病證的效方，即四神丸。

【治法／處方】

溫腎暖脾，澀腸止瀉（四神丸）。

肉豆蔻 12 克　補骨脂（炒）4 克　五味子 12 克　吳茱萸（浸炒）3 克

歌訣：四神骨脂與吳萸，肉蔻五味四般須；

大棗生薑同煎合，五更腎瀉最相與。

用法：共為細末，另用生薑 24 克，紅棗 10 枚，加水同煮，待水乾棗熟時，去薑取棗肉，和上藥為丸。每服 9~12 克，空腹或食前開水送下。也可作湯劑煎服，用量參上。

主治：五更瀉瀉，症見黎明前腹瀉，不思飲食，或久瀉不癒，腹痛喜溫，腰酸肢冷，神疲乏力，舌淡胖，苔薄白，脈沉遲無力。

【治療參考】

本方有市售成藥，若作湯劑用，可根據症狀不同進行加減。伴腰酸肢冷較甚者，為寒盛，可加附子、肉桂；久瀉而致脫肛者，可加黃芪、升麻、煨葛根。如屬實邪引起的瀉瀉，不可用本方，以免助長邪勢。

治痢疾方 —— 香連丸

痢疾是由濕熱、食滯、寒濕等邪與氣血相結在腸道中，致腸中脂膜、血絡損傷，腐敗化為膿血或黏凍，形成赤白黏液大便。以前所學過的木香檳榔丸、枳實導滯丸可以用來治療濕熱或食滯所致的痢疾；藿香正氣散則可治寒濕所致痢疾。下面介紹一張治療濕熱痢疾的常用成方。

【治法／處方】

清熱燥濕（香連丸）。

黃連 60 克（用吳茱萸 30 克同炒令赤，去吳茱萸不用） 木香 13克歌訣：香連丸治濕熱痢，便下膿血服之癒。

用法：共為細末，每 100 克藥粉加米醋 8 克，再加適量的水泛丸。每服 3~6 克，每天 3 次，溫開水送下。也可配入湯劑煎服。

主治：濕熱痢疾，膿血相兼，腹痛，裏急後重。

【治療參考】

香連丸一般用於濕熱痢較輕者，如病情較重，可與其他藥物同用。濕熱較重，可加黃芩、大黃、黃柏、秦皮、苦參等；飲食積滯較甚，可加萊菔子、山楂、檳榔等；痢下次數頻多，可加地錦草、辣蓼、石榴皮等。

【每日練習】

1. 歸納已經學習過的能治療胃痛、嘔吐的方劑，比較這些方劑適應證的不同。
2. 香砂養胃丸內的藥物有哪些？其作用是甚麼？
3. 旋覆代赭湯由哪些藥物組成？臨床運用時如何加減？
4. 歸納已經學過的治療腹瀉的方劑，比較這些方劑適應證的不同。
5. 痛瀉要方、四神丸各由哪幾味藥物組成？適應病證有何不同？
6. 香連丸在臨床運用時如何加減？

第十四週

週 1

治便血方 —— 槐花散

便血可見於大便前或大便後，或混雜於大便中，或單純便血。發生便血的原因以腸道濕熱、血熱熾盛、氣虛不能攝血、脾胃虛寒為主。以前所學的中藥方中，犀角地黃湯可治血熱所致的便血，歸脾湯可治氣虛所致的便血。下面介紹一張治療大腸濕熱所致便血的中藥方。

【治法 / 處方】

清腸止血，疏風下血 (槐花散)。

槐花 (炒)12 克　側柏葉 (焙)12 克　荊芥穗 (炒)6 克　枳殼 (麩炒)6 克

歌訣：槐花散治大便血，芥穗枳殼側柏藥。

用法：共為細末，每服 6 克，開水或米湯調下。也可按上用量作湯劑煎服。

主治：腸風臟毒，便前或便後出血，或糞中帶血，血色鮮紅或晦暗，也可治痔瘡出血。

【治療參考】

中醫學所說的腸風是指大便前出血，色新鮮，直出四射；臟毒是指大便前或後出血，血色瘀晦。槐花散對各種大便出血病證偏熱者均可適用。在具體運用時，如腸熱較盛，可加黃連、黃柏以清腸洩熱；出血量多，可加地榆、茜草炭以止血，如屬氣虛、虛寒所引起的便血，不宜投用本方。

治便秘方 —— 麻子仁丸

便秘是指糞便排出艱難，或多日方解，解而不暢。在外感熱病中由於熱結於腸道，也可造成大便秘結，但一般所說的便秘是指慢性內科雜病中的大便秘結。其所發生的原因有燥熱內結腸道、腸道氣機鬱滯、脾虛傳送無力、陰血虛而腸道失潤、大腸陰寒凝滯等。下面介紹一張治療腸胃燥熱便秘的方劑。

【治法 / 處方】

潤腸通便（麻子仁丸）。

麻子仁 10 克　芍藥 5 克　枳殼（炙）5 克　大黃 10 克　厚朴（炙）5 克　杏仁（去皮尖，炒）5 克

歌訣：麻子仁丸治脾約，枳朴大黃蜜杏芍；

土燥津傷便難解，腸潤熱瀉諸症卻。

用法：共為細末，煉蜜為丸。每服 9 克，每天服 1~2 次，溫開水送服。也可按上用量作湯劑煎服。

主治：腸胃燥熱，津液不足，大便硬而難解，或老人及病後腸燥便秘、習慣性便秘。

本方所治的病證稱為脾約，即指脾被燥熱所約束，不能敷成津液，所以大便乾結難解。在臨床上本方多作成藥使用，如作湯劑可予加減。津傷較甚，可加沙參、生地、麥冬、玄參；大便堅硬難解，可加玄明粉。

治黃疸方 —— 茵陳蒿湯

黃疸是以目黃、身黃、小便黃為主要表現的病證。發生黃疸的原因甚多，中醫學認為與濕熱蘊蒸、膽汁外溢或寒濕阻滯、脾陽不振有關，可見於各類肝炎、鈎端螺旋體病、急性溶血、各種膽道阻塞等疾病。下面介紹一張治療濕熱性黃疸的常用方。

【治法／處方】

清熱利濕，退黃疸（茵陳蒿湯）。

茵陳蒿 30 克　　栀子 15 克　　大黃 9 克

歌訣： 茵陳蒿湯大黃栀，濕熱陽黃此方施。

用法： 水煎服。

主治： 濕熱黃疸，全身皮膚及眼珠發黃，黃色鮮明如橘子色，腹微滿，口渴，小便深黃不利，苔黃膩，脈沉實或滑數。

【治療參考】

茵陳蒿湯對各種疾病出現的濕熱性黃疸均可適用。在具體運用時，濕邪較甚者，可加茯苓、豬苓、滑石等以利濕熱，或用茵陳四苓湯；腹部脹滿較甚，可加青皮、郁金；噁心嘔吐者，可加橘皮、竹茹、薑半夏；濕濁較甚，可加藿香、白豆蔻、佩蘭；兩脅疼痛，可加延胡索、川楝子、生麥芽、赤芍等。

治膽道蛔蟲病方 —— 烏梅丸

膽道蛔蟲病又稱為蛔厥，是由蛔蟲鑽入膽管所引起的一種疾病，以突然發作的劍突下或右上腹劇烈疼痛，呈間歇發作為主要特徵。下面介紹一張治療本病的有效成方。

【治法 / 處方】

溫臟安蛔止痛（烏梅丸）。

烏梅 10 克　細辛 3 克　乾薑 6 克　黃連 8 克　當歸 3 克　附子（炮去皮）3 克　蜀椒（炒香）3 克　桂枝 3 克　人參 3 克　黃柏 3 克

歌訣：烏梅丸用細辛桂，黃連黃柏及當歸；

　　　　人參椒薑加附子，溫臟瀉熱又安蛔。

用法：研末入煉蜜為丸。每服 9 克，每天服 1~3 次，空腹溫開水送下。也可按上用量作湯劑煎服。禁食生冷油膩食物。

主治：蛔厥，右上腹陣作劇痛，或臍腹疼痛，心煩嘔吐，或吐蛔蟲，手足厥冷，脈象乍大乍小。也可治久瀉久痢。

【治療參考】

烏梅丸除了用於治膽道蛔蟲病外，還可治蛔蟲內阻腸道引起的臍腹疼痛。此外，也可用於慢性胃腸炎、慢性菌痢、腸道功能紊亂所致的腹瀉、神經性嘔吐、胃切除後綜合征以及婦女崩漏。作湯劑時可加減，無寒象可去附子、桂枝；正氣不虛可去人參、當歸；腹痛甚者可加木香、延胡索；嘔吐甚者，可加薑半夏、吳茱萸。在治療膽道或腸道蛔蟲病時，還可加用常量的驅蛔靈（枸櫞酸哌嗪）。

【每日練習】

1. 槐花散由哪些藥物組成？治療甚麼病證？
2. 麻子仁丸由哪些中藥組成？治療甚麼病證？
3. 茵陳蒿湯的組成與適應病證是甚麼？
4. 烏梅丸的組成與適應證是甚麼？
5. 歸納比較已學過的可治脅痛、腹痛的方劑。

週 2

十七、心血管系統疾病開甚麼方

心血管系統在中醫學主要屬心，並與肝、腦等臟腑有關。心主全身的血液與血脈，其病理變化以心失所養、血行失常、血脈痹阻為主。心的病變有虛實之別：實證多為外邪侵襲後犯於心脈，或由氣滯、血瘀、痰阻所致；虛證有心氣或心陽不足、心陰或心血虧耗等。臨床上以心慌、心前區疼痛、胸悶、失眠、出血為常見症狀。

治心悸方 —— 炙甘草湯

心悸是指病人自覺心中跳動，心慌不安。發生心悸的原因有虛實之別：虛者為心氣、陰血虧耗所致，甚則發展為心陽衰竭；實者則由痰火、水飲、瘀血引起。在以前所學的中藥方裏，有一些可以用來治療心悸。如氣血兩虛、心脾不足而致悸者，可用歸脾湯；水飲凌心而致悸者，可用苓桂朮甘湯；心血瘀阻而致悸者，可用桃紅四物湯、血府逐瘀湯；胸陽不振而致悸者，可用瓜蔞薤白半夏湯；痰火擾心而致悸者，可用黃連溫膽湯；心氣不足而致悸者，可用四君子湯等。下面介紹一張治療因氣陰不足而致悸的常用方。

益氣養血，滋陰復脈（炙甘草湯）。

炙甘草 12 克　生薑 9 克　人參 6 克　生地黃 30 克　桂枝 9 克
阿膠 6 克　麥門冬 9 克　麻仁 10 克　大棗（劈）5~10 枚

歌訣：炙甘草湯參桂薑，麥地膠棗麻仁襄；

心中動悸脈結悸，虛勞肺痿俱可嘗。

用法：水煎加黃酒 15 毫升，阿膠另加開水燉化後兌入服。

主治：氣陰不足，心中動悸，體虛少氣，脈時歇止，呈結代脈。
虛勞肺痿，乾咳無痰，痰中帶血，形瘦氣短，自汗盜汗，口乾咽燥，
大便乾結。

【治療參考】

炙甘草湯在臨床上多用以治療各種心律不齊以及冠心病、風濕性
心臟病、病毒性心肌炎等病見有心悸、氣短、脈律不規則而屬氣陰不
足者。在具體運用時，如氣虛甚，加黃芪；血虛甚，加當歸、熟地；
心慌重，加酸棗仁、茯神、五味子、柏子仁；兼有瘀血，加丹參、桃
仁、紅花；兼有陽虛而汗出怕冷、舌淡者，可加熟附子、龍骨、牡蠣、
黃芪。

治冠心病方 —— 冠心蘇合丸

冠心病即冠狀動脈粥樣硬化性心臟病，主要症狀為前胸心區突然
發生疼痛或壓迫感，可持續 3~5 分鐘，伴有面色蒼白、恐懼、呼吸困
難、出冷汗等，在以前所學的中藥方中，血府逐瘀湯可治瘀血痹阻的
冠心病，瓜蔞薤白半夏湯可治胸陽痹阻的冠心病。下面再介紹一張治
療冠心病的成方。

【治法／處方】

　　芳香開竅，行氣止痛（冠心蘇合丸）。

　　蘇合香 50 克　冰片 105 克　乳香（製）105 克　檀香 210 克
青木香 210 克

　　歌訣：蘇合香用乳香冰，青木香與檀香並；

　　　　　　芳香開竅止心痛，該方專治冠心病。

　　用法：上方製成 1000 丸。每次用 1 粒，含服或嚼碎服，每天
1~3 次，或在睡前、發病時服用。

　　主治：冠心病引起的心絞痛、胸悶憋氣，屬痰濁氣滯者。

【治療參考】

　　本方不僅可治冠心病，而且對於由於胸中氣滯濕阻而引起的胸悶
氣短也有良效。但若病人血壓特高或平素胃寒者，用本方應慎重，以
防本方升高血壓、藥性寒涼之弊。

【每日練習】

1. 歸納已經學過的可治心悸的方劑，比較這些方劑適應證有何不同。
2. 炙甘草湯由哪幾味藥組成？適用於何種病證？
3. 冠心蘇合丸的組成和作用是甚麼？

十八、泌尿生殖系統疾病開甚麼方

泌尿生殖系統在中醫學主要屬腎，包括了膀胱、胞宮在內，並與肺、脾、肝、三焦等臟腑的功能有關，腎主藏精，為生長、發育、生殖之源，並主維持體內水液的平衡和排泄。因而腎的病變以封藏固攝失職、溫養失司、陰液耗傷為主，多見虛證，但同時可有虛火、濕濁水液、瘀血等邪相兼。其臨床表現以水腫、小便淋痛、小便不通、腰痛、消渴、遺精、陽痿、白帶、不孕等為主。

治尿淋方 —— 八正散

尿淋是指小便頻數短澀，滴瀝刺痛，欲出不盡，小腹拘急的病證。其發生原因有濕熱蘊阻膀胱、砂石內阻、氣機鬱結、瘀血停滯、腎虛不攝等。在以前所學的中藥方中，也有一些可用以治尿淋。如濕熱下注而致淋者，可用龍膽瀉肝湯、三妙丸等；瘀血阻於下而致淋者，可用少腹逐瘀湯；脾氣下陷而致淋者，可用補中益氣湯等。下面介紹一張治療濕熱蘊阻在下而致淋的中藥方。

【治法 / 處方】

清熱瀉火，利水通淋（八正散）。

車前子 6 克　瞿麥 6 克　萹蓄 6 克　滑石 6 克　梔子仁 6 克
炙甘草 6 克　川木通 6 克　大黃（麵裹煨，去麵切，焙）6 克

歌訣：八正木通與車前，萹蓄大黃梔滑研；

　　　　草梢瞿麥燈心草，濕熱諸淋宜服煎。

用法：共為粗末，每次服 6~9 克，加燈心草少量，水煎，於食後
及臨臥服。或按上用量作湯劑煎服。

主治：濕熱蘊阻膀胱而致尿頻澀痛，排尿淋瀝不暢，甚則癃閉不
通，小腹脹滿，口燥咽乾，舌紅苔黃，脈數。

【治療參考】

本方常用來治療各種泌尿系感染，如腎盂腎炎、膀胱炎、尿道炎、
前列腺炎等，也可治療泌尿道結石。在具體運用時，如淋而帶血，加
小薊、白茅根、生蒲黃；有結石者，加金錢草、海金沙等。但對病久
體虛，下焦無濕熱及孕婦等不宜投用。

治尿血方 ── 小薊飲子

尿血是指小便中混有血液或血塊的病證。其發生原因不外邪熱損
傷脈絡或脾腎統攝血液的功能失職。如屬血熱而致尿血者，可用犀角
地黃湯；如屬腎陰不足而虛火內炎者，可用知柏地黃湯；如屬脾不統
血而尿血者，可用歸脾湯。下面介紹一張治療下焦熱盛而致尿血的中
藥方。

【治法 / 處方】

涼血止血，利尿通淋 (小薊飲子)。

生地黃 24 克　小薊 3 克　滑石 3 克　川木通 3 克　蒲黃 (炒) 3 克　淡竹葉 3 克　藕節 3 克　當歸 (酒浸) 3 克　梔子 (炒) 3 克　炙甘草 3 克

歌訣：小薊飲子藕蒲黃，木通滑石生地襄；
　　　歸草黑梔淡竹葉，血淋熱結服之康。

用法：共為粗末，每服 12 克，水煎去渣，溫服，空腹服。也可按上用量作湯劑煎服。

主治：血淋，尿血，小便頻數，紅赤澀痛，舌紅脈數。

【治療參考】

本方多用於急性泌尿系統感染、尿路結石、腎結核、急性腎炎見尿血而排尿澀痛者。下焦熱盛，可加知母、黃柏、虎杖；排尿澀痛甚，可加琥珀、海金沙；病久而氣陰兩傷，可酌減滑石、川木通，加黃芪、阿膠。但若見尿血而無小便澀痛者，當警惕有泌尿系統腫瘤，應到醫院做進一步檢查。

治遺尿方 —— 縮泉丸

遺尿是指小便不能自禁。其中有發生於睡中者，多見於小兒；有因腎氣虛衰或腰椎受傷而致小便不能自禁者。以前所學的腎氣丸對腎氣虛衰而遺尿者有一定療效。下面介紹一張治療遺尿的常用成方。

【治法 / 處方】

溫腎縮尿 (縮泉丸)。

烏藥、益智仁、山藥各等份

歌訣：縮泉丸將遺尿治，山藥台烏加益智。

用法：上藥為細末，以酒製山藥粉為糊，製成小丸。每服 6~9 克，米飲送下，每天服 2~3 次。也可作湯劑煎服。

主治：尿頻或遺尿。

【治療參考】

本方有市售成藥，可用於治療小兒尿牀、老年人尿頻或尿失禁，並可治口中泛吐唾沫、多涕、神經性尿頻、尿崩症等。如症情較重而作湯劑時，可加入菟絲子、金櫻子、桑螵蛸、覆盆子、補骨脂等。

【每日練習】

1. 歸納已經學過的可治尿淋、小便不利的方劑，比較這些方劑適應證有何不同？
2. 八正散的組成和主治病證是甚麼？
3. 小薊飲子的組成和主治病證是甚麼？
4. 縮泉丸的組成和主治病證是甚麼？

週 4

治遺精方 —— 金鎖固精丸

遺精是指不因性生活而有精液遺洩的病證。其中有睡夢中因淫事而遺者，稱為夢遺；無夢而遺，甚至清醒時無由而洩精者，稱為滑精。引起遺精的原因有心火擾動精室、濕熱下注、心脾氣虛不攝精液、腎虛失固等。以前所學的龍膽瀉肝湯、六味地黃丸等就可以分別治療由濕熱下注或腎虛失固而致的遺精。下面介紹一張治療腎虛遺精的常用方。

【治法／處方】

補腎固精（金鎖固精丸）。

沙苑蒺藜（炒）12 克　芡實（蒸）12 克　蓮鬚 12 克　龍骨（酥炙）6 克　牡蠣（煅）6 克

歌訣：金鎖固精芡蓮鬚，龍骨牡蠣與蒺藜；

連粉糊丸鹽湯下，能止遺精與滑遺。

用法：共為細末，以蓮子粉糊丸。每次服 9 克，空腹淡鹽湯送下，每天服 2~3 次。也可按上用量作湯劑煎服。

主治：腎虛封藏失司，遺精滑洩，腰酸耳鳴，神疲乏力，舌淡，脈細弱。

【治療參考】

本方可用於治療腎虛不能固攝而致的尿頻、遺尿、遺精等證，還可用以治療乳糜尿、崩漏、帶下、久瀉等屬腎虛者。在臨床運用時，如見大便乾結，可加當歸、肉蓯蓉；大便溏洩，可加補骨脂、五味子；腰脊酸痛較甚者，可加炒狗脊、杜仲、桑寄生；如兼見陽痿者，可加鎖陽、淫羊藿、菟絲子等。但如屬熱甚、濕熱所致的遺精，本方不宜投用。

治水腫方 —— 五皮飲

水腫是指體內水液瀦留，泛濫於肌膚而致面目、下肢，甚至全身浮腫的病證，嚴重者可發生胸水、腹水。

其發病原因系外感風寒、水濕，或內傷飲食、勞倦及氣機阻滯，引起肺失通調，脾失輸佈，腎失蒸化而致津液內聚，小便不利，水液外泛成水腫。在以前所學的中藥方裏就有一些可以用來治療水腫。如風邪外襲而致腫者，可用越婢湯；水濕內蓄而外泛致腫者，可用五苓散；脾虛不能化濕而致腫者，可用理中湯、參苓白朮散等；腎虛不能化水濕者，可用真武湯、腎氣丸等。下面介紹一張治療脾虛濕盛、氣滯水停所致水腫的常用方。

【治法／處方】

利水消腫（五皮飲）。

生薑皮9克　桑白皮9克　陳橘皮9克　大腹皮9克　茯苓皮9克

歌訣：五皮飲用五般皮，陳苓薑桑大腹齊；

　　　或用五加去桑白，脾虛腹脹頗相宜。

用法：共為粗末，每服 9~12 克，水煎去渣，溫服，每天服 2~3 次。服藥期間忌生冷、油膩及鹹物。

【治療參考】

五皮飲是臨床上治療水腫的常用方，對於各類急慢性腎炎、心臟病水腫、貧血性水腫、妊娠水腫及其他水腫均有明顯的利水消腫作用。對於兼有風濕困阻肌表而體表疼痛者，可用五加皮代桑白皮。在臨床運用時，對水腫偏於上半身者，可加防風、羌活、紫蘇、荊芥；水腫偏於下半身者，可加澤瀉、防己、車前子等；兼寒者，可加附子、乾薑；兼熱者，可加滑石、木通；妊娠水腫，可去桑白皮加白朮。

治白帶方 —— 完帶湯

白帶是婦女從陰道流出白色黏液綿綿不斷的一種病證。其發生原因有脾虛濕濁下注、肝經濕熱下注、濕熱蘊結成毒、腎虛不能固攝等。在以前曾學過的中藥裏，龍膽瀉肝湯、三妙丸之類可用於濕熱性質的白帶；補中益氣湯等可用於脾虛氣陷所致的白帶；知柏地黃丸等可用於腎陰虧虛，虛熱內生而致的白帶。下面再介紹一張治療脾虛濕濁下注所致白帶的中藥方。

【治法 / 處方】

益氣健脾，化濕止帶（完帶湯）。

白朮（土炒）30 克　山藥（炒）30 克　人參 6 克　白芍（酒炒）15 克　車前子（酒炒，紗布袋包）9 克　蒼朮（製）9 克　甘草 3 克

陳皮 1.5 克　黑芥穗 1.5 克　柴胡 1.8 克

歌訣：完帶湯是治帶方，二朮參草柴山藥；

　　　　芍藥車前荊芥陳，脾虛帶下服之康。

用法：水煎服。

主治：脾虛濕濁下注，帶下色白或淡黃，清稀無臭，面色白，倦怠便溏，舌淡苔白，脈緩或濡弱。

【治療參考】

　　完帶湯是治療婦女白帶的常用方，凡屬虛證而無明顯濕熱之象者，均可投用。臨床上常用於慢性盆腔炎、慢性子宮頸炎或其他因體虛而致的白帶。帶下量多或夾出血，可加煅龍骨、煅牡蠣、烏賊骨、茜草；腎虛虧較甚者，可加沙苑蒺藜、熟地、肉蓯蓉、山茱萸等。帶下色黃，黏稠腥臭，是濕熱之象，可加入黃柏、椿根白皮、丹皮。虛象不著而濕熱甚者，其帶下多呈膿性，或呈黃綠色，腥臭氣較重，則非本方所宜。

【每日練習】

1. 金鎖固精丸由哪幾味中藥組成？治療何種病證？
2. 五皮飲由哪幾味中藥組成？有何作用？
3. 完帶湯的組成及適應證是甚麼？臨床運用時如何加減？
4. 歸納比較已經學過的治療水腫的方劑。

———— 週 5 ————

十九、神經系統疾病開甚麼方

　　神經系統在中醫學主要屬心、肝、膽、腦。因心主神明，肝膽主情志條達和氣機舒暢，腦則統率人身元神（其主要功能多歸屬於心、肝）。神經系統的疾病有虛實之別：實證多由痰濕、痰火、瘀血、氣滯阻於心肝而致；虛證則多由心、肝、腎等臟的陰陽氣血虧虛所致。其臨床表現主要有神志失常、抽搐、眩暈、頭痛或其他部位疼痛、癱瘓、麻木、失眠、感覺異常、出汗異常等。神經系統疾病甚多，現在僅選擇其中幾個病證介紹其適用的中藥方。

治失眠方 —— 酸棗仁湯

　　失眠是指經常性睡眠減少的病證，其中輕者為寢後難以入睡，或寐後易醒，醒後難以再入睡，重者則可徹夜不眠。發生失眠的原因有心火熾盛、肝火內擾、痰熱擾心、陰虛火旺，或心脾氣血虛衰而致心失所養，或心膽虛怯等。以前所學過的某些方劑可以用來治失眠。如肝熱致失眠，可用龍膽瀉心湯；痰熱致失眠，可用黃連溫膽湯；陰虛火旺致失眠，可用六味地黃丸；心脾兩虛致失眠者，可用歸脾湯。下面介紹一張治療肝血不足、虛熱內擾所致失眠的中藥方。

【治法／處方】

養血安神，清熱除煩（酸棗仁湯）。

酸棗仁 15 克　茯苓 6 克　知母 6 克　川芎 6 克　甘草 3 克

歌訣：酸棗仁湯治失眠，川芎知草茯苓煎；

　　　　養血除煩清虛熱，安然入睡夢鄉甜。

用法：水煎服。

主治：虛勞虛煩不得眠，心悸，盜汗，頭目眩暈，咽乾口燥，舌紅，脈細弦。

【治療參考】

酸棗仁湯是治神經衰弱失眠的常用方，還可用於治療抑鬱症、精神焦慮、輕度精神分裂症、更年期綜合征等病。如安神力嫌弱，可重用酸棗仁 30~60 克，並可配合合歡花、夜交藤等；如虛熱較甚，可去川芎，加生地、白芍、川黃連；心悸多夢，可加朱茯神、青龍齒、磁石。

治癲癇方 —— 定癇丸

癲癇是卒然昏僕不知人事，口吐涎沫，兩目上視，四肢抽搐，少時即自行蘇醒，反覆發作的疾病。其發生的原因與肝風夾痰濁上蒙清竅、肝火夾痰熱擾心、肝腎耗傷及脾胃虛弱有關。以前所學的方劑中有一些可用來配合治療癲癇，如肝火痰熱者用龍膽瀉肝湯，肝腎陰虛者用加減復脈湯，脾胃虛弱者用六君子湯等，但每須用一些治癲癇的專用方。下面介紹一張治療癲癇的常用方。

【治法 / 處方】

息風化痰，開竅安神（定癇丸）。

明天麻 30 克　川貝母 30 克　薑半夏 30 克　茯苓 30 克　茯神 30 克　膽南星（九製）15 克　石菖蒲 15 克　全蠍（去尾，甘草水洗）15 克　僵蠶（甘草水洗，去嘴，炒）15 克　真琥珀（腐煮）15 克　燈心草（研）15 克　陳皮 21 克　遠志（去心，甘草水泡）21 克　丹參（酒蒸）60 克　麥冬 60 克　朱砂（研細，水飛）9 克

歌訣：定癇二茯見天麻，丹麥陳遠蒲薑夏；

膽星蠍蠶珀瀝砂，薑汁甘草控癇發。

用法：共為細末，用竹瀝 1 小碗，薑汁 1 杯，再用甘草 120 克熬膏，和上藥為丸，如彈子大，朱砂為衣。每服 6 克，溫開水送下，每天服 2 次。

主治：癲癇，忽然眩僕倒地，不省人事，甚則抽搐，目斜口歪，痰涎直流，發出牛羊鳴聲。也可用於精神分裂症。

【治療參考】

本方一般製為成藥，治療癲癇發作較頻者。但由於癲癇的發生每與肝風、痰火、陰虛、脾胃氣衰、氣虛血瘀等因素有關，所以在癲癇發作的間歇時期，當注重祛除引起癲癇發作的病邪和改善病人的體質，不宜一味投用重鎮息風之品。在定癇丸作湯劑使用時，可根據病情進行加減，如泛吐黏痰較多，可加全瓜蔞；痰熱較重，可加礬水炒郁金、竹黃；吐痰清稀，可加乾薑、細辛；久病而頻繁發作，可加人參。

治盜汗方 —— 當歸六黃湯

人體汗出異常大致有自汗、盜汗兩類，其中不因外界環境因素的影響而時時汗出，動則益甚者，稱為自汗；睡着後汗出，醒後自止者，稱為盜汗。在以前所學的中藥方裏，桂枝湯可治療營衛不和所致的自汗，玉屏風散可治療表虛肺衛不固所致的自汗，歸脾湯可治血氣不足、心失所養所致的自汗、盜汗，龍膽瀉肝湯可治肝膽裏熱鬱蒸、逼津外洩所致的自汗、盜汗。下面介紹一張治療陰虛火擾所致盜汗的中藥方。

【治法／處方】

滋陰清熱，固表止汗（當歸六黃湯）。

當歸　生地黃　熟地黃　黃芩　黃柏　黃連各等份　黃芪加一倍

歌訣：陰虛盜汗六黃湯，歸柏芩連二地黃；

　　　　倍用黃芪為固表，滋陰清熱斂汗強。

用法：共為粗末，每服 15 克，水煎服，小兒減半。本方也可改作湯劑煎服。

主治：陰虛火擾之盜汗，五心煩熱，盜汗，面赤顴紅，口乾唇燥，便難溲赤，舌紅脈細數。

【治療參考】

本方在臨床上專治盜汗而有虛熱徵象者，如汗出較多，可加浮小麥、牡蠣、糯稻根、碧桃乾；虛熱較甚或低熱纏綿，可加秦艽、銀柴胡、地骨皮、白薇。陰虛明顯而虛熱症狀不顯著者，可改用六味地黃丸加麥冬、五味子。

【每日練習】

1. 酸棗仁湯的組成和適應證是甚麼？

2. 定癇丸中主要有哪些藥物？如作為湯劑可作哪些臨床加減？

3. 當歸六黃湯的組成是甚麼？可用於治療何種病證？如何隨證加減？

4. 歸納已經學過的可治療汗出異常的方劑，並比較這些方劑適應病證的不同。